全国高等学校中药资源与开发、中草药栽培与鉴定、中药制药等专业

国家卫生健康委员会"十三五"规划教材

中药材加工与养护

主　编　陈随清　李向日

副主编　姬生国　蒋桂华　翁丽丽　严　辉

编　委（以姓氏笔画为序）

王汉卿（宁夏医科大学）　　　　　　陈随清（河南中医药大学）

王明伟（甘肃中医药大学）　　　　　林青青（福建中医药大学）

王添敏（辽宁中医药大学）　　　　　赵　婷（北京中医药大学）

方清影（安徽中医药大学）　　　　　胡　静（天津中医药大学）

石继连（湖南中医药大学）　　　　　翁丽丽（长春中医药大学）

刘　谦（山东中医药大学）　　　　　姬生国（广东药科大学）

严　辉（南京中医药大学）　　　　　梁泽华（浙江中医药大学）

李　玮（贵州中医药大学）　　　　　蒋桂华（成都中医药大学）

李向日（北京中医药大学）　　　　　韩　雪（河北中医药大学）

李艳凤（黑龙江中医药大学）　　　　裴　科（山西中医药大学）

杨新杰（陕西中医药大学）　　　　　裴莉昕（河南中医药大学）

吴志瑰（江西中医药大学）　　　　　谭　勇（广西中医药大学）

张　洁（云南中医药大学）

人民卫生出版社

·北　京·

图书在版编目（CIP）数据

中药材加工与养护 / 陈随清，李向日主编 . —北京：
人民卫生出版社，2021.7（2025.1重印）
ISBN 978-7-117-31373-5

I. ①中… II. ①陈…②李… III. ①中药加工 —高
等学校 —教材②中药材 —药物贮藏 —高等学校 —教材
IV. ①R282.4 ②R288

中国版本图书馆 CIP 数据核字（2021）第 046150 号

人卫智网	www.ipmph.com	医学教育、学术、考试、健康， 购书智慧智能综合服务平台
人卫官网	www.pmph.com	人卫官方资讯发布平台

中药材加工与养护
Zhongyaocai Jiagong yu Yanghu

主　　编：陈随清　李向日
出版发行：人民卫生出版社（中继线 010-59780011）
地　　址：北京市朝阳区潘家园南里 19 号
邮　　编：100021
E - mail：pmph @ pmph.com
购书热线：010-59787592　010-59787584　010-65264830
印　　刷：河北宝昌佳彩印刷有限公司
经　　销：新华书店
开　　本：850×1168　1/16　印张：18
字　　数：437 千字
版　　次：2021 年 7 月第 1 版
印　　次：2025 年 1 月第 3 次印刷
标准书号：ISBN 978-7-117-31373-5
定　　价：68.00 元

打击盗版举报电话：010-59787491　E-mail：WQ @ pmph.com
质量问题联系电话：010-59787234　E-mail：zhiliang @ pmph.com

全国高等学校中药资源与开发、中草药栽培与鉴定、中药制药等专业 国家卫生健康委员会"十三五"规划教材

出版说明

高等教育发展水平是一个国家发展水平和发展潜力的重要标志。办好高等教育,事关国家发展,事关民族未来。党的十九大报告明确提出,要"加快一流大学和一流学科建设,实现高等教育内涵式发展",这是党和国家在中国特色社会主义进入新时代的关键时期对高等教育提出的新要求。近年来,《关于加快建设高水平本科教育全面提高人才培养能力的意见》《普通高等学校本科专业类教学质量国家标准》《关于高等学校加快"双一流"建设的指导意见》等一系列重要指导性文件相继出台,明确了我国高等教育应深入坚持"以本为本",推进"四个回归",建设中国特色、世界水平的一流本科教育的发展方向。中医药高等教育在党和政府的高度重视和正确指导下,已经完成了从传统教育方式向现代教育方式的转变,中药学类专业从当初的一个专业分化为中药学专业、中药资源与开发专业、中草药栽培与鉴定专业、中药制药专业等多个专业,这些专业共同成为我国高等教育体系的重要组成部分。

随着经济全球化发展,国际医药市场竞争日趋激烈,中医药产业发展迅速,社会对中药学类专业人才的需求与日俱增。《中华人民共和国中医药法》的颁布,"健康中国 2030"战略中"坚持中西医并重,传承发展中医药事业"的布局,以及《中医药发展战略规划纲要(2016—2030 年)》《中医药健康服务发展规划(2015—2020 年)》《中药材保护和发展规划(2015—2020 年)》等系列文件的出台,都系统地筹划并推进了中医药的发展。

为全面贯彻国家教育方针,跟上行业发展的步伐,实施人才强国战略,引导学生求真学问、练真本领,培养高质量、高素质、创新型人才,将现代高等教育发展理念融入教材建设全过程,人民卫生出版社组建了全国高等学校中药资源与开发、中草药栽培与鉴定、中药制药专业规划教材建设指导委员会。在指导委员会的直接指导下,经过广泛调研论证,我们全面启动了全国高等学校中药资源与开发、中草药栽培与鉴定、中药制药等专业国家卫生健康委员会"十三五"规划教材的编写出版工作。本套规划教材是"十三五"时期人民卫生出版社的重点教材建设项目,教材编写将秉承"夯实基础理论、强化专业知识、深化中医药思维、锻炼实践能力、坚定文化自信、树立创新意识"的教学理念,结合国内中药学类专业教育教学的发展趋势,紧跟行业发展的方向与需求,并充分融合新媒体技术,重点突出如下特点:

1. 适应发展需求,体现专业特色 本套教材定位于中药资源与开发专业、中草药栽培与鉴定

专业、中药制药专业，教材的顶层设计在坚持中医药理论、保持和发挥中医药特色优势的前提下，重视现代科学技术、方法论的融入，以促进中医药理论和实践的整体发展，满足培养特色中医药人才的需求。同时，我们充分考虑中医药人才的成长规律，在教材定位、体系建设、内容设计上，注重理论学习、生产实践及学术研究之间的平衡。

2. 深化中医药思维，坚定文化自信　中医药学根植于中国博大精深的传统文化，其学科具有文化和科学双重属性，这就决定了中药学类专业知识的学习，要在对中医药学深厚的人文内涵的发掘中去理解、去还原，而非简单套用照搬今天其他学科的概念内涵。本套教材在编写的相关内容中注重中医药思维的培养，尽量使学生具备用传统中医药理论和方法进行学习和研究的能力。

3. 理论联系实际，提升实践技能　本套教材遵循"三基、五性、三特定"教材建设的总体要求，做到理论知识深入浅出，难度适宜，确保学生掌握基本理论、基本知识和基本技能，满足教学的要求，同时注重理论与实践的结合，使学生在获取知识的过程中能与未来的职业实践相结合，帮助学生培养创新能力，引导学生独立思考，理清理论知识与实际工作之间的关系，并帮助学生逐渐建立分析问题、解决问题的能力，提高实践技能。

4. 优化编写形式，拓宽学生视野　本套教材在内容设计上，突出中药学类相关专业的特色，在保证学生对学习脉络系统把握的同时，针对学有余力的学生设置"学术前沿""产业聚焦"等体现专业特色的栏目，重点提示学生的科研思路，引导学生思考学科关键问题，拓宽学生的知识面，了解所学知识与行业、产业之间的关系。书后列出供查阅的相关参考书籍，兼顾学生课外拓展需求。

5. 推进纸数融合，提升学习兴趣　为了适应新教学模式的需要，本套教材同步建设了以纸质教材内容为核心的多样化的数字教学资源，从广度、深度上拓展了纸质教材的内容。通过在纸质教材中增加二维码的方式"无缝隙"地链接视频、动画、图片、PPT、音频、文档等富媒体资源，丰富纸质教材的表现形式，补充拓展性的知识内容，为多元化的人才培养提供更多的信息知识支撑，提升学生的学习兴趣。

本套教材在编写过程中，众多学术水平一流和教学经验丰富的专家教授以高度负责、严谨认真的态度为教材的编写付出了诸多心血，各参编院校对编写工作的顺利开展给予了大力支持，在此对相关单位和各位专家表示诚挚的感谢！教材出版后，各位教师、学生在使用过程中，如发现问题请反馈给我们（renweiyaoxue@163.com），以便及时更正和修订完善。

人民卫生出版社

2019 年 2 月

教材书目

序号	教材名称	主编	单位
1	无机化学	闫 静 张师愚	黑龙江中医药大学 天津中医药大学
2	物理化学	孙 波 魏泽英	长春中医药大学 云南中医药大学
3	有机化学	刘 华 杨武德	江西中医药大学 贵州中医药大学
4	生物化学与分子生物学	李 荷	广东药科大学
5	分析化学	池玉梅 范卓文	南京中医药大学 黑龙江中医药大学
6	中药拉丁语	刘 勇	北京中医药大学
7	中医学基础	战丽彬	南京中医药大学
8	中药学	崔 瑛 张一昕	河南中医药大学 河北中医药大学
9	中药资源学概论	黄璐琦 段金廒	中国中医科学院中药资源中心 南京中医药大学
10	药用植物学	董诚明 马 琳	河南中医药大学 天津中医药大学
11	药用菌物学	王淑敏 郭顺星	长春中医药大学 中国医学科学院药用植物研究所
12	药用动物学	张 辉 李 峰	长春中医药大学 辽宁中医药大学
13	中药生物技术	贾景明 余伯阳	沈阳药科大学 中国药科大学
14	中药药理学	陆 茵 戴 敏	南京中医药大学 安徽中医药大学
15	中药分析学	李 萍 张振秋	中国药科大学 辽宁中医药大学
16	中药化学	孔令义 冯卫生	中国药科大学 河南中医药大学
17	波谱解析	邱 峰 冯 锋	天津中医药大学 中国药科大学

序号	教材名称	主编	单位
18	制药设备与工艺设计	周长征 王宝华	山东中医药大学 北京中医药大学
19	中药制药工艺学	杜守颖 唐志书	北京中医药大学 陕西中医药大学
20	中药新产品开发概论	甄汉深 孟宪生	广西中医药大学 辽宁中医药大学
21	现代中药创制关键技术与方法	李范珠	浙江中医药大学
22	中药资源化学	唐于平 宿树兰	陕西中医药大学 南京中医药大学
23	中药制剂分析	刘 斌 刘丽芳	北京中医药大学 中国药科大学
24	土壤与肥料学	王光志	成都中医药大学
25	中药资源生态学	郭兰萍 谷 巍	中国中医科学院中药资源中心 南京中医药大学
26	中药材加工与养护	陈随清 李向日	河南中医药大学 北京中医药大学
27	药用植物保护学	孙海峰	黑龙江中医药大学
28	药用植物栽培学	巢建国 张永清	南京中医药大学 山东中医药大学
29	药用植物遗传育种学	俞年军 魏建和	安徽中医药大学 中国医学科学院药用植物研究所
30	中药鉴定学	吴啟南 张丽娟	南京中医药大学 天津中医药大学
31	中药药剂学	傅超美 刘 文	成都中医药大学 贵州中医药大学
32	中药材商品学	周小江 郑玉光	湖南中医药大学 河北中医药大学
33	中药炮制学	李 飞 陆兔林	北京中医药大学 南京中医药大学
34	中药资源开发与利用	段金廒 曾建国	南京中医药大学 湖南农业大学
35	药事管理与法规	谢 明 田 侃	辽宁中医药大学 南京中医药大学
36	中药资源经济学	申俊龙 马云桐	南京中医药大学 成都中医药大学
37	药用植物保育学	缪剑华 黄璐琦	广西壮族自治区药用植物园 中国中医科学院中药资源中心
38	分子生药学	袁 媛 刘春生	中国中医科学院中药资源中心 北京中医药大学

成员名单

主任委员　　黄璐琦　中国中医科学院中药资源中心
　　　　　　段金廒　南京中医药大学

副主任委员　（以姓氏笔画为序）

　　　　　　王喜军　黑龙江中医药大学
　　　　　　牛　阳　宁夏医科大学
　　　　　　孔令义　中国药科大学
　　　　　　石　岩　辽宁中医药大学
　　　　　　史正刚　甘肃中医药大学
　　　　　　冯卫生　河南中医药大学
　　　　　　毕开顺　沈阳药科大学
　　　　　　乔延江　北京中医药大学
　　　　　　刘　文　贵州中医药大学
　　　　　　刘红宁　江西中医药大学
　　　　　　杨　明　江西中医药大学
　　　　　　吴啟南　南京中医药大学
　　　　　　邱　勇　云南中医药大学
　　　　　　何清湖　湖南中医药大学
　　　　　　谷晓红　北京中医药大学
　　　　　　张陆勇　广东药科大学
　　　　　　张俊清　海南医学院
　　　　　　陈　勃　江西中医药大学
　　　　　　林文雄　福建农林大学
　　　　　　罗伟生　广西中医药大学
　　　　　　庞宇舟　广西中医药大学
　　　　　　宫　平　沈阳药科大学
　　　　　　高树中　山东中医药大学
　　　　　　郭兰萍　中国中医科学院中药资源中心

唐志书　陕西中医药大学
黄必胜　湖北中医药大学
梁沛华　广州中医药大学
彭　成　成都中医药大学
彭代银　安徽中医药大学
简　晖　江西中医药大学

委　　员（以姓氏笔画为序）

马琳	马云桐	王文全	王光志	王宝华	王振月	王淑敏
申俊龙	田侃	冯锋	刘华	刘勇	刘斌	刘合刚
刘丽芳	刘春生	闫静	池玉梅	孙波	孙海峰	严玉平
杜守颖	李飞	李荷	李峰	李萍	李向日	李范珠
杨武德	吴卫	邱峰	余伯阳	谷巍	张辉	张一昕
张永清	张师愚	张丽娟	张振秋	陆茵	陆兔林	陈随清
范卓文	林励	罗光明	周小江	周日宝	周长征	郑玉光
孟宪生	战丽彬	钟国跃	俞年军	秦民坚	袁媛	贾景明
郭顺星	唐于平	崔瑛	宿树兰	巢建国	董诚明	傅超美
曾建国	谢明	甄汉深	裴妙荣	缪剑华	魏泽英	魏建和

秘 书 长　吴啟南　郭兰萍

秘　　书　宿树兰　李有白

前　言

　　中药材的采收、加工、贮藏与养护,是中药材生产、购销、应用过程中的重要环节,对保证中药质量,保障中医临床用药安全有效具有重要意义。随着人民医疗保健水平的提高,对中药材的需求量逐年加大,中药材的生产越来越受到各级政府的重视,特别是国家推行实施中药材规范化种植(GAP)以来,人们逐渐认识到采收加工、贮藏养护是影响中药材质量的重要因素。广大药学工作者采用现代科学技术手段,积极开展科学理论和实用技术的研究与推广,中药材的采收加工和贮藏养护已由传统的经验操作,逐渐推广到采用现代科学方法和技术来完成。同时,中药材采收加工与贮藏养护的理论体系日趋丰富和完善,"中药材加工与养护"已成为中药生产、购销和应用领域的专业学科。

　　中药材加工与养护这门学科是在继承传统中药材采收加工与贮藏养护理论和方法的基础上,运用现代科学技术研究中药材采收、加工、贮藏与养护的理论、方法和技术,包括中药材品质变异的影响因素及发生变化规律等,以建立和制定科学合理的中药材采收、加工、贮藏与养护方法,使中药材采收加工与贮藏养护更具规范性和科学性。

　　本教材共分为七章内容,绪论部分由陈随清编写;第一章中药材的采收由严辉编写;第二章中药材的加工由李向日、赵婷编写;第三章常见中药材的采收加工由全体老师分工编写;第四章中药材的包装由陈随清编写;第五章中药材的贮藏由姬生国、胡静编写;第六章中药材的养护由蒋桂华编写;第七章中药材仓库建设与管理由翁丽丽编写。

　　为了便于学生学习使用,本教材提供中文名拼音索引、中药材拉汉名称对照索引、中药材基源拉汉名称对照索引、主要参考文献等,供学有余力、有兴趣进一步钻研的学生参考。

　　本教材的编写得到了全国中医药行业高等教育工作者的积极支持和参与,谨向有关单位和个人致以衷心的感谢!希望本教材能够对全国中医药行业高等教育教学的发展和人才培养起到积极推动作用。敬请高等院校广大师生在教学使用、课程体系探索、教材建设与改革的进程中,及时提出宝贵意见和建议,以便今后不断修订和完善。

陈随清　李向日

2021 年 2 月

目　录

上篇　中药材采收与加工

下篇 中药材的贮藏与养护

绪论

一、中药材采收、加工、贮藏与养护的含义

中药材采收（collection of Chinese materia medica）是指在中医药理论指导下,对药用植物、动物及矿物的入药部位进行采集的方法与技术。中药材加工（processing of Chinese materia medica）是指根据商业、医疗、调剂和制剂的需要对药材进行加工处理的技术。中药材采收加工的内容包括三个部分:药材的适时采收,药材的产地加工,以及为适应医疗保健需要进行的产地加工后对药材的进一步加工处理。

药材从采收到临床调剂或中成药生产,中间需经过若干不同的处理,这些处理通常被笼统地称为"加工"或"加工炮制"。实际上,加工与炮制是不同的概念,尽管加工具体技术和方法与炮制有相同之处,但它们的目的、任务、措施、时间和地点都有较大的差别。加工是将采收后的鲜品通过切制、干燥等措施,使之成为"药材",或将药材进一步加工成不同的商品规格以满足商业、医疗、制药等的需要。"炮制"是根据中医药传统理论,按照医疗、调配、制剂等不同要求,结合中药自身性质,按照一定操作工艺和不同方法对药材进行再加工处理的过程,如炒、蒸、炙等,其产品是直接提供患者服用的"饮片"。

中药材贮藏（storage of Chinese materia medica）是对中药材进行贮存和保管的一个过程。中药材养护（preservation of Chinese materia medica）是指在中药材贮藏过程中为了保证药材质量所采取的保养方法和技术。中药材作为来源于天然的植物、动物或矿物,内含化学成分复杂多样,在存放过程中药材的形、色、气、味容易变化,引起内在质量的改变。中药材贮藏养护的目的就是采用传统方法和现代科学技术进行中药的贮存保管,防止药材变质,保证药材质量,确保中药安全有效。

中药材贮藏养护的研究对象主要是药材在购销、贮藏、应用过程中采取的保养措施和技术,在继承传统中药材养护理论和方法的基础上,运用现代科学技术研究中药材养护的理论、方法和技术,包括中药材品质变异的影响因素及发生变化规律、药材的包装与技术要求、中药材仓库的类型与技术要求以及设备器材等,建立和制定科学合理的中药材养护方法,使中药材贮藏养护更加规范化、现代化。

二、中药材采收、加工、贮藏与养护的历史与发展

中医药是中华民族科学文化宝库中的一颗璀璨明珠,具有悠久的历史。人们在长期的中药应

用实践中，积累了丰富的加工养护知识与经验。我国记载最早的药物学专著《神农本草经》，是汉代以前药学知识和药物应用经验的总结。在其序录中记载："药……有毒无毒，阴干曝干，采造时月，生熟，土地所出，真伪陈新，并各有法。"说明汉代以前的医药学家已经认识到药物的加工干燥、采收季节以及鉴别药物的真伪优劣和陈新的重要性和方法。其中药物的陈新，就是指药物的贮藏。

南北朝时期，皇宫里已设置管理药物的官员，《隋书·百官志》记载："梁门下省置太医令，又太医二丞中，藏药丞为三品勋一位。"又《册府元龟》记载："北齐门下省，统尚药局，有典御二人，待御师四人，尚药监四人，总御药之事。"可见当时的统治者为满足医药为其服务，非常重视药物的加工与贮藏保管。同时代贾思勰《齐民要术》记载："收枣不蛀，以一层粟草，一层枣，相间之"是预防药材被虫蛀的最早文献记载。梁代陶弘景撰写的《神农本草经集注》是在《神农本草经》基础上整理补充所成，该书首次收入药材采收与加工的内容，每药项下除对原有的性味、功能与主治有所补充外，还增加了产地、采集时间和加工方法等内容；书中载"凡狼毒、枳实、橘皮、半夏、麻黄、吴萸，皆欲得陈久良，其余唯须精新也"，明确指出了贮存时间与药物疗效的关系。

唐代，中医药理论与应用有了显著的进步和发展。苏敬等修订的《新修本草》是世界上最早的药典，在其"本草"部分就阐述了产地、采收等内容，指出："离其本土，则质同而效异；乖于采摘，乃物是而实非。"孙思邈在《千金翼方》中记载了238种中药材的采集时间，并指出中药材采集时间、干燥方法、储藏期限等与药材质量的关系。曰："夫药采取，不知时节，不以阴干、瀑干，虽有药名，终无药实。故不依时采取，与朽木不殊，虚费人功，卒无裨益。"在《千金要方》中论述："凡药皆不欲数天晒曝，多见风日，气力即薄歇，宜熟知之。诸药未即用者，俟天大晴时，于烈日中曝，令大干，以新瓦器贮之，泥头密封，须用开取，即急封之，勿令中风湿之气，虽经年亦如新也。其丸散以瓷器贮，密蜡封之，勿令泄气，则三十年不坏；诸杏仁及子等药，瓦器贮之，则鼠不能得之也。凡贮药法，皆须去地三四尺，则土湿之气不中也。"这表明唐代在药物加工贮藏方面已具有丰富的经验，已经掌握了干燥、密封、防潮、防霉、防鼠的方法，并已认识到药材反复暴晒或长期暴露在空气中，其药力会逐渐减弱，这也是被现代科学证明的，这些方法和理论被后人一直沿用。

宋、金元时期，"采收加工"已经作为记录药材内容的条目之一。宋代皇家组织了全国药材普查，下令向全国征集各州郡所产药材标本及实图，标明开花结实、收集季节及功用，并将集中起来的药材标本和药图加以研究整理而成《本草图经》，收载的每味药都有药图和注文两部分，注文内容丰富，其中也包括药材的采收、加工等内容。而后出现的《本草衍义》中也将有关采收内容作为药材的论述内容之一。金元时期李东垣的《用药法象》中指出："凡诸草木昆虫，产之有地，根叶花实，采之有时；失其地，则性味少异，失其时，则性味不全。"更是强调中药材的产地及采收时间对中药材质量的影响。

明清时代，中药材采收加工、贮藏养护技术有了进一步的发展和丰富。《本草品汇精要》是明代的大型官修本草，具体药物条目下内容分二十四则叙述，其中"地：载出处也""时：分生、采也""收：书蓄法也"三则分述各药道地产区、生长时月、采集季节及干燥方法。李时珍的《本草纲目》是16世纪以前中国人民用药经验和药学知识的总结，也是药材采集加工的重要文献，云："生产有南北，节气有早迟，根苗异收采，制造异法度。"陈嘉谟的《本草蒙筌》总结出中药采制的原则，曰："实已熟，味纯；叶采新，力倍。"并列出"出产择地土""采收按时月""藏留防耗坏"等采收加工专论，记载："凡药贮存，常宜提防，倘阴干、曝干、烘干未尽去湿，则蛀蚀霉垢朽烂，不免为殃。当春夏多雨水浸淫,临夜晚或鼠虫吃耗。心力弗惮,岁月堪延。见雨久,着火频烘。遇晴明向日旋曝。粗糙悬架上,细腻贮坛中。"陈嘉谟还记载了一些中药的经验贮藏方法:"人参须和细辛,冰片必同灯草,麝香宜蛇皮裹,硼砂共绿豆收,生姜择老砂藏,山药候干灰窖,沉香、真檀香甚烈,包纸须重。"上面这些内容就是现代所说的对抗贮藏。这些宝贵的贮藏经验,不仅为后世广泛应用,还为研究中药材贮藏养护提供了重要的文献资料。清代吴仪洛《本草从新》还阐述了中药贮存时间与药效的关系,云:"用药有宜久陈者,收藏高燥处,不必时常开看,不会霉蛀。有不宜精新者,如南星、大黄、秋石、石膏、诸曲、诸胶……之类,皆以陈久者为佳。"临床使用陈久品,该书认为"或取其烈性减,或取其火候脱",使用精新者则为"若陈腐而欠鲜明,则气味不全,服之必无效"。

1949年中华人民共和国成立以后,在党的中医药政策指引下,1955年各省份相继成立了药材公司,1956年又完成了对私营中药工商业的社会主义改造,实现了国家对中药的统一经营。随着我国科学技术的发展,中药材采收加工逐渐走向机械化,如洗药机、去皮机、镑片机、切片机、药材烘干机、微波干燥机等。20世纪60年代,一些大型中药仓库开始引进磷化铝、氯化苦、溴甲烷等化学药剂用于杀虫,加上传统的硫黄熏蒸杀虫,这一阶段的中药材贮藏主要采用化学养护技术。但过了不久,化学养护杀虫的弊端就显露出来,它给中药带来化学药剂的残留、污染,有些害虫也产生了耐药性。为此,从20世纪70年代开始,人们借助现代科学技术又对新的贮藏养护技术开始了研究探索,将气调、冷藏、辐射、空调、远红外线干燥、机械吸潮、真空密封等新技术、新材料和新设备用于中药材的贮藏养护,取得了很好的效果,使中药材贮藏进入现代新技术养护时期,如气调养护技术、辐射灭菌技术得到推广应用。

1985年7月1日,我国颁布了并开始实施《中华人民共和国药品管理法》(简称《药品管理法》),这是我国第一部全面的、综合性的药品管理法律,使我国药品的生产、购销、贮藏、使用等的管理纳入法制化轨道。国家药品监督管理部门先后颁布实施了《药品生产质量管理规范》(Good Manufacturing Practice for Pharmaceutical Products,GMP)、《药品经营质量管理规范》(Good Supply Practice for Pharmaceutical Products,GSP)和《中药材生产质量管理规范》(Good Agricultural Practice for Pharmaceutical Products,GAP)等,对中药材的采收加工、购销、运输、贮藏及养护等进行了明确规定,标志着我国中药的采收加工、贮藏养护进入了标准化、规范化、现代化的新阶段。

三、中药材采收、加工、贮藏与养护的任务与内容

(一) 中药材采收的理论和规范研究

中药材采收的理论包括适宜采收期的确定,中药材采收的各种方法,不同用药部位中药材采收的一般原则等。应了解和熟悉中药材的采集年限、季节、时间和采收方法对中药材质量的影响。中药材主要来源于药用植物和药用动物,其自身具有各自的生长和发育的周期规律。而中药材起疗效作用的物质基础是其内部含有的动植物代谢产物,也就是通常所说的药效成分。这些药效成分在药用动植物体内不是一成不变的,不同的种质、产地、生态环境以及不同的采集年限、采收季节、采收的时间、采收的器官部位、采收的方法均会影响其含量的多寡,进而影响其药材的质量和药效作用的发挥。目前已通过对传统的药材采收经验和文献整理并对同种药材不同产区进行实地考察,形成了以现代分析技术为手段,以药效活性成分(或指标性成分)以及药效作用等质量评

价指标为核心,以达到保障中药材质量和疗效为目的的中药材采收的理论和规范。

(二) 中药材加工、养护的理论和规范研究

中药材加工、养护的基本理论是多年来中药材加工、养护实践经验的总结并上升到理论水平,具有规律性,有指导生产实践的意义。中药材加工、养护的基本理论包括加工与养护的概念、目的与意义、加工与养护的一般方法和各类药材加工与养护的一般原则,以及加工、养护方法对药材质量的影响等。中药材养护的理论还包括中药材在贮藏过程中品质变异的影响因素及发生变化规律等。

中药材加工与养护是我国传统医药文化的重要组成部分,在长期的中药生产、临床应用过程中积累了丰富经验,它对保证中医临床用药的安全、有效和质量可控有着重要作用。因此必须继承和发扬积累了几千年的传统的中药材加工养护技术和经验,并对其认真加以比较研究,剔除糟粕,汲取精华,用现代科学理论和技术进行研究以阐明其加工与养护的原理,建立和制定科学合理的中药材加工、养护措施与方法,使中药材加工与养护更加规范化、现代化。

(三) 中药材加工、养护的方法、技术和设备研究

掌握中药材加工的工艺技术,加工合格的药材商品,才能保证中药材的质量,以确保中医用药安全有效、质量稳定可控。现代科学和技术的发展使中药材的加工工艺和技术有了长足的进步,药材加工设备的发明与革新,极大地提高了加工效率,降低了工人的劳动强度,同时也使中药材加工由传统的手工操作走上规模化、标准化的工业化生产。在探索新的加工方法和加工技术时,必须考虑药材商品的特殊性,保证安全有效,质量稳定可控,与传统方法与技术进行对比试验,筛选出切实可行、行之有效的先进方法和技术,同时防止加工过程造成农药残留和重金属等有害物质的超标,制定出合理的中药材加工工艺和标准操作规程。

中药质量的好坏与药材贮藏养护是否得当有着密切的联系,如果药材贮藏不好,就会产生不同程度的变质现象,从而降低中药的质量和疗效。中药材品种繁多,来源复杂,化学成分性质各异,当受到自然界的空气、光线、水分、细菌、害虫等物理、化学和生物因素的影响,就会发生变色、变味、走油、风化、霉变、虫蛀等变质现象,从而使有效成分降低或完全分解。因此,应根据中药不同的理化性质,有针对性地采用科学贮藏养护方法与技术。药材的贮藏养护要注意安全、无污染,不能造成环境污染或药材污染,如传统的硫黄熏蒸和化学药剂杀虫等方法,使用的硫黄和化学药剂会污染周围的空气、水源、土壤等,给人和其他生物带来危害;有些杀虫剂还会残留在药材表面造成污染。对仓储杀虫剂的使用,国家的相关法律法规已有明确规定,有些剧毒、高残留的杀虫剂是严格禁止使用的,如六六六、滴滴涕(DDT)、氯化苦、硫黄等。

随着我国科学技术的进步,特别是计算机和数字化技术的迅速发展,为药材的贮藏养护提供了先进的技术和手段,使中药材贮藏养护向科学化、规范化发展。科学的养护方法要求根据中药材不同的理化性质建立养护档案,在了解哪些中药材需在常温库中储存、哪些中药材需在阴凉库中储存、哪些中药材需在冷藏库中储存的基础上,采用相应的储存仓库,仓库管理采用计算机和数字化技术;建立对温度、湿度、含水量、含氧量、霉菌和害虫数量等不同库房的自动化调控系统,根据档案数据和预警系统警报自动开启机械设备,指令完成控湿、控温、调气、杀虫灭菌等任务,从而

实现中药材贮藏养护的科学化、规范化和自动化。

（四）中药材采收、加工、贮藏过程中质量动态变化的评价体系研究

根据中药材含有的化学成分，运用化学成分检测、仪器分析，以及药理药效等方法对各种药材采收、加工、贮藏过程进行质量评价，分析药材在采收、加工、养护过程中化学成分变化的规律，制定采收、加工与贮藏不同环节中药材的质量标准，建立中药材采收、加工、贮藏过程中质量动态变化的评价体系，确保中医用药准确、安全有效和稳定可控。在这一方面，实际应用中还存在很多问题，如中药材采收、产地加工多以农户手工作坊式加工为主，加工过程中药材质量难以控制；药材贮藏过程中影响质量的因素比较复杂，质量的动态变化难以评价，因此，大多数药材确定保质期非常困难。

中药材质量标准是控制中药材质量，保证临床所用饮片及药物制剂安全有效的重要内容。科学的采收、加工、养护理论与方法是确保中药材质量的前提条件之一。因此，要在科学、合理的加工、养护技术基础上，重视和强调中药材质量标准的研究。评价中药材质量应包括：真实性、纯度和品质优良度，它们可通过中药材来源、性状、浸出物含量、有效成分含量及相关鉴别和检查项目来衡量。中药材质量标准的研究必须将经验鉴别与现代技术手段紧密结合，可以从性状、净度、水分、灰分、浸出物含量、有效成分含量和有毒成分限量等方面加以研究。

（五）根据法规要求，为中药的生产、销售、应用等服务

随着人民文化生活水平的提高和国内外医药市场发展的需要，要求中药及其原料的质量控制标准化，生产与应用规范化，国家在《中华人民共和国药品管理法》的基础上，先后颁布实施了《药品生产质量管理规范》（GMP）、《药品经营质量管理规范》（GSP）和《中药材生产质量管理规范》（GAP）等，对中药包括中药材、中药饮片、中药提取物和中成药等的生产、经营实行规范化与标准化管理。中药材的采收加工、贮藏养护是中药生产、经营和应用过程中的重要环节，中药材加工与养护的科学知识将为中药的科学生产与经营提供理论支撑，学好中药材加工与养护科学知识才能更好地为中药的生产、销售、应用等服务。

（陈随清）

绪论同步练习

上篇
中药材采收与加工

第一章　中药材的采收

　　药用动、植物生长(或发育)到一定的阶段,当入药部位器官达到药用要求时,则可在一定的时间范围内,采取相应的技术措施进行收获,这一过程被称为中药材的采收。中药材的采收直接影响中药材的产量、质量和收获效率。中药材采收是否适宜、合理主要体现在采收的时间性和技术性,其时间性主要指采收期和采收年限;技术性主要指采收方法和药用部位的成熟度等。二者是相辅相成的,不可孤立地看待;因为它们对药材的形态、色泽、组织构造、有效成分含量、性味、功效以及产量都有关系。

　　随着科学技术水平的不断提高,中药材的采收作为中药材规范化生产过程中的一个重要的环节,必须从多学科的角度加以系统地研究,完善采收规范以指导生产实践。坚持质量优先兼顾产量原则,参照传统采收经验和现代研究结果,明确合适的采收年限,确定基于物候期的适宜采收季节和采收时限。合理采收时间的确定应视品种、入药部位的不同,根据其生长发育的特点和有效成分的积累动态变化规律,以药材质量的最优化和产量的最大化为原则。采收流程和方法应当科学合理;鼓励采用不影响药材质量和产量的机械化采收方法;避免采收对生态环境造成不良影响。同时,还应根据中药材生长情况、采收时气候情况等,严格按照技术规程要求,在规定期限内,适时、及时完成采收。随着我国《中药材生产质量管理规范》(GAP)的实施和推广,药材合理采收已成为中药生产领域的关键科学问题之一。

第一节　中药材采收的基本理论

　　我国历代医药学家都非常重视采收的问题,梁代陶弘景曾云:"其根物多以二、八月采者,谓春初津润始前,未充枝叶,势力淳浓也;至秋枝叶干枯,津润归流于下也,大抵春宁宜早,秋宁宜晚,花、实、茎、叶,各随其成熟尔。"唐代孙思邈日:"凡药,皆采之有时日;阴干、暴干,则有气力;若不依时采之,则与凡草不别,徒弃功用,终无益也。"元代李杲云:"凡诸草、木、昆虫,产之有地,根、叶、花、实,采之有时。失其地,则性味少异;失其时,则气味不全。"其他的医家对中药材的采收也多有著述。这些宝贵的实践经验对当今的药材采收仍然有一定的指导和借鉴作用。

　　合理采收中药材对保证中药材质量,保护和扩大药源十分重要。劳动人民在长期的实践中对中药材采收积累了丰富的经验。如民谚有"春采茵陈夏采蒿,知母黄芩全年刨,秋天上山挖桔梗,及时采收质量高""三月茵陈四月蒿,五月拔来当柴烧""当季是药,过季是草"等。以上说明采收季节对保证中药材质量的重要性。中药材的来源有的是多年生植物,所以不但要考虑采收季节,还要注意应采收的年限,如黄连栽后第五年即可收获,药农认为"二三年长架子,四五年长肉头"。10月上旬至11月上旬冬前小檗碱含量最高。种子直播的细辛生长3~4年采收,如用二年生苗移栽,宜在栽后3~4年收获。此外,由于中药材种类繁多,药用部位不同,不同生长发育阶段其有效成分积累也不同;同时受产地土壤、气候等多因子影响,因此采收时,不但要考虑中药材单位面积产量,而且还要考虑有效成分的含量,力求获得高产优质的中药材。

一、中药材适宜采收的器官发育与形态指标

中药材采收时,其药用部位器官应该成熟,这与药用动植物的生理成熟是不同的概念,前者是以符合药用为标准,后者是以能延续动植物生命为标准。因此,药用器官部位的成熟与动植物生理上的成熟有的同步,有的不同步。如酸橙果实以黄熟果实为生理成熟,而药用却以幼果和绿熟果实为成熟,黄熟果实不堪入药,幼果入药名为枳实,绿熟果实入药名为枳壳。又如辛夷、款冬花、金银花均以花蕾入药,其完全开放的花达生理成熟反而不能入药,或认为质量不好。药用器官的成熟与否,其外部的标志较易判断,内在质量的因素,特别是有效成分的积累是否达到药用标准要求则较难判别。但可通过长期生产实践或实验研究与临床观察,以及其生长发育和形态等方面呈现出来的一定特征,通过这些特征来判断其药用器官的成熟程度,确定适宜的采收期以达到合理采收的目的。药用植物的适宜采收标志,因植物种类、药用部位不同而有差异。如种子类药用植物大部分以种子完全成熟为适宜采收标志,山茱萸以果实红熟为适宜采收标志,枳实以绿色幼小的果实为适宜采收的标志。又如栽培的掌叶大黄中的活性成分的积累随生长年限上升而增加,在每个发育期中,活性成分以春季发芽期含量最低,在果实成熟期最高,且以超过三年的植株含量为较高,但此时大黄的根茎易染病腐烂,也易长出侧芽而影响其根茎的有效重量与影响品质,故掌叶大黄的最合理采收以植株长到第三年秋季,果实成熟时为佳。

二、中药材适宜采收时间

中药材采收时间包括采收期和采收年限。药用植物中药材的采收标准包含两方面的含义:一是指药用部位外部已达到药材固有的色泽和形态特征;二是品质已符合药用要求,即性味、成分已达到应有的标准。中药材生产质量管理规范中要求根据产品质量及单位面积产量,并参考传统采收经验等因素确定适宜的采收时间,包括采收期和采收年限。

坚持质量优先兼顾产量原则,参照传统采收经验和现代研究,明确合适的采收年限,确定基于物候期的适宜采收时间。

(一) 采收期

中药材的采收期,是指药用部位或器官已符合药用要求达到采收标准的收获时期,一般每一年中按月、旬来表示采收期。下面分别阐述采收期与药材产量、质量及收获效率的关系。

1. 采收期与产量 要了解中药材采收期与产量的关系,必须定期采挖药用植物地上部分和/或地下部分,测定其生物学重量和药用部位的干重,研究药用植物不同生育期物质积累动态变化

规律。如重庆栽培的金荞麦一般以二年生采挖为宜,第二年3月中旬即开始出苗,6月中旬以后,根茎增长迅速,到10月下旬植株枯萎前,根茎产量最高。

2. 采收期与质量　药用植物生育时期不同,药效成分含量也不一样,这种趋势在许多药用植物中都存在可以通过药用植物有效成分的积累动态规律的研究,来了解采收期与药材质量的关系。如南京栽培的射干中野鸢尾苷元(irigenin)的含量最高,其季节性变化较大,以3月的样品含量最高,达到1.52%,5月的样品含量有所下降,为0.87%,7月的样品含量有所增加,为1.17%,9月的样品含量最低,只有0.54%,11月和1月的样品含量较高,分别为1.36%和1.38%。南京栽培射干中野鸢尾苷元以3月、1月和11月的含量高,这与传统的采收时间相吻合,按药材的质量其采收期应以春、冬季为好。

3. 采收期与收获效率　许多果实或种子类药材(薏苡仁、紫苏子、芝麻、芥子等)必须适时采收,如果采收过晚,果实易脱落,或果实开裂种子散出,这样不仅减少了产量,而且还浪费了人力。枸杞子、五味子等浆果类药材,采收过早果实没红,果肉少而硬,影响药材质量和产量;如果采收过晚,果实多汁,采收易脱落或弄破果实,也影响质量和产量,要保证质量就得小心采摘,否则降低收获效率。厚朴、杜仲、肉桂等皮类药材,多在树液流动快速时采收,剥皮容易,劳动效率高。过早或过晚采收,不仅剥皮费工,而且也保证不了质量。东北、华北、西北地区以及南方的高寒山区,根类药材收获过晚(土表结冻后),不仅影响收获效率,而且易使根部折断,降低药材质量。南方郁金收获过迟,块根水分过多,挖时易折断、费工,加工易起泡,干燥时间长。

(二) 采收年限

采收年限也称收获年限,是指播种(或栽植)到采收所经历的年数。收获年限的长短,一般取决于3个主要因素:

1. 药用植物本身特性　如木本或草本,一年生或二年生、多年生等。一般情况下,木本植物比草本植物收获年限长,草本植物收获年限多与其生命周期一致。

2. 环境因素的影响　同一种药用植物因南北气候或海拔高度的差异而采收年限不同,如红花在北方多为一年收获,而南方是二年收获;三角叶黄连(雅连)在海拔2 000m以上栽培者,5年以上收获,而海拔1 700~1 800m栽培者,4年即可收获。

3. 药材品质的要求　根据药用要求,有的药用植物收获年限可短于该植物的生命周期,如川芎、附子、麦冬、白芷、浙贝母、姜等为多年生植物,而其药用部位的收获年限却为1~2年。根据药用植物栽培的特点,药用植物收获年限可分为一年收获、二年收获、多年收获和连年收获四类:

1. 一年收获的药用植物　播种或栽植后当年收获的药用植物。其中大部分为一年生草本,少数为二年生、多年生草本或灌木。一般是春季播种,当年秋冬季收获,如薏米、荆芥、紫苏、穿心莲、鸡冠花、决明、菘蓝等;少数为夏季播种,当年冬季收获,如牛膝、郁金、泽泻等。另外有一些热带或亚热带植物向北引种,由多年生、二年生或灌木变为一年收获,如姜、红花、蓖麻等。

2. 二年收获的药用植物　播种或栽植后次年收获的药用植物。一般实际生长期不足两周年,甚至有不足一周年者,故又称之越年收获或跨年收获。比较普遍的是秋季播种,次年夏季收获,如浙贝母、太子参、延胡索、川芎、白芥、胡芦巴等；其次是春、夏、秋季播种，次年冬季收获，如白术、党参、山药（零余子播种）等；少数为冬季播种，次年夏季收获，如附子等。

3. 多年收获的药用植物　播种或栽植后 3 年以上收获的药用植物。其中包括多年生草本与木本，如 3 年收获的川明参、芍药、掌叶大黄、云木香等；4~7 年收获的黄连、牡丹、人参等；10~30 年收获的如杜仲、黄柏、肉桂、苦楝等皮类药材。

4. 连年收获的药用植物　播种或栽植后能连续收获多年的药用植物。其中多以果实、种子或花、叶入药的木本植物，如佛手、山茱萸、使君子、巴豆、辛夷、金银花、银杏等。其次是以果实、种子、花、叶或全草入药的多年生草本植物，有的可播种后从当年开始连年采收，如薄荷、旋覆花、菊花、马蓝等；有的则于播种后需两年以上才连年采收，如砂仁、栝楼、石斛等。花类、果实类，甚至某些叶类药材往往在一年中，根据药用部位的成熟程度或成熟的不均一性，需要多次采收。多次采收的中药材其质量也存在着较大的差异，如大青叶、杭白菊一般以第一次采收质佳，薄荷以第二次花期割取的挥发油含量较高。

（三）药材适宜采收期的选择和确定

确定药材最适采收期，必须把中药材不同生长发育阶段的物质积累和有效成分积累动态变化两个指标结合起来加以考虑。这两个指标有时呈正相关，有时并不一致，因此应对具体情况加以分析。

1. 选择有效成分含量积累的高峰期作为采收期　当药用部位产量变化不大，有效成分在药用植物生长发育阶段有一高峰期，该高峰期就是最佳采收期。如甘草 *Glycyrrhiza uralensis* Fisch. 不同生长发育期的有效成分甘草甜素（glycyrrhizin）的积累动态规律，如表 1-1。

表 1-1　一年内不同生长期的甘草中甘草甜素的含量比较

生长发育期	甘草甜素 /%
生长初期	6.5
开花前期	10.0
开花盛期	4.5
生长末期	3.5

从表 1-1 中可以看出甘草开花前甘草甜素含量最高，故可确定此为其最佳采收期。

2. 依药用部位有效成分累积总量最大期作为采收期　如果有效成分的含量高峰期与药用部位产量不一致时，要以药用部位有效成分累积总量最大值为适宜采收期。即：

$$有效成分总量 = 产量 / 单位面积 \times 有效成分含量（\%）\qquad 式（1-1）$$

除以有效成分总量最大值时确定最适采收期外，有时还可利用绘制产量与有效成分含量的关系曲线方法来确定适宜采收期。如薄荷 *Mentha haplocalyx* Briq. 若以挥发油的含量（%）及叶的产量为纵坐标，以不同生育期为横坐标，即可绘制出 2 条曲线来，这样就可看出在花蕾期薄荷挥发油含量最高，在另一曲线上可知叶的产量高峰在花后期，二者不一致。在同一坐标的两条曲线交点上相对应的生育期即为适宜采收期，如图 1-1 中 A 点所示。

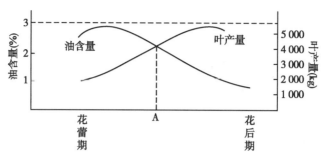

● 图 1-1　薄荷叶适宜采收曲线图

3. 主成分分析法用于确定药材适宜采收期　传统采收期的确定大多依据药材中单一或少数化学成分的含量结合药材产量确定采收期,以指标性成分总量得率作为确定适宜采收期的判断指标。但该方法无法全面评价不同生长期药材的质量,确定的采收期也无法保证获得最优质量的药材。近年来,化学计量学等多学科交叉技术方法不断引入,通过调查不同生长发育阶段的植物个体、群落的数据,以及一组或数组环境因子数据,采用适宜的统计分析方法分析和评价中药资源性化学成分在生物体内动态积累规律以及与时间、空间变化的相关性规律,为中药材适宜采收期的研究提供可靠的方法学。

例如,基于主成分分析及其综合评分法通过现代分析技术测定药材的多项指标,结合药材生长发育特点,将多个成分的复杂变化情况简化为一个综合分值 F ,以 F 值确定当归药材适宜采收期。具体步骤如下:

(1)各原始数据标准化:假设测定了 n 个样品,每个样品测得 m 个指标的数值,记录如表 1-2 所示。

表 1-2　原始数据记录表

样品号	测定指标			
	X_1	X_2	…	X_m
1	X_{11}	X_{12}	…	X_{1m}
2	X_{21}	X_{22}	…	X_{2m}
…	…	…	…	…
n	X_{n1}	X_{n2}	…	X_{nm}

按式(1-2)计算:

$$X'_{ij}=\frac{X_{ij}-\overline{X}_j}{S_j},\quad j=1,2,3,\cdots,m \qquad \text{式(1-2)}$$

将原始指标标准化,然后用标准化的数据 X'_{ij} 来计算主成分。

(2)求出各主成分:

$$Z_i=a_iX=a_{i1}X_1+a_{i2}X_2+\cdots+a_{im}X_{mi}=1,2,\cdots,m \qquad \text{式(1-3)}$$

(3)主成分个数的选取:当前 k 个主成分的累积贡献率达到某一特定的值时(一般大于 70% 为宜),则保留前 k 个主成分。

(4)计算各主成分的贡献率:选择前 k 个主成分 $Z_1,Z_2,\cdots,Z_k$,以每个主成分的贡献率 $c_i=\lambda_i/m$ 作为权数,构建综合评价函数。

$$F=c_1Z_1+c_2Z_2+\ldots+c_kZ_k \qquad \text{式}(1\text{-}4)$$

对各样品进行综合评价时,F 值越大,则表明该样品的综合评价效果越好。以 F 值代表各指标性成分的综合评价结果,并结合其产量以确定药材的适宜采收期。

【实例】不同采收时间葎草中化学成分的动态变化分析

葎草为桑科植物葎草 *Humulus scandens*(Lour.)Merr. 的干燥地上部分,具有清热解毒,利尿通淋的功效。主治肺热咳嗽、肺痈、肺结核、虚热烦渴、热淋、水肿、小便不利、湿热泻痢、热毒疮疡、皮肤瘙痒等病症。葎草在民间常用于抗菌、抗炎,治疗肺结核、肺痈等症,疗效确切。其中所含总浸出物、黄酮类成分与其功效密切相关。因此,选择总浸出物、黄酮类成分等化学物质作为葎草药材品质的评价指标。

(1)样品多指标检测方法与结果:四川成都地区产葎草与河北唐山地区产葎草样品不同生长期样品按照确定的分析方法,测定总浸出物、总黄酮、木犀草素、芹菜素 -7-*O*-β-D- 葡萄糖苷含量。

药材中各指标性化学成分的含量,在不同的生长期彼此消长,如图 1-2~ 图 1-5,对其品质的评价难以客观判定,适宜采收期的确定较为困难。

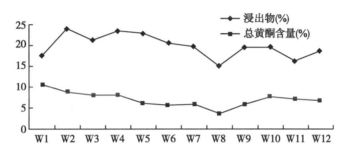

● 图 1-2 四川成都地区不同采收时间葎草中浸出物及总黄酮含量动态变化

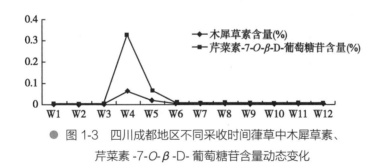

● 图 1-3 四川成都地区不同采收时间葎草中木犀草素、
芹菜素 -7-*O*-β-D- 葡萄糖苷含量动态变化

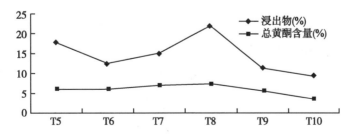

● 图 1-4 河北唐山地区不同采收时间葎草中浸出物及总黄酮含量动态变化

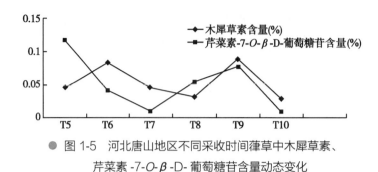

● 图 1-5　河北唐山地区不同采收时间葶草中木犀草素、

芹菜素 -7-*O*-*β* -D- 葡萄糖苷含量动态变化

(2)主成分分析:采用主成分分析综合评分方法,将多个指标性化学成分的复杂变化简化为一个综合分值 *F*,以 *F* 值评价葶草的质量。采用 SPSS 19.0 软件对葶草两个产地不同时间采收的样品总黄酮含量(A)、木犀草素含量(B)、芹菜素 -7-*O*-*β*-D- 葡萄糖苷含量(C)、浸出物含量(D)的检测结果进行综合分析,为葶草适宜采收期的确定提供参考依据(表 1-3~ 表 1-5)。

表 1-3　主成分特征值和方差贡献率

	初始特征值		
	特征值	方差贡献率	累积方差贡献率
1	1.758	43.956	43.956
2	1.496	37.389	81.345
3	0.599	14.982	96.328
4	0.147	3.672	100.00

由表 1-3 可知,前两个特征值均大于 1,在葶草质量评价中起主导作用,两个主成分的累积贡献率达 81.345%,超过了 80.0%,能够较客观地反映葶草药材的内在质量。

表 1-4　初始因子负荷矩阵

成分	主成分	
	1	2
总黄酮(A)	0.521	0.337
木犀草素(B)	−0.550	0.490
芹菜素 -7-*O*-*β*-D- 葡萄糖苷(C)	−0.115	0.754
浸出物(D)	0.642	0.281

由表 1-4 可知,第一主成分主要包含总黄酮、浸出物的信息,第二主成分主要包含芹菜素 -7-*O*-*β*-D- 葡萄糖苷、木犀草素的信息。用这两个主成分代替 4 个原指标成分,可以概括原指标所包含信息的 81.345%。由此得出这两个主成分因子得分计算公式如下:

$$F_1=0.521A-0.550B-0.115C+0.642D$$

$$F_2=0.337A+0.490B+0.754C+0.281D$$

根据葶草不同样品主成分因子得分结果,对各主要因子的权重系数进行累加,权重系数计算依据其方差贡献率的大小,即各主成分的贡献率与两个主成分的总贡献率之比。第一主成分的权

重 WF_1=0.439 56/0.813 45=0.540 4，第二主成分的权重 WF_2=0.373 89/0.813 45=0.459 6。各主要成分因子得分与其权重乘积之和相加得出各葎草样品的总因子得分 F，得分越高表明质量越佳。

表 1-5　葎草不同样品主成分因子得分排序

样品编号	F_1	F_2	F	排名
W4	0.184	3.954	1.917 0	1
W2	0.643	0.334	1.118 4	2
W1	0.485	−0.705	0.845 1	3
W3	0.461	−0.823	0.615 5	4
W5	−0.923	−1.571	0.501 0	5
W10	0.452	−0.825	0.355 4	6
W12	1.010	−0.413	−0.030 0	7
W6	0.321	−0.722	−0.062 4	8
W7	0.481	−0.630	−0.129 4	9
W9	1.540	0.028	−0.135 4	10
W11	1.980	0.106	−0.158 8	11
W8	1.348	−0.245	−1.220 8	12
T8	−0.788	0.937	0.646 9	1
T5	−2.140	0.554	0.004 9	2
T7	−0.711	−0.031	−0.398 2	3
T6	0.628	0.670	−0.901 4	4
T9	−2.630	0.784	−1.060 6	5
T10	−2.338	−1.401	−1.907 1	6

由表 1-5 可知，对两个不同产地、同一生长周期不同采收时间葎草的浸出物、总黄酮、木犀草素和芹菜素 -7-O-β-D- 葡萄糖苷的含量进行动态测定，结果表明，不同产地浸出物、总黄酮、木犀草素和芹菜素 -7-O-β-D- 葡萄糖苷的含量差异大，同一产地不同采收时间浸出物、总黄酮、木犀草素和芹菜素 -7-O-β-D- 葡萄糖苷的含量有明显差异，采用主成分分析法对有效成分的动态变化进行多指标综合分析，结果显示四川成都地区葎草 2 月份主成分因子得分较高，河北唐山地区葎草样品 8 月份主成分因子得分较高，说明不同产地葎草中资源性化学成分的积累动态存在差异，分别有各自的适宜采收期。这可能与两个地区分属于南方、北方，地理位置、环境、气候等自然条件相差较大有关，提示其采收期的确定应考虑产地、环境因子等诸多因素的影响。

第二节　中药材采收的一般原则

采收是影响中药材产量与质量的重要环节。采收的内容包括方法与时间。采收方法多种多样,要依药材类别的不同而异。采收时间包括最佳栽培或养殖周期和年度中的具体时间。同一药材因种植的区域不同,最佳采收时间可能会有很大的差异。最佳采收时间的确定需要通过试验来进行,这需要进行大量的、长期的研究工作。目前,大多数药材的采收是根据传统经验,参考现代研究结果来确定的。

一、根和根茎类药材

根和根茎类药材在品种、数量上较多,各地区均有特色品种。根和根茎是重要的营养器官,贮藏了大量的营养物质,有效成分的积累也相对较高。这类药材基本上是草本植物,有一年生(如牛膝)、二年生(如板蓝根)、多年生(如人参、三七等)之分。大多数根和根茎类药材的采收期是在植株停止生长之后或者在枯萎期采收,即秋季及冬季采收。例如葛根在秋末或冬季采收,此时质地坚实,干燥后粉性也足;但到了春天,地上部位长出时采收,其质地松泡,干燥后性状干瘪如柴,没有粉质,不能入药。有些药用植物生长期较短,夏季就枯萎了,如延胡索、浙贝母、平贝母、半夏、太子参等。其中,延胡索和浙贝母、平贝母应在夏初采收,半夏和太子参在夏末和秋初采挖。天麻在初冬时质坚体重,此时采收为宜。也有些药材如防风和明党参在春天采挖较好。总之,根和根茎类药材的采收期要根据传统的经验和有效成分含量积累的动态规律的研究数据来确定。

二、皮类药材

皮类药材主要来源于木本植物的树皮(如黄柏、杜仲、厚朴)和根皮(如牡丹皮、桑白皮),少数根皮来源于多年生草本植物(如白鲜皮)。

树皮主要来源于乔木,可剥皮的乔木树龄一般在十年以上,或者更长,也就是说凡是可剥皮的树木应当是自身发育成熟的,即已经开花结实,有效成分的含量达到较高,不仅产量、等级高,质量也好。树皮类药材的采收应在春末夏初时节进行,此时树木处于年生长阶段的初期,树皮内液汁较多,形成层细胞分裂较快,皮部和木质部也容易剥离,皮中的有效成分含量较高,剥离后的伤口也易愈合,如杜仲、黄柏、厚朴、秦皮、川楝皮等。盛夏不宜剥皮,一是植株生长旺盛,对水、营养物质需求量多,内部营养和水分流通交换加快,有效成分含量低;二是剥皮后水和营养物质向上供应量减少易造成植株死亡,尤其是全环状剥皮。秋冬季树木的皮部和木质部不易剥离,而且剥离也不能形成愈伤组织,极容易造成植株死亡,但南方有些树种除外,如肉桂在寒露前采剥含油量最丰富。根皮类药材多在秋季采收,通常在挖根后剥取,或趁鲜抽去木心,如牡丹皮、五加皮等。

三、茎木类药材

茎木类药材包括木本植物茎枝的木质部和韧皮部或其中的一部分。一般在秋冬落叶后或春初萌芽前采收,如苏木(心材)、沉香、木通等茎木类药材,此时植物体的营养物质及有效成分大都在树干中贮存。木质藤本植物宜在全株枯萎后采收或者是秋冬至早春前,如忍冬藤、络石藤等,此时药材质地好,有效成分含量较高;草质藤本植物宜在开花前或果熟期之后采收,如首乌藤(夜交藤)。

四、叶类药材

叶类药材包括草本植物的叶(如薄荷叶、紫苏叶)和木本植物的叶(如桑叶、枇杷叶)。叶类药材的采收一般宜在植物枝叶茂盛、色泽青绿的花前盛叶期或者果实未完全成熟时采收。此时植物光合作用旺盛,有效成分含量高。在植物开花前采收的如艾叶、紫苏叶等,其药材色泽、质地均佳;少数的品种需经霜后采收,如桑叶等;有的品种一年当中可采收几次,如枇杷叶、大青叶(菘蓝叶)等。叶类药材的有效成分、产量不但随生长发育产生变化,有的还受到季节、气候的影响,甚至一天内都会有不同的结果。如薄荷叶连晴 7 天在露水干后至下午 2 时采收的,挥发油含量最高,且以小暑至大暑间为其盛花期,此时叶片肥厚,香气浓郁,其薄荷油与薄荷脑的含量均最高;若是在此期间阴雨后 2~3 天采收,其挥发油含量便要降低 3/4。颠茄、毛地黄、艾纳香等有与薄荷类似的现象,除要求晴天外,并以每天 10 时至 16 时采收最为适宜。

五、花类药材

花类药材入药时有用植物的整朵花,也有使用花的一部分,如西红花(柱头)。在整朵花中有的是用花蕾,如辛夷、款冬花、槐花等;有的是用初开放的花,如菊花、旋覆花等。花类药材一般多在花蕾含苞待放或花苞初放时采收。此时花的香气未逸散,有效成分含量高,并多宜晴天清晨分批采集。但花类药材的采收期,也因药用植物的种类和具体药用部位不同而有所差异。以花蕾、花朵、花序、柱头、花粉和雄蕊等入药的,采收时都应注意花的色泽和发育程度,因为花的色泽和发育程度乃是花的质与量发生变化的重要标志。例如红花初放时,花呈淡黄色,所含成分为新红花苷及微量红花苷;花深黄色时,含红花苷;花橘红色时,含红花苷及红花醌苷。红花采收期北方为 6~7 月,南方为 5~6 月,采收标志以花冠顶端由黄变红时为宜,这时采收,质量最佳。若过早采收红花,则花嫩色淡;若过晚采收,则花色暗而不鲜。采收红花时间宜在晴天露水未干时进行,这样干燥后的红花才色泽鲜艳,微香质优。大多数花类药材的采收期在春夏季,如金银花、辛夷、玫瑰、槐米、槐花、合欢花等;少数花在秋季采收,如菊花;或在冬季采收,如款冬花、蜡梅花等。以花蕾入药的一定要注意掌握其发育程度,及时采收才能保证质量,否则品质差,甚至可能成为废品。如金银花应在花蕾膨大变白色时采收,测定同种同朵数金银花的花蕾及开放花朵的重量和绿原酸的含量,结果花蕾的重量和绿原酸的含量均比开放的花朵高,故规定金银花收购等级时,要求花蕾占 50% 以上为一级,花蕾占 40% 以上为二级是有科学道理的。又如款冬花应在花蕾未出土、苞片显紫色时即及时采收,且不可在花出土开放后才收;且采收时应将根茎全部刨出,仔细摘下花蕾,放置妥当,切勿重压与水洗。摘蕾后的根茎可照原来的行株距埋入土中,第二年还可继续收获。以花朵入药的可在花初放期采收,如芙蓉、蜡梅花等,若花盛开时采收则花瓣易脱落、散瓣、破碎,且色泽、香气均不佳。以花序、柱头、花粉入药的则宜在花盛开时采收,如菊花、蒲黄、旋覆花及西红花等。但也有少数花类药材要用开放后期的花,如洋金花则是在花开放后期生物碱含量才高,质量方佳。

六、全草类药材

此类药材分为地上全草和整株全草(带根)。地上全草宜在茎、叶生长旺盛期的花蕾期或初花期采收,枝繁叶茂,有效成分含量较高,质地、色泽均佳,如青蒿、龙芽草、紫苏梗、益母草、荆芥等。益母草水浸出物、醇浸出物及总生物碱的含量,在花蕾期采收的分别为 18.63%、17.07%、0.93%,初花期的分别为 18.57%、17.87%、1.26%,果熟期却分别下降至 10.70%、11.01%、0.39%。故益母草须在春末夏初花初开时适时采收,不能过早或过晚。整株全草类宜在初花期或果熟期之后采收,如蒲公英、辽细辛等。少数药材如绵茵陈等必须在幼苗时采收,显蕾前采收则成为次品,甚至不堪入药。蕨类植物石韦等四季都可采收。

七、果实、种子类药材

在中药材商品中,果实和种子未有严格的区分。从入药部位来看,有的是果实与种子一起入药,如五味子、枸杞子、马兜铃等;还有用果实的一部分,如陈皮和大腹皮(果皮)、丝瓜络(果皮中维管束)、柿蒂(果实中的宿存萼)。果实类药材一般在已经充分长成或完全成熟后采收。此时果实本身已经贮存了一部分淀粉、脂肪及生物碱、苷类、有机酸等有效成分,品质较好。但其采收期,随药用植物的种类和药用的要求而异。一般干果在果实停止增大、果壳变硬、颜色褪绿而呈固有色泽时(7~10 月)采收,如薏苡仁、连翘、马兜铃、巴豆、草果、砂仁及使君子等。肉果在以幼果入药时,则于未成熟时(5~10 月)采收,如枳实、乌梅等;以绿熟果实入药的,则于果实不再增大并开始褪绿时(7~9 月上旬)采收,如枳实、香橼、佛手、瓜蒌、木瓜、青皮等;以成熟果实入药的,则在果实成熟时(8 月开始)采收,如枸杞子、山茱萸、五味子、大枣、陈皮、龙眼等。

种子入药时基本上是成熟的,如决明子、白扁豆、王不留行等;也有使用种子的一部分,如龙眼肉(假种皮)、肉豆蔻(种仁)、莲子心(胚);此外,还有其制品,如淡豆豉、大麦芽等。从采收时间上看,以果实或种子成熟期为准则,成熟期采收的种子有效成分与其经济产量及折干率均高。外果皮易爆裂的种子应随熟随采。种子类药材的采收期可因播种期、气候条件的差异而有所不同。秋播二年收获者常在 5~7 月采收,如续随子、王不留行、胡芦巴、白芥子、葶苈子等;春播和多年收获者常在 8~10 月采收,如芡实、地肤子、决明子、望江南等。

八、树脂和汁液类药材

树脂和汁液类药材也是常用的药物,大多数来源于植物体,存在于植物的不同器官中,一般是植物体的自然分泌物或代谢产物,如血竭(果实中渗出物)、没药(干皮渗出物),有的是人为或机械损伤后的分泌物,如苏合香。树脂类的成分较复杂,但疗效显著,应用广泛,其采收时间和采收方法随不同植物和采收部位而异。采收以凝结成块为准,随时收集。

此外,还有一小部分药用植物需提取其中的某一单体作为药用,如艾片(主要成分为左旋龙脑),有的是提取植物体的混合物,如芦荟、青黛、儿茶等。

九、菌、藻、地衣、孢粉类药材

药用植物除高等植物外,还有低等植物,即藻类、菌类、地衣类,尽管药用的数量不是很多,但是在治疗应用中也是非常重要的,如石莼、昆布、灵芝、冬虫夏草、茯苓、松萝等。其采收时间和方法各异,如麦角在寄主(黑麦等)收割前采收,生物碱含量较高,茯苓在立秋后采收质量较好;马勃应在子实体刚进入成熟期及时采收,过迟则子实体破溃孢子飞散。

由于药用植物在品种上、数量上繁多,尽管药用部位大同小异,但是每一种药用部位的采收期都是由自身生长发育特性、有效成分含量和疗效决定的。

十、动物类药材

依其动物类别、基源、药用部位等不同,一般根据动物生长发育时期及活动规律适时采收或捕捉,以保证动物类药材的质量。

全身入药的动物类药材:昆虫类药材,必须掌握其孵化发育活动季节。以卵鞘入药的如桑螵蛸,宜在3月采收,过时则虫卵孵化为成虫影响药效;有翅昆虫,在清晨露水未干时便于捕捉,如九香虫、斑蝥等。一般动物类药材,均应在活动期捕捉,如地龙在6~8月捕捉,蟾蜍在4~8月捕捉,鳖类在夏季捕捉,水蛭在春、秋二季捕捉。早春捕捉蛇类。

脏器入药的动物类药材:对动物肝、肾、血等药材多主张现场采用,或采集后立即加工成药材贮藏备用。鸡内金在宰杀鸡时摘取。

组织入药的动物类药材:鹿茸须在清明后40~50天锯取头茬茸,采后50~60天锯取二茬茸;三茬茸则在7月下旬采集一次。锯茸时应迅速将茸锯下,伤口敷上止血药。

排泄物、分泌物入药的动物类药材:对动物的生理产物要根据动物的生长习性采收。望月砂多在9~10月采收。灵猫多在饲养箱侧壁或通道边的突出处涂擦其香,应及时采收。麝在8~9月为分泌香期,应及时采收。蟾蜍在4~8月采收。

病理产物的动物类药材:对动物的生理、病理产物要根据动物的生长习性采收,牛黄、马宝等结石类药材应在宰杀牛、马时发现获取。

动物制品入药的动物类药材:驴皮熬胶宜在冬至后的冷天进行。

第三节　中药材采收方法与技术

一、中药材采收方法

不同药用植物或药用部位,其采收方法不同。采收方法恰当与否,直接影响到药材的产量和质量。采收方法与技术的确定要参考传统采收经验,并应遵守《中药材生产质量管理规范》等法规要求,注重科学合理性。同时,鼓励采用不影响药材质量和产量的机械化采收方法和设备。避免采收对生态环境造成不良影响。一般药用植物的采收方法有：

（一）挖掘法

主要用于收获根或地下茎。挖掘时要选择适宜时机与土壤含水适当时，若土壤过湿或过干，不但不利于采挖根或地下茎，而且费时费力，容易损伤地下药用部分，降低药材的质与量；如果加工干燥不及时，还易引起霉烂变质。

根和根茎类中药材采收方法用人工或机械挖取均可，除净泥土，根据需要进行修剪，除去无用的部分，如残茎、叶、须根等，有的需要趁鲜除皮，如北沙参、桔梗、粉防己等，需要趁鲜加工的要及时加工，否则影响质量，如红参等。在采挖的过程中应注意根及根茎的完整性，以免影响药材的品质和等级。

（二）收割法

主要用于收获全草、花、果实、种子，且是成熟较一致的草本药用植物。可以根据不同药用植物及入药部位的具体情况，或齐地割下全株，或只割取其花序或果穗；有的全草类一年两收或多收的药用植物，第一、二次收割时应留茬，以利萌发新的植株，提高下次的产量，如薄荷、大青叶、瞿麦等。花、果实、种子的收割，亦因品种与需要而具体对待。

全草类药材采收时割取或挖取，大部分需要趁鲜切段，晒干或阴干，带根者要除净泥土。茎类药材采收时用工具砍割，有的需要修剪去无用的部分，如残叶或细嫩枝条，根据要求切块、段或趁鲜切片，晒干或阴干。叶类药材采收时要除去病残叶、枯黄叶，晒干、阴干或炒制。花类药材主要是人工收割或收集，宜阴干或低温干燥。果实类药材多为人工收割或机械收割；种子类药材为人工或机械收割、脱粒，除净杂质，稍加晾晒。

（三）采摘法

主要用于成熟不一致的果实、种子、叶和花的收获。由于它们成熟不一致，只能分批采摘，以保证其品质与产量，如银杏叶、辛夷、五味子、金银花等。采摘果实、种子或花时，要注意保护植株，不要损伤未成熟部分，以免影响其继续生长发育，也不要遗漏，以免其过熟脱落或枯萎、衰老变质等。另外，有一些果实、种子个体大，或者枝条质脆易断，其成熟虽较一致，但不宜用击落法采收的，也可用本法收获，如佛手、枳壳、连翘、栀子、龙眼、香橼等。

（四）击落法

主要用于树体高大的木本或藤本植物的果实、种子收获。由于它们以采摘法收获困难，只好以器械打击落下而收集，如胡桃等药材。击落时最好在其植物下垫上草席、布围等，以便收集与减轻损伤；同时也要尽量减少对植物体的损伤或其他危害，如损伤来年开花结果的花芽，就会造成减产。

（五）剥皮法

主要用于树皮或根皮入药的一类药材的收获。树皮采收的方法有全环状剥皮、半环状剥皮和条剥。剥皮时间应选择多云、无风或小风的天气，在清晨、傍晚时剥取。剥皮时使用锋利刀具在欲剥皮的树干四周将皮割断,深度以割断树皮为准,力争一次完成,以便减少对木质部的损伤,向下剥皮时要减少对形成层的污染和损伤;把剥皮处进行包扎,根部灌水、施肥有利于植株生长和新皮形成。剥下的树皮趁鲜除去老的栓皮,如黄柏、苦楝、杜仲等,根据要求压平,或发汗,或卷成筒状,阴干、晒干或烘干。树皮和根皮的剥离方法略有差异。树皮的剥离方法又分为砍树剥皮、活树部分剥皮、砍枝剥皮和活树环状剥皮等。

1. 砍树剥皮　先按规定长度剥下树干基部的树皮,然后伐树,一节一节地剥下树皮。一般每节树皮的长度为 60~100cm。剥皮的方法按规定长度上下环状切割树皮,再从上圈切口垂直纵切至下圈切口,用刀从纵切口处左右拨动,使树皮与木质部分离,即可剥下树皮。进行林木更新的,伐树应留茬(桩),以利萌发新苗。不留茬的,还可挖掘根部剥皮入药,如黄柏、厚朴等。

2. 活树部分剥皮　简称部分剥皮。特点是不砍伐树干,只在树干上剥取部分树皮,但不是环状剥皮。由于输导组织仍能上下畅通,剥皮部位愈合快,数年后该处又可以剥皮。做法有上下交错剥皮与条状剥皮两种。一般每处剥皮长度在 80cm 以下,宽度不超过树围的 1/3。由于提供的药材少,近年来已被活树环状剥皮取代。

3. 砍枝剥皮　每年轮换砍伐下部分大树枝剥皮,不必砍伐树木。采取砍枝剥皮应修剪成矮主干的树型,上部留 4~5 个主要分枝,每年伐去 1~2 枝,并让其萌发新枝来接替,这样每年都可以砍伐剥皮。

4. 活树环状剥皮　简称环剥。特点是在活树上环状剥下树皮 1~3m,使之愈后长出新皮,数年后又可再行环剥。环剥后能重新生长树皮是靠残存的形成层细胞和恢复了分裂能力的木质部细胞分生新细胞,而产生愈伤组织,形成新的树皮。因此,环剥要选择气温较高的季节,几天中无降雨的天气,并且不要损伤木质部。

5. 根皮的剥离　根皮的采收应在春秋时节,用工具挖取,除去泥土、须根,趁鲜刮去栓皮。木本的粗壮树根与树干的剥皮方法相似,皮的长度是依实际情况而定的,故长短不一。灌木或草本根部较细,剥离根皮方法则与树皮不同:一种方法是用刀顺根纵切根皮,将根皮剥离,如牡丹皮、白鲜皮等;另一种方法是用木棒轻轻捶打根部,使根皮与木质部分离,然后抽去或剔除木质部,如地骨皮、远志等。

6. 割取法　树脂类药用植物如安息香、松香、白胶香、漆树等,常采用割伤树干收集树脂。一般是在树干上凿"▽"形伤口,让树脂从伤口渗出,流入下端安放的容器中,收集起来经过加工即成药材。

二、中药材采收机械

近年来中药材产业发展迅速,种植面积逐年扩大,同时,农村农业劳动力面临相对短缺的问题,因此,中药材生产机械化是中药材产业发展的趋势,也是中药农业高质量发展的必由之路。随着中药材生产机械研发的持续投入,中药材生产集约化、规范化水平的不断提升,农机农艺技术有机融合,已研发出各式各类采收机械,依据动力装置不同,可分为自走式、非自走式;依据设计功能不同,可分为联合式、非联合式等不同机型。尤其是依据收获部位的不同,目前已定向研发出一系列中药材收获机械应用于不同类型药材的生产实践。

（一）根和根茎类药材

根和根茎类药材因采挖费力，对机械化需求较为迫切。依据根和根茎类药材采挖深度，可分为浅根型和深根型。在土壤条件适宜条件下，块茎类等药材还可集成震动、筛选等功能，以实现药材与土壤的自动分离。浅根型药材收获机采挖深度为 15~20cm 时，常用于延胡索、半夏、天南星、贝母、太子参、猫爪草、香附、鱼腥草等药材采收；采挖深度为 30~40cm 时，常用于地黄、川芎、白术、知母、丹参等药材采收。深根型收获机采挖深度为 50~60cm 时，常用于蒲公英、防风、何首乌、白芍、射干、沙参、牛膝等药材及黄芪苗等采收；采挖深度为 60~80cm 时，常用于甘草、黄芪、苦参、天花粉、山药等药材采收。

（二）花类药材

花类药材植株常高矮不一，开花时间参差不齐且适宜采收期较短等特点。如金银花采摘机，采摘装置部分主要为负压气吸式类型，收集装置部分主要为气流式类型，主要机型多为背负式和手推车式等。红花采摘机依据采摘原理不同，常见负压吸引、剪切式、气吸式等类型，并有单人背负式及多人操作式等不同机型。江苏射阳地区采收菊花时，采用一种上疏下窄的特制钢梳进行采集，去除杂质后再根据开放程度不同进行分等，可较传统手工采收提升效率 3~5 倍。

（三）果实类药材

果实类药材采收机械依据原理不同有振摇式、梳刷式、剪切式和气吸式等。枣类药材收获机常有振摇式和梳刷式两种。振摇式收获机通过液压机械臂控制振动频率和大小，配备伞兜等装置，可实现果实的高效采收并不损伤果树。梳刷式枣类收获机可依据枣树高度进行调节，可实现大枣采集、去杂等自动化采收，生产效率较传统人工采收可提升 80 倍以上，在新疆等地已普遍应用，有效解决了平原地区规模化栽培大枣采摘问题。枸杞鲜果属于浆果，皮薄易损伤，采摘难度较大，目前依据采摘原理，国内枸杞采摘机主要有剪切式、梳理式、振动式、气吸式、组合式等，如应用较多的目前还以小型便携式枸杞采摘机为主，效率较传统手工采收有所提升，但大型自走式枸杞采摘机还有待进一步完善。

（四）茎叶类药材

叶类药材采收机参照农业生产中应用较多的青稞秸秆收割机或割秧机的原理，设备简便、灵活，可应用于薄荷、艾叶、半枝莲、败酱草、荆芥、益母草、甜叶菊等茎叶类药材采收。

三、中药材采收中应注意的事项

由于中药材生产中个体农耕式生产方式依然广泛存在，药材生产者仍然依据经验进行判断，以月份或季节作为时间尺度进行考量，而忽视了不同地域的环境差异、气候的年际变化等对药用物质形成和积累的影响，产地仍然比较习惯于传统的采收方法和技术。同一生产品种存在着生产区域广、产地生态环境差异大、生产方式不一致、生产技术相对落后、产品质量参差不齐的现实状况。因此,各地在进行药材采收时,应注重传统和现代经验的结合,重视标准和规范的制订,加强先进技术和方法的推广,以便确定药材适宜的采收时间和方法,推动我国中药材的规范化生产,保障药材的质量与产量。一般在确定药材的采收技术时,应考虑下列关系:

1. 采收期与生产区域的关系　同一药用动植物在不同的生产区域生长发育,由于生态环境条件(气候、土壤、水分等)、生产技术和加工方法的不同,其采收期亦各不相同。如黄芪,产于山西浑源一带者,其异黄酮苷及皂苷含量以9月底10月初积累最高,而产于黑龙江佳木斯地区的黄芪中两类有效成分的含量则以9月初为高,两地适宜采收期相差约1个月。又如太子参在江苏栽培的于7月上旬收获,而产于贵州高海拔地区者,由于气温低,地上枯萎期延后,则9月采收。

2. 采收次数与栽培措施的关系　在不影响药材质量的前提下,通过合理安排、科学种植可以增加采收次数,以提高单位面积产量和经济效益。如北京郊区种植洋地黄,过去一年采收1次,通过调整栽培时间,缩短生长周期,现在可以一年采收2次,活性成分测定的结果表明洋地黄苷含量与一年采收1次者近似,从而提高了单位面积产量。

3. 药材采收应兼顾的关系

(1)同一植物体有多个部位入药时要兼顾各自的适宜采收期:如菘蓝于夏季和秋季采收2~3次大青叶,秋冬时采挖板蓝根,在采收叶片时要注意适时适度,以免影响其根的生长和质量。

(2)兼顾果实、种子等繁殖器官的成熟期:大多数药用动植物的种群繁衍都是有性繁殖,确定药材采收适宜期时适当兼顾其繁殖材料的成熟期是有益的。如黄芪、甘草、桔梗、远志、龙胆等。

(3)兼顾非药用部位的综合利用:人们对药用资源利用的认识有一个渐进的过程,过去无用的废料,现在可能有重要的用途。因此药材生产企业应注意加强对某一药用动植物非药用部位的综合利用研究和开发,以降低成本,提高效益。

(4)药材采收与资源保护的关系:对于野生或半野生药用植物的采收,要注意保护野生资源,计划采收、合理采收,凡用地上部分者要留根;凡用地下部分者要采大留小,采密留疏,合理轮采,轮采要分区封山育药。对于动物药的采集一定要遵循国家有关法律法规,注意保护药材资源,严防“杀鸡取卵”式的采集方式。如以锯茸代替砍茸、活麝取香等措施可有效保护野生动物资源。

4. 重视采收方法与药材质量的关系

(1)采收时应注意保持药材的完整性,以避免影响药材的品质和等级。

(2)在采收过程中应排除非药用部位和异物,特别是杂草和有毒物质混入,剔除破损、腐烂变质的部分。采挖地下部位应清除泥土,避免药材由于酸不溶性灰分超标而不合格。

(3)注重先进采收方法和采收设备的应用,采收的机械和工具应保持清洁、无污染,存放在无虫鼠害和禽畜的清洁干燥场所,防止污染。

5. 其他　做好采收的各项记录,包括药用部位采收的时间(采收年限、采收期)、采收方法、采收量、鲜重等,建立好药材生产档案。

（严　辉）

第一章同步练习

02章 课件

第二章课件

第二章　中药材的加工

药用植物、动物或矿物采收后,除少数植物鲜用,如生姜、鲜石斛、鲜地黄等,绝大多数均需在产地及时进行加工。上古用药均为鲜品,但随着技术的进步和社会的发展,单纯依靠采集鲜药已不能满足需要,人们开始将鲜品晒干贮藏备用,这种晒干的方法是最早的药材加工方法。经过几千年的实践、总结和提高,中药材加工技术不断创新与发展,现已成为中药材生产中的关键环节之一。

第一节　中药材加工的基本原理

一、中药材加工的目的

中药材加工是通过产地加工修制使药材形体完整、色泽好、香气散失少、不变味、含水量适度、有效物质破坏少等,确保药材商品的规格和质量,满足《中华人民共和国药典》(以下简称《中国药典》)对药材的性状特征及其有效物质含量的基本要求。中药材加工具有以下目的:

(一)除去杂质,保证药材的纯净度

药材采收后,容易夹带和附着非药用部位、泥土等杂质,如植物药中花类药材易夹带萼片、叶片等,果实类药材易夹带果柄、果枝等,种子类药材易夹带果皮,根及根茎类药材易夹带残茎、叶基或叶鞘、须根及泥土等。而这些杂质都会直接影响到药材的纯净度,影响药材质量,降低药材疗效。所以在采收后必须通过净选、修制等产地加工方法清除杂质,以提高药材的质量。

(二)趁鲜切制,便于炮制加工和临床应用

不同种类的药材,其体积和质地相差较大,特别是有些根及根茎类和茎木类药材,体积较大、质地较硬,难以干燥,且干燥后难以浸润软化、切片或粉碎。为了便于药材的干燥、加工、炮制、贮藏、运输及临床使用,需在采收后,趁鲜切制成片、段、块等。但对一些挥发性成分含量较高的药材,如当归、川芎等,鲜切后会增加有效成分的挥发,使药材失效,故不宜鲜切,尤其不宜切薄片。

(三)保持药效,防止霉变,利于贮运

新鲜的药材,体内含有大量的水分和营养物质。若直接堆放或包装贮藏,可造成堆内湿

度、温度增高,使药材表面或包装袋上潮湿或有水珠凝结,这种现象叫"结露"或称"出汗"。出汗对药材贮藏极为不利,高温高湿有利于微生物孢子的萌发,造成药材发热、霉烂变质,最终使药材失效。部分药材体积较大,如新鲜的全草类,不利于贮藏和运输。因此,药材在采收之后,必须及时在产地进行干燥处理,缩小体积,以达到防止霉变、保证药效、便于贮运的目的。

新鲜药材即使在采收后也仍然进行着生物代谢,但这种生理活动与在田间的生理活动有很大的不同。一些药用活性成分——次生代谢产物不再继续合成,而开始降解。生物体的代谢活动是由多种错综复杂的反应所组成的,而这些反应都是由酶来调控的。新鲜药材体内还存在有大量保持活性的酶类,一旦条件适宜,它们可催化药材内部的有效成分降解、转化,使药效降低,甚至失效。例如苦杏仁、槐米、白芥子、黄芩等必须经过加热干燥,阻止其所含的酶催化化学反应,而使有效成分稳定不受其破坏。

中药黄芩含有黄芩苷等黄酮类化合物,显黄色,但黄芩中所含的酶在一定的温度和湿度条件下,可酶解黄芩苷,产生葡糖醛酸和其苷元黄芩素。黄芩素分子中具有邻三酚羟基结构,本身不稳定,易被氧化转为醌类衍生物而显绿色,如图 2-1 所示。故新鲜黄芩中含有大量水分,断面会逐渐变绿,干燥可以阻止酶解反应进行,有利于黄芩苷的保存。

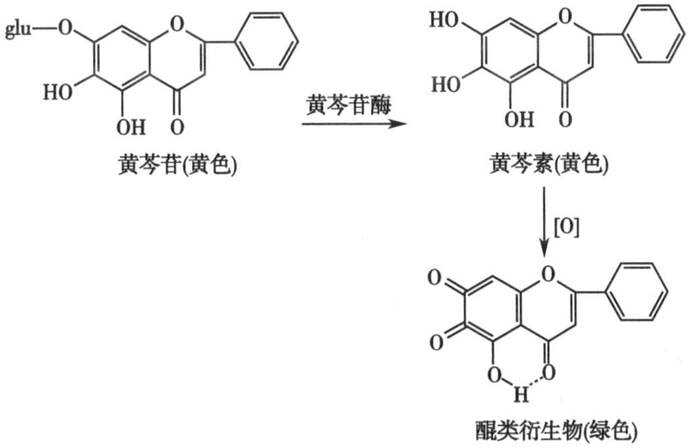

● 图 2-1　黄芩苷的酶催化水解反应

(四) 改变药性,降低或消除药材的毒性或副作用

有些药材的加工,不仅是形状的改变,而是一系列复杂的化学变化,药材的颜色、气味、药性等都产生了明显的改变。如地黄在缓慢烘焙过程中,药材体内环烯醚萜类成分发生了反应,形成新的化学物质,药材断面也由橙黄色、黄白色变成了黑色,同时药性也有了改变。鲜地黄性寒,味甘、苦,功效清热生津、凉血、止血;生地黄性寒,味甘,功效清热凉血、养阴、生津。一些药材在加工中会采用"发汗"的方法,例如玄参、杜仲、厚朴等。通过发汗,药材的颜色、气味等都有改变,药性也随之发生变化,保证了临床疗效。

有毒药材经过加工处理后可以消除或降低其毒性。例如附子生品含有双酯型二萜类生物碱,毒性较强,必须经水煮或蒸透,使生物碱的酯键水解,毒性降低,而镇痛效果依然存在。

二、加工对中药材化学成分的影响

中药材所含的化学成分是中药发挥临床疗效的物质基础。中药中的化学成分种类复杂,临床疗效是多成分综合作用的结果。中药材采收加工过程中,由于采收时间、加工方法的不同,可使药材的化学成分发生变化。研究药材加工前后化学成分的变化,对探讨中药材加工原理、评价中药材加工方法及保证中药材质量具有重要意义。

(一) 对含苷类药材的影响

中药中含有苷类成分,往往同时含有分解该苷类成分的酶,在酶的作用下苷被分解成苷元(非糖部分)和糖类物质。苷的酶解需要适宜的湿度和温度,一旦苷类被分解,其生物活性就减弱或失去。所以对含苷类药材往往进行热处理,使酶灭活,这样苷类成分在药材中才能稳定地长期保存。如天麻中含天麻苷,结构为对甲醇基苯 -β-D- 葡萄糖苷,易被 β- 苷酶水解成对羟基苯甲醇和葡萄糖,如图 2-2 所示。因此鲜天麻应蒸透后晾干,使天麻中所含的 β- 苷酶失活,保证天麻苷不被酶解,这样天麻才能发挥其息风止痉、平抑肝阳、祛风通络的作用。

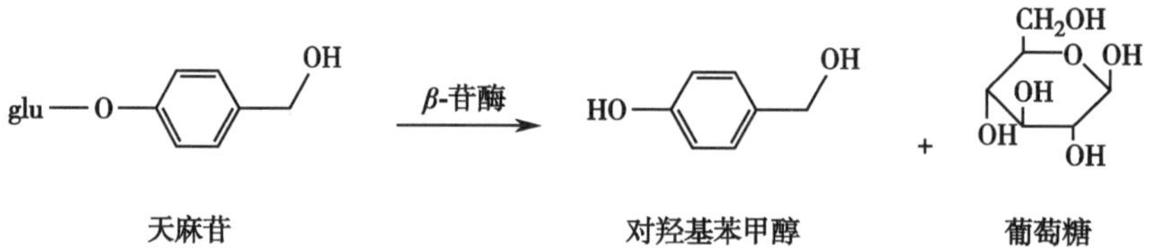

● 图 2-2　天麻苷的水解反应

一些由于苷类成分水解而易变色、腐烂的的药材,也可通过暴晒、烘干等快速干燥方法,阻止酶解反应的进行,减少苷类成分的分解。颜色鲜艳的花类、果实类药材所含的花色苷也可因酶的作用而变色,加工时一般通过蒸、烫或暴晒等方法破坏或抑制酶的活性,如菊花通过蒸可以保持颜色。山茱萸通过晒干或烘干可以防止酶解引起的腐烂、变色。苷类成分一般易溶于水、乙醇中,故含苷类成分药材在加工时应尽量减少与水接触或快速洗涤,以降低有效成分的损失。如采用煮法加工天麻比采用蒸法加工的药材中天麻苷含量低,加工时应注意。苷类在酸性条件下易发生水解,不但使有效成分遭到破坏,也增加了药材成分的复杂性,故在含苷类成分的药材加工中,除有特殊要求外,一般均避免与含酸类物质接触。

(二) 对含生物碱类药材的影响

生物碱是一类含氮的有机化合物,通常具有碱性,且有明显的生理活性。生物碱广泛分布于自然界中,除植物类药材外,动物类药材中也有分布。游离的生物碱一般不溶或难溶于水,而易溶于有机溶剂,如乙醚、三氯甲烷、乙醇等,若与无机酸或有机酸作用则生成盐,成盐后易溶于水而难溶于有机溶剂。因此含有季铵类生物碱以及大多数生物碱盐类的药材,在加工过程中应尽量减少与水接触的时间,避免可溶性生物碱的损失,如苦参、黄连、槟榔等。

毛茛科乌头属植物中的生物碱含有酯键,且酯键多少决定其毒性大小。但是这类酯键不稳定,在水中加热可水解断裂,毒性随之降低或消除,因此这类药材在加工时通常采用蒸、煮等方法。如附子生品含有双酯类生物碱,如乌头碱、次乌头碱、新乌头碱等,其结构中的 2 个酯键是产生毒性的关键部分。乌头碱(aconitine)水溶液在 100℃时即可除去 1 分子醋酸,生成苯甲酰乌头原碱(benzoylaconitine),进一步加热至 160~170℃(在加压情况下),苯甲酰乌头原碱也可被水解,生成乌头原碱(aconine),如图 2-3。

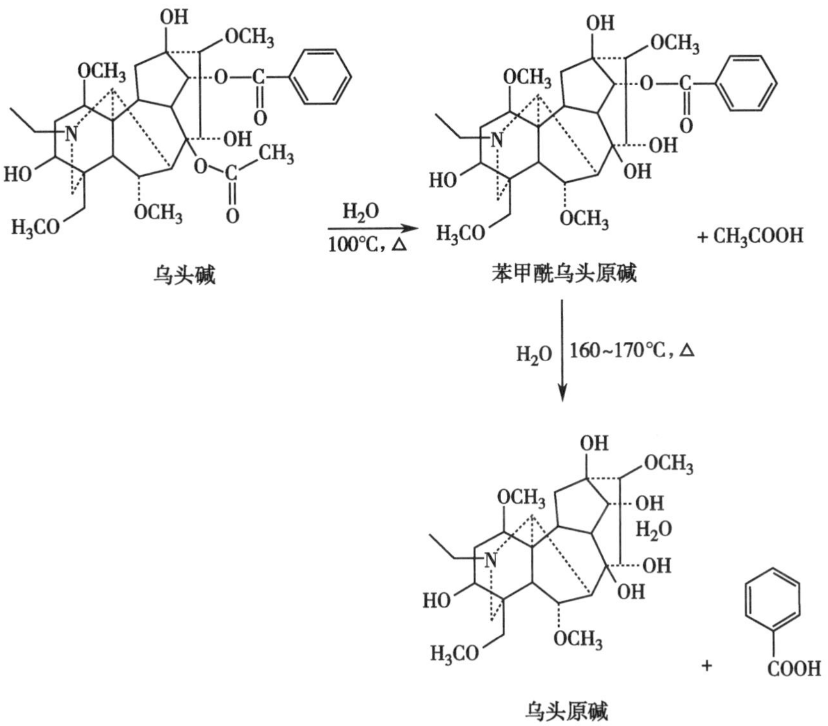

● 图 2-3 乌头碱加热水解反应

双酯型二萜类生物碱一般都有麻辣感(1/1 000 溶液就可以产生麻感),乌头碱、次乌头碱及新乌头碱等分子结构中均有两个酯键,亲脂性较强,但与酸结合成稳定的盐类则可溶于水。苯甲酰乌头原碱和乌头原碱的亲水性都比乌头碱强,毒性则小得多,乌头原碱几乎失去了麻辣感而带有苦味。而毒性更强的新乌头碱(mesaconitine)的水解反应和水解产物的性质与乌头碱相似,首先水解生成毒性较小的苯甲酰新乌头原碱,进而水解生成新乌头原碱,其毒性更小。

(三) 对含挥发油类药材的影响

挥发油,也称精油,常温下为油状液体,通常是中药材的有效成分,如薄荷、藿香、荆芥等。挥发油多气味芳香,含挥发油的药材常有香气。因为挥发油类成分具有挥发性,人们很早就知道对含挥发油类药材不宜加热或高温处理,如《雷公炮炙论》中就提到"茵陈勿近火",所以对薄荷、荆芥、藿香等挥发油含量较高的药材多采用阴干;水处理时,不宜时间过久,多采用淋润或"抢水洗",以免香气流失。

但某些中药含挥发油过多,服后对胃肠有刺激作用,经初加工可除去一部分。如厚朴在产地采用"发汗"的方法加工,在加工过程中,药材内表面颜色加深,部分挥发油散失,同时"燥性"减弱。经现代研究发现,"发汗"后厚朴中挥发油含量减少,同时挥发油的种类和比例也发生了变化。

(四) 对含有机酸类药材的影响

有机酸是含有羧基的一类有机化合物,常有酸味,广泛存在于植物类药材中,如乌梅、山楂、五味子、女贞子等均含有机酸类物质。中药材中常见的有机酸有枸橼酸、绿原酸、异绿原酸、咖啡酸、酒石酸、苹果酸、琥珀酸、熊果酸和齐墩果酸等,是对人体营养及生理活动都有重要作用的活性成分。有机酸在中药中有一部分是以盐类形式存在的,常见的有与钾、钠、钙等离子结合而成的盐。低分子的有机酸,以及有机酸盐大多能溶于水,因此含这类成分的药材在加工过程中不宜浸泡过久,防止该类成分损失。另外有机酸易与金属发生反应,加工时要避免与金属器皿接触,否则易使药材变色。

(五) 对含鞣质类药材的影响

鞣质是一类复杂的多元酚类化合物,广泛存在于植物界中,多存在于止血药与止泻药中,如五倍子、石榴皮、诃子、地榆等;鞣质还可使创伤组织表面蛋白凝固,形成沉淀性血痂,以减少血浆损失、收缩微血管,故可用作创面保护药和止血药,用于治疗烧伤、烫伤等。鞣质对胃肠细菌感染所致肠炎痢疾亦有治疗效果,同时还是重金属和生物碱中毒的解毒剂,因为鞣质类能与重金属和生物碱结合生成沉淀,可减少机体对其的吸收。但鞣质的结构复杂,常含酚羟基,化学性质不稳定,在加热时容易发生氧化和聚合反应,使药材颜色变深,因此,药材干燥时温度不宜太高,如山茱萸等。鞣质易溶于水,尤其易溶于热水,所以在洗涤或软化药材时要格外注意,尽量减少药材在水中浸泡的时间,不可用热水淘洗,如地榆、虎杖、石榴皮等。

鞣质是强还原剂,长时间暴露在日光和空气中易被氧化,引起药材变色,颜色加深,如拳参切片等。另外鞣质易与三价铁离子结合生成鞣酸铁(有色不溶物),使药材变色,所以药材加工应避免与铁器接触,加工时,通常采用竹质、木质或不锈钢刀具,如大黄等。

(六) 对含油脂类药材的影响

油脂大多存在于植物种子中,常具有润肠通便、致泻的作用,如火麻仁、巴豆等。但有的药材中油脂的作用峻烈,有一定的毒性,在加工过程中,经加热、压榨可除去部分油脂成分,以减弱滑肠或致泻作用,或降低毒副作用,保证临床用药安全有效。

部分动物类药材也含有油脂,如全蝎、蛤蚧、哈蟆油等,通常自然晒干或晾干,不宜暴晒或高温烘干,否则容易引起药材表面有油性物质泛出,引起药材变质。

(七) 对含树脂类药材的影响

树脂通常存在于植物组织的树脂道中,为自然分泌或在外伤的刺激下分泌,多为固体或半固体物质,是一类复杂的混合物,按其组成可分为单树脂、油树脂、胶树脂、香树脂及油胶树脂等,常具有防腐、消炎、镇静、镇痛、解痉、活血、止血等功效。有些树脂类药材含有一定量的挥发性成分,并为其有效成分,加工时不宜加热处理,以防挥发性成分的损失。如安息香、苏合香等,其在加工中应避免加热处理。

（八）对含蛋白质、氨基酸类药材的影响

蛋白质是一类大分子的胶体物质，多数可溶于水，生成胶体溶液，一般煮沸后蛋白质凝固，不再溶于水。蛋白质水解产生多种氨基酸，氨基酸是人体生命活动所不可缺少的，氨基酸大多数是无色结晶体，易溶于水。由于蛋白质与氨基酸均具有水溶性，故含此类成分的药材不能长时间浸泡于水中，同时，含蛋白质、氨基酸类的动物类药材长时间浸泡于水中也容易腐烂变质。

加热煮沸可使蛋白质凝固变性，某些氨基酸遇热不稳定，如雷丸、天花粉等不宜加热。蛋白质加热处理后往往还可产生一些新的物质，而取得一定的治疗作用，如鸡蛋黄、黑大豆等经过干馏处理，能得到含氮的吡啶类衍生物而具有解毒、镇痉、止痒、抗菌、抗过敏的功效。氨基酸还能和单糖类成分在少量水分子存在的条件下反应，生成杂环化合物，这是一类具有特异香味的类黑素，如缬氨酸和糖能产生香味可口的褐色类黑素、亮氨酸和糖类能产生强烈的面包香味，所以麦芽、稻芽等炒后变香而具有健脾消食作用。

（九）对含糖类药材的影响

植物体中的糖类成分占总有机物质的 85%~90%，是植物细胞与组织的重要营养和支持物质。糖类成分在植物体内存在的形式有单糖、低聚糖和多糖，它们又经常与其他成分结合以苷的形式存在。该类物质过去不被重视，但随着科学研究的不断深入，糖类物质的生物活性越来越引起人们的关注，如柿霜的主要成分甘露醇是治疗小儿口疮的良药。近年来研究发现，中药中的多糖具有明显的提高免疫功能作用和抗癌活性，如猪苓多糖、茯苓多糖、灵芝多糖等。

多糖难溶于水，可被水解成易溶于水的低聚糖或单糖。因此，在加工含糖类成分的中药时，要尽量避免水处理。必须水洗时，需减少水浸时间，尤其避免与水共热。

部分多糖含量较高的药材，为易于干燥，加工时会采用蒸、煮或烫的方法处理，一部分多糖会在此过程中水解为低聚糖和单糖，药材的性味及药效也会随之发生改变，如黄精、玉竹、天麻等；地黄则是在干燥过程中，除环烯醚萜苷成分分解变化外，还有部分多糖类成分水解为低聚糖和单糖，改变了药材的性味及功效。

（十）对含无机物类药材的影响

无机元素如钾、钠、钙、镁、铁等，大多数与有机酸结合成盐而存在。无机盐类化合物大量存在于矿物类和贝壳类药材中，在植物类药材中也有一定量的分布。在加工过程中，若水处理时间过长，可使所含的有机酸盐类成分流失而降低疗效。如夏枯草中含有大量的钾盐，不宜长时间在水中浸洗，否则会造成钾盐流失，降低其利尿作用。

有些无机化合物或无机元素遇热有"升华"的特性，在药材生产时，可利用这一特性净制药材，除去杂质，如硫黄等。

三、加工对中药材质量的影响

中药材通过产地加工不仅具备了一定的性状特征，使含水量控制在安全范围内；而且不同加

工方法还形成了不同品质的药材,如药材的形状、颜色、表面特征、气味等方面均有明显不同,内在质量及疗效也有明显差别。

(一) 对中药材性状的影响

1. 对药材形状的影响　中药材采收后,按照不同的商品规格要求,通常加工成个、段、片、块、瓣等不同的形状,如何首乌,可直接晒干形成何首乌个,也可根据需要切制成何首乌片、何首乌块、何首乌瓣等。因此,药材的形状是由于不同的加工方法形成的。有些药材由于产地特殊的加工方法而产生特定的形状特征。如巴戟天,新鲜的根呈圆柱形,产地加工时将其挖出后洗净泥土,除去地上茎及须根,用沸水略烫后捞起,晒至六七成干,轻轻捶扁,晒干。因此,巴戟天药材有了“扁圆柱形,长短不等,有的皮部横向断裂露出木质部”的性状特征。再如山茱萸,产地加工时一般手工或机械除去果核,晒干或烘干,药材呈囊状或破碎的片状,个别地区加工时手工去核,手工挤出果核后再把果皮与果肉捏成片状,晒干或烘干,药材则呈“类似西瓜子形的片状”。

2. 对药材颜色的影响　药材在新鲜时都具有一定的颜色,尤其是叶、花、果实和种子类药材,新鲜时颜色鲜艳,但加工干燥后颜色会变暗、变淡,如大青叶、金银花、山楂等。有些药材经过特殊的方法加工,也会产生特定的颜色。如玄参,在加工过程中经过反复“发汗”,药材断面的颜色由新鲜的白色变为黑色,从而使玄参药材有了“断面黑色”的特征。多数含有淀粉、多糖、黏液质的药材,在加工时常采用蒸、煮或烫的方法,药材表面及断面的颜色常常较深,质地呈角质状、半透明,如黄精、天冬等。而一些在传统加工方法中采用硫黄熏制的药材,如山药、白芷、党参、川贝母等,药材表面则颜色浅而鲜亮。

3. 对药材表面特征的影响　药材在产地加工时一般根据商品规格的要求,经过修制除去非药用的部位,如根类药材,常需除去地上茎、须根等,药材表面则留有茎痕、根痕;茎木类药材,需要除去枝和叶,表面留有叶痕、枝痕。有些药材因加工方法留有特殊的表面特征,如浙贝母,产地加工时用竹笼撞擦除去外皮,表面产生黏液,然后拌入贝壳粉,拌匀后放置过夜,使贝壳粉吸去黏液,再晒干或烘干,所以药材表面有一层白色粉末。有些根、根茎、根皮类药材,在加工时有的保留外皮,有的刮去外皮,药材表面特征区别明显,形成不同规格的药材,如甘草和粉甘草、毛知母和光知母、原丹皮和粉丹皮等。

4. 对药材气味的影响　药材的气、味是内在化学成分的外在表现,如一般含有挥发油类成分的药材具有明显香气,主含生物碱类成分的药材口尝有苦味,主含有机酸类成分的药材口尝有酸味,主含糖类成分的药材口尝有甜味等。产地加工方法应保持药材原有的气味,如含挥发油的药材一般阴干或低温烘干,若干燥温度过高会导致挥发性成分的损失,使药材香气减弱。有些药材会因加工方法使气味增强、减弱或改变,如砂仁在焙干过程中用新鲜樟树叶覆盖,药材香气更浓;主含苷类或多糖类成分的药材在加工时经过蒸、煮或烫等方法的处理,促使苷类或多糖类成分分解,产生具有甜味的低聚糖或单糖,药材甜味增强,如黄精;有些药材经过长时间的低温烘焙,同样因为上述原理药材甜味增强,如地黄。而中药全蝎在加工时采用盐水煮产生咸味,紫河车加工时反复用水漂洗可减少腥味。

（二）对药材内在质量的影响

中药材在加工过程中，通过切制、修制等使药材形成一定的形状，符合商品规格要求，对药材内在质量影响不大，但有些加工方法需经过加热、浸泡、熏制、发汗或发酵等过程，药材内会发生化学反应，引起化学成分结构或数量的改变，从而引起药材内在质量的变化。

例如，不同地区对菊花的加工方法不同，常用的有生晒法、蒸晒法、熏晒法、烘干法和炕干法等。生晒法为将采集的鲜菊花置通风处晒干；蒸晒法为蒸后晒干；熏晒法为硫黄熏后晒干；烘干法为60℃恒温烘干；炕干法为火炕烘干。对上述各方法加工的菊花中挥发油进行含量测定表明，挥发油的含量生晒品 > 烘干品 > 熏晒品 > 蒸晒品 > 炕干品，见表2-1。

表2-1　菊花不同加工品挥发油含量

挥发油	生晒品	烘干品	蒸晒品	熏晒品	炕干品
颜色	蓝(深)	蓝(深)	蓝(浅)	蓝(较浅)	蓝(深)
含量 /%	0.58	0.5	0.48	0.49	0.25
比率 /%	100	86	83	84	43

对不同加工品挥发油的乙酸乙酯溶液薄层层析，以硅胶 G 为吸附剂，用乙酸乙酯 - 石油醚（7 : 93）展开，以 2% 香草醛 - 浓硫酸显色。结果表明，五种加工品挥发油都显示数量相同、比移值（R_f）一致的斑点，但个别组分的含量有明显差别。其中蒸晒品和熏晒品较生晒品有两个组分显著增多，又有两个组分明显减少。炕干品也有两个组分增多和一个组分显著减少。由此可见，菊花经蒸晒或熏晒与炕干加工，其挥发油成分有明显不同。

中药天麻的传统加工方法较多，如用米泔水煮、明矾水煮或蒸至无白心，还有直接晒干、烘干等方法。以天麻有效成分天麻苷为指标，通过高效液相色谱法测定其含量，比较不同加工方法对药材内在质量的影响。结果表明，水煮或蒸透心加工法天麻苷含量最高，天麻苷的含量达到 0.3%，而明矾水煮或蒸稍次之，直接烘干法含量最低，天麻苷的含量为 0.1%。

中药女贞子的加工方法为稍蒸或置沸水中略烫后干燥，或直接干燥。研究表明不同加工方法对其有效成分含量有明显影响，晒后烘干的方法最佳，齐墩果酸含量达到 6.46%、熊果酸含量为 0.85%，其次是蒸后烘干，以自然干燥法的含量最低，齐墩果酸含量为 1.95%、熊果酸含量为 0.77%。这是因为采用晒后烘干与蒸后烘干时，酶促反应及时被钝化，使皂苷类成分得以保持。

中医临床也证明药材经过加工会改变其药性与功效。如人参，自然干燥者为生晒参，经过蒸制再干燥者为红参，中医临床应用认为生晒参性微温，功效大补元气、复脉固脱、补脾益肺、生津养血、安神益智，用于体虚欲脱、肢冷脉微、脾虚食少、肺虚喘咳、津伤口渴、内热消渴、气血亏虚、久病虚羸、惊悸失眠、阳痿宫冷等症，而红参性温，功效大补元气、复脉固脱、益气摄血，用于体虚欲脱、肢冷脉微、气不摄血、崩漏下血等症。现代药理研究表明，红参在增加动物活动能力、抗利尿、增强心脏收缩幅度、增加动物动情期等方面的作用强于生晒参；而生晒参的降压、抗疲劳等方面的作用强于红参。化学成分分析表明，红参在加工过程中，总皂苷损失 27.78%~37.23%，总氨基酸损失 24.60%，部分多糖水解转化为低聚糖或单糖；但产生了具有抗肿瘤活性的特有成分人参皂苷

Rh$_2$,并使部分天然 S- 构型的人参皂苷转变为 R- 构型,生成红参中特有的 20(R)- 人参皂苷 Rg$_2$ 和 20(R)- 人参皂苷 Rh。

总之,加工方法不仅可以改变药材的外在性状,还可以引起药材内在质量的改变。目前很多加工的原理还不清楚,但通过揭示其内在化学成分变化的机制,可优化中药材的加工方法,保证并提高药材质量。对于中药材加工的质量评价,还需将传统外观性状与现代有效成分含量相结合,并引入现代技术如化学分析测试手段及药理毒理学指标进行综合评价,全面控制中药材质量。

第二节　中药材加工方法与技术

一、中药材加工的一般原则

中药材来源广泛,品种繁多,药用部位多样,其形、色、气、味、质地各不相同,所含化学成分种类多样,各地的传统用药习惯各有特色,因此对中药材进行加工时应根据加工目的和需求的不同、药材性质和药用部位的不同,选择不同的加工方法,以使药材达到外形完整、含水量适度、色泽气味佳、有效物质损失少的要求,从而确保药材商品的规格与质量。具体情况按药用部位不同分述如下:

(一) 植物类药材

1. **根和根茎类药材**　采收后一般应趁鲜除去地上部分、须根、芦头等非药用部位,洗净泥沙,剔除腐烂变质部分,然后按不同情况进一步进行加工处理。

大多药材按大小、粗细等进行分级后干燥,如丹参、黄芪、白芷、牛膝等;药材较大不易干燥的药物,多趁鲜进行切片或剖开后再干燥,如葛根、何首乌、乌药、大黄等;需要去皮而干燥后难去皮的药材,应趁鲜刮去栓皮,再进行下一步加工,如山药、北沙参、大黄等;有的药材需先煮至透心,再刮去或剥去外皮后干燥,如北沙参、白芍、天冬等;含有较多淀粉、黏液质、糖类成分的药材,或肉质药材,不宜直接进行干燥,需煮或蒸至透心后再干燥,如莪术、黄精、郁金、姜黄、天麻、玉竹、延胡索、百部等;有的药材需经反复"发汗"处理后,使药材内部的水分渗出,便于干燥,如续断、玄参、秦艽等。

2. **皮类药材**　采收后一般趁鲜修切成一定长度或大小的片或块,再进行干燥。有的需趁鲜刮去外皮,再进行干燥,如桑白皮、牡丹皮、黄柏等;有的需经"发汗"处理,使内表面呈紫褐色或棕褐色,如杜仲、厚朴。

3. **叶类药材**　采收后一般应放在通风处晾干或阴干,如番泻叶;或晒干,如大青叶、艾叶等。

4. **花类药材**　大多数花类药材都含有挥发性成分,采收后应放在通风处晾干或在低温下迅速干燥,这样一方面可以保持花朵的完整和色泽的鲜艳,另一方面可以保持花类药材的浓郁香气,减少有效成分散失,如西红花、红花、月季花、玫瑰花、金银花、辛夷、槐米等。而杭菊花需要上笼蒸3~5 分钟后,再晒干。

5. **果实类药材**　采收后一般直接干燥。以果皮或果肉入药的药材,如陈皮、山茱萸、瓜蒌皮等,应先除去瓤、核或剥下果皮后干燥。而女贞子、五味子、栀子等药材需将果实蒸至上汽或置沸水中略烫后干燥,以保证药材的质量。对于大而不易干透的药材,如香橼、佛手、木瓜、枳壳等,应趁鲜切片后干燥。

6. 种子类药材　一般多采收成熟的果实,干燥、脱粒后收集种子,如沙苑子、决明子、葶苈子、芥子等。有的需要击碎果核,取出种子,如酸枣仁、郁李仁、桃仁、苦杏仁等。有的需要除去种皮,以种仁入药,如肉豆蔻、薏苡仁等。

7. 全草类药材　采收后一般应放在通风处晾干、阴干或晒干。如果药材含有挥发性成分,如广藿香、荆芥、薄荷、麻黄,为避免有效成分损失,药材不宜暴晒,宜晾干、阴干或低温下迅速干燥。有的全草类药材在未干透之前需扎成小把,再晾至全干,以免叶、花、果等破碎或散失,如紫苏、香薷、薄荷等。有的全草类药材为肉质叶片,含水量较高,不易干燥,应先用沸水略烫后再进行干燥,如垂盆草、马齿苋等。

(二) 动物类药材

动物类药材是指入药部位为动物的全体、部分、生理产物、病理产物及其加工品的药材。大多含有蛋白质、脂肪油等成分,干燥加工时不宜温度过高,否则易"泛油",引起药材变色、变质,一般自然晒干、阴干或低温烘干。不同入药部位的动物类药材加工方法也不一致。

1. 来源于动物干燥全体的药材,如水蛭、全蝎、蜈蚣、土鳖虫等,通常把动物处死后晒干或低温烘干,其中全蝎干燥前要在清水或淡盐水中浸泡30分钟,然后加热煮沸至蝎全身僵硬再捞出阴干。

2. 药用部位为除去内脏动物体的药材,如蚯蚓、蛤蚧、乌梢蛇、蕲蛇、金钱白花蛇等,要先剖开动物腹部,除去内脏,洗净血迹或泥沙,再干燥,其中蛤蚧、蛇类均不能用水洗,否则会降低药效。

3. 多数动物类药材为动物体的某一部分,如角类的鹿角、羚羊角、水牛角等,为动物骨化的角,采收后晾干即可;鹿茸为未骨化的幼角,含有血液和较多水分,需要经排血、煮烫、烘干等方法加工;来源于鳞甲类的鳖甲、龟甲等,骨骼类的狗骨、猴骨等,以及贝壳类的石决明、珍珠母、海螵蛸等,含水分很少,一般剔除非药用部位的筋肉后,洗净泥沙,晾干即可;来源于脏器类的药材,易腐烂变质,需要及时阴干或低温烘干,如哈蟆油、鸡内金、紫河车、刺猬皮等。

4. 来源于动物生理产物的药材,类型多样,如分泌物类的麝香、蟾酥、熊胆粉、蜂蜡、虫白蜡等,排泄物类的五灵脂、蚕沙、夜明砂等,其他生理产物如蝉蜕、蛇蜕、蜂蜜、蜂房等,一般晾干或低温干燥;麝香主要有效成分具有较强的挥发性,加工时应注意密封;卵鞘入药的桑螵蛸内含有昆虫螳螂的卵,有较强的耐热性,需要蒸至杀死虫卵后再干燥。

5. 动物的病理产物,如牛黄、马宝、狗宝、猴枣等为胆囊结石,需要用通草丝或棉花包裹,在阴凉处晾干,多在半干时需用线扎好以防破裂。

6. 药材为动物体的加工品入药,是以动物某一部分为原料加工而成,如阿胶、鹿角胶、血余炭、鹿角霜、水牛角浓缩粉等,都有特定的加工工艺,需要严格按其规范操作。

(三) 矿物类药材

矿物类药材大多结合开矿采挖,除去杂质即可入药,如石膏、滑石、雄黄、自然铜等;在开山掘地、水利工程中获得的动物化石,如龙骨、龙齿等,加工时需要除去黏附的泥沙和夹带的非药用部位;部分药材可利用升华的方法得到净制的药材,如硫黄等;另外有些矿物类药材是人工炼制的,如轻粉、红粉等,需严格按加工工艺规范操作。

二、中药材加工方法

选择加工方法时要考虑药材种类、质地及加工目的,还要注意因地制宜。目前部分中药的加工有产地加工炮制一体化的现象,当在产地直接切制成饮片时,需要注意生产条件,满足饮片切制的 GMP 要求。

常用的加工方法介绍如下:

(一) 净选与分级

药材采收后,需要选取规定的药用部位,除去非药用部位、霉变品、虫蛀品,以及石块、泥沙、灰屑等杂质,使其达到药用净度标准。拣去非药用部位可以手工操作,也可以借助工具、机械完成,如筛选、水洗、风选等。通常在挑拣过程中,根据下一步加工干燥的需要,进行药材的分级,以使加工的产品质量均一。分级的方法通常是根据药材的大小、粗细、形状等。

1. 清洗　将采收的新鲜药材于清水中洗涤以除去药材表面的泥沙,同时除去残留枝叶、粗皮、须根等。多数直接晒干或阴干的药材,不用水洗,以免损失有效成分,影响药材质量,如木香、白芷、薄荷、白芍、细辛等。清洗有毒药材如半夏、天南星,以及对皮肤有刺激、易发生过敏反应的药材如银杏、山药时,应做好劳动保护,穿戴好防护手套、筒靴,或用菜油等涂搽手脚,以免造成伤害。常用清洗的方法有水洗和喷淋。

(1)水洗:将药材放入清水中,快速洗涤,除去上浮及下沉杂物,及时捞出,进一步加工处理。水洗时可以借用毛刷将药材表面的泥土刷洗干净,在刷洗时尽量避免使用过硬的毛刷,防止刷破表皮,造成有效成分流失。含泥土少的小量药材,也可以采用冲洗的方法,将药材放在竹筐或塑料筐内,用流水冲去药材表面的泥土。药材的清洗一般以洗去泥沙为主,洗的时间不宜过长,以免损失有效成分。对于贝壳及某些动物类药材,如牡蛎、石决明、刺猬皮等脏垢较多,洗的时间要长一些。

(2)喷淋:是用清水喷洒药材表面除去泥土的一种方法。操作时,将药材放在可沥水的筛网上,用清水均匀喷洗。在喷淋过程中要进行轻翻,以便喷淋均匀,不残存泥土。药材表面泥土较多、药材量大时,可采用高压水泵或高压水枪喷洗,但压力不可过高,防止将药材表皮冲破。喷淋也是以洗去泥沙为主,过程中注意节约用水。

2. 筛选　药材和杂质的体积大小不同时,可选用不同规格的筛或箩,使药材与杂质分开,达到洁净药材的目的。药材在采收时带的泥土、沙石等细小的杂质也可以用过筛的方法除去,常用的筛选工具有筛、箩等,工业化生产时多用机械筛。根据筛选的不同需求,可以选用不同孔径的筛或箩。有些细小的种子类、花粉、孢子类药材也可以通过筛选的方法筛取药材,除去杂质。

3. 风选　利用中药材与杂质的质量、密度不同,借助风力将杂质除去。在药材产地,药材量小时,常利用簸箕扬簸;药材量大时可利用自然风力或扇风,使杂质与药用部位分开,如紫苏子、王不留行、牵牛子等。工业化生产常采用扬风机等设备,以提高工作效率。

4. 分级　根据药材的大小、粗细、形状、颜色等对药材进行分档,以便进一步加工。

(二) 修制

是指选取规定的药用部位,除去非药用部位,以达到药材质量标准要求,符合商品规格,保证临床疗效。

1. 去根去茎　药用部位为茎或根茎的药材及全草类只用地上部分的药材,其残留的根可能不入药,作为非药用部位须除去;一般指除去主根、支根、须根等非药用部位,如荆芥、薄荷、黄连、芦根、马鞭草等。

以根为药用部位的药材,其残留的地上茎或根茎(芦头)可能不入药,作为非药用部位须除去,如牛膝、丹参、黄芪等。

另外,若同一种植物的根、茎都入药,但两者作用不同,须分开入药,如麻黄根能止汗,茎能发汗解表。

2. 去鳞叶、须根、茸毛等　有的药材表面有鳞叶、须根或茸毛等,易夹带泥沙,影响药材品质,需要在加工时除去。生产中常把晒干的药材放在竹篓、箩筐等容器中,然后通过"撞"或"搓揉"等方法去掉药材表面的鳞叶、须根,如黄连、麦冬等;或者采用"火燎"的方法用火烧去药材表面的鳞叶、茸毛或须根,火燎处理时以除去表面的鳞叶、茸毛或须根为度,防止烧焦药材,如狗脊、骨碎补、香附等。

3. 去皮　有些药材需除去外皮入药,且多在产地趁鲜去皮,干后不易除去。"去皮"以除去表皮或栓皮为度,个大的根及根茎类药材可刮或削去外皮,如大黄、山药、桔梗、北沙参、明党参、知母肉等;天冬、白芍等需置于沸水中烫或煮至透心,再刮去外皮。一些个小的根及根茎类药材,在采挖后洗净泥土,常放入竹篓、箩筐等容器中,然后通过"撞"或"搓揉"等方法去掉表皮,如半夏、天南星、禹白附、川贝母、浙贝母等。有些皮类、茎木类药材的栓皮属非药用部位,不具有疗效或有效成分含量甚微,且表面常附有地衣、苔藓等,可用刀刮去,如黄柏、杜仲等。去皮的工具一般不宜用生铁刀具,否则容易引起药材变色,可用不锈钢刀具或竹、木等加工的器具。

4. 去心　一般指除去根类药材的木质部或种子的胚芽,如远志、巴戟天等药材的木心不入药,须除去,以保证用量的准确;又如莲子心(胚芽)与莲子肉的作用不同,须分别入药。去心多在产地趁鲜进行,如根类药材趁鲜抽去木心比较容易,莲子可用竹签插出莲子心。

5. 去核　有些果实类药材常用其果肉而不用果核或种子,果核(或种子)为非药用部位,须去除,如山茱萸、乌梅、诃子、金樱子等;有的果肉(果皮)与果核(种子)作用不同,须分别入药,如瓜蒌皮与瓜蒌子、陈皮与橘核、大腹皮与槟榔等。

6. 去壳　种子类药材一般是把果实采收后,晒干去壳,收获种子,如车前子、菟丝子等。有些种子类药材在自然生长时外面包裹有比较坚硬的外壳,加工时须除去外壳,如苦杏仁、桃仁、郁李仁、酸枣仁、核桃仁、薏苡仁等。传统加工为手工砸破外壳,拣出种子或种仁,现在可采用机械去壳。

7. 去内脏　有些动物类药材需除去内脏后入药,加工时先剖开腹部,除去内脏,再加工干燥,如地龙、蕲蛇、金钱白花蛇、乌梢蛇、蛤蚧等。

(三）切制

切制是将净选、修制后的中药材切成一定规格的段、片、块、丝等形状的操作过程,是中药材产地加工的工序之一。在中药材加工的过程中,切制属于中药炮制加工的重要内容之一,通常在中药房、中药饮片厂、制药厂进行,一般在产地加工过程中不需要进行切制。但对一些粗大的根及根茎类药材、质地坚硬的藤木类和肉质的果实类药材,产地加工中的干燥环节必不可少,而这些药材又难于整体干燥,因此在干燥前往往根据中药材商品规格要求趁鲜切制成片、块或段,以利于干燥,提高切制效率,方便药材干燥和包装,如佛手、香橼切成薄片;木瓜纵切成瓣;鸡血藤、大血藤横切成片;大黄、何首乌、葛根等切成厚片或段、块等。另外,为减少炮制加工过程中切制前的水处理等重复加工环节造成人力、物力及药材的浪费和有效成分的损失,对于已建立中药材规范化生产基地的产地,可在产地净制后趁鲜进行切制加工。如土茯苓、大黄、葛根等药材应在采收后及时除去泥沙、残茎和毛须,趁鲜切片、块或丁,再晒干或烘干。值得注意的是,某些含挥发性成分的药材和有效成分容易氧化的药材,不适宜在产地进行切制加工,尤其不宜切制为薄片,以免造成活性成分的损失,如常山、川芎、当归、槟榔等。

1. 常用切制方法 切制方法可分为手工切制法和机械切制法。

(1)手工切制法:手工切制的工具有切药铡刀、片刀等。将被切药物整齐的放于刀桥上,以手握推送或以压板压送,特别坚硬的药物,如槟榔,可以蟹爪钳夹紧推进。

(2)机械切制法:用于切制的机械有剁刀式切药机、旋转式切药机、多功能切药机等。机械切制具有切片效率高、片形均匀及劳动强度低等优点。目前,除某些中药材的切制要求机器切制不能满足(如槟榔、鹿茸等薄片),仍用手工切制外,多数都用机器切制。

2. 常用的切制类型及规格标准 切片后药材的形状及规格取决于中药材的性质(如质地、外部形态、内部组织结构等)、临床用药习惯和对切片的外观要求等因素。产地加工的切制规格一般是切成两半,或者是切成段,由于不同地区用药习惯不同,各地药材的片型差异较大。手工切制较灵活,片型规格丰富多样;而机械切制的片型多为横片、段、丝等。《中国药典》和各省(区、市)中药材炮制规范中收载的片型,常见的有极薄片、薄片、厚片、斜片、直片、丝及段等。切制时,根据中药材质地(坚硬或疏松)、性质、形状或临床需要选择不同切片类型。有些品种为了防止再次软化吸水造成有效成分流失,采取了在产地直接切制成饮片的方式,但必须要注意生产条件,应满足饮片切制的 GMP 要求,避免污染、切制不当,以防影响饮片的质量。

(1)极薄片:厚度为 0.5mm 以下。适宜质地致密、极坚实,或片极薄不易碎裂的中药材的切制,如羚羊角、鹿茸、松节、苏木、降香等。

(2)薄片:厚度为 1~2mm。适宜质地致密、坚实,或片薄不易破碎的中药材的切制,如白芍、天麻、桔梗、三棱等。

(3)厚片:厚度为 2~4mm。适宜质地疏松、粉性大,或切成薄片易破碎的中药材的切制,如白芷、山药、南沙参、泽泻、天花粉、丹参、升麻、茯苓等。

(4)斜片:厚度为 2~4mm。适宜长条形而纤维性强,或粉性大的中药材的切制。根据切制时切面与中药材纵轴之间的夹角,又分为瓜子片、马蹄片、柳叶片。切制时,切面与中药材纵轴约呈 60°角,倾斜度小,外形呈两头较尖的长椭圆形,形似瓜子的,称瓜子片,如桂枝、桑枝等。切制时切面与中药材纵轴约呈 45° 角,倾斜度稍大而体粗者,形似马蹄,称马蹄片,如大黄。切制时切面与纵轴约呈 20° 角,倾斜度更大而中药材较细,形薄而修长似柳叶者,称柳叶片,如甘草、黄芪、川牛膝、银柴胡、紫苏梗、木香、鸡血藤等。

(5)直片(顺片):厚度为 2~4mm。适宜形状肥大、组织致密、色泽鲜艳和需突出中药材内部组织结构或其外形特征的中药材的切制,如川芎、大黄、天花粉、白术、附子、何首乌、升麻等。

(6)丝(包括细丝和宽丝):细丝宽 2~3mm,宽丝宽 5~10mm。适宜皮类、宽大的叶类和较薄果皮类中药材的切制,如桑白皮、厚朴、秦皮、陈皮等切细丝;枇杷叶、荷叶、冬瓜皮、瓜蒌皮等切宽丝。

(7)段(咀、节):长为 10~15mm。长段又称"节",短段又称"咀"。适宜全草类和形态细长且成分易于煎出的中药材的切制。如党参、北沙参、芦根、怀牛膝、薄荷、荆芥、益母草、青蒿、麻黄、木贼、藿香、忍冬藤、佩兰、石斛、谷精草等。

(8)块:边长为 8~12mm 的立方块或平方块。适合于煎熬时易糊化的药材,可制成边长不等的块状,如何首乌、神曲、丝瓜络、鱼鳔胶等。

3. 影响切片质量的因素　在药材切制过程中,若中药材的含水量处理不当、切制工具及操作技术欠佳、切制后干燥不及时或贮藏不当,易出现败片,严重影响切片质量。所谓败片,即同种药材的规格和类型不统一,破碎或不符合要求的切片。败片类型及其产生原因如下:

(1)连刀片(胡须片、蜈蚣片、挂须片):连刀片是中药材纤维未完全切断,片与片之间相互牵连的现象。原因是中药材皮部含水量过多,或刀刃不锋利,或刀与刀床不"合床"所致,如桑白皮、麻黄、甘草、丝瓜络等。

(2)掉边(脱皮)与炸心:掉边是中药材切制后,切片的外层与内层相脱离,形成圆圈和圆芯两部分的现象。炸心是中药材切制时,其髓芯随刀具向下用力而破碎的现象。原因是中药材软化时,浸泡或闷润的"水头"不当,内外软硬度不同所致,如郁金、桂枝、白芍、泽泻等。

(3)皱纹片(鱼鳞片):皱纹片是指切片的切面粗糙,呈鱼鳞样斑痕的现象。原因是中药材未完全软化、"水性"不及、刀具不锋利或刀与刀床不吻合所致,如三棱、莪术等。

(4)翘片(马鞍片):翘片是切片边缘卷翘而不平整,或呈马鞍状的现象。原因是中药材切制前闷润不当,内部含水量过多所致,又称"伤水",如白芍、泽泻等。

(5)破碎片:破碎片是中药材切制后,片型不完整的现象。原因是刀刃不锋利或传送带送药挤压过度所致,如黄连、川芎、苍术、羌活等。

(6)斜长片:斜长片是中药材切制后,片型过长的现象。原因是药槽内的中药材未理顺,或斜放,或横放所致,如白芍、大黄、木香、佛手等。

(7)斧头片:斧头片是中药材切制后,切片一边厚、一边薄,形如"斧刃"的现象。原因是中药材闷润的"水头"不及,或刀刃不锋利,或操作技术不当所致。

具体操作时,若出现上述败片,要立即查找原因,及时纠正,加以补救,使之符合切片质量要求,减少经济损失。

4. 特殊切制方法　对于质地较硬的木质及动物骨、角类中药材,用一般的切制方法较难完成,应根据不同情况,选择适宜的方法和工具,以利于操作。

(1)镑:用镑刀将中药材镑成极薄片的方法称为镑。镑片所用的工具是镑刀。镑刀是在木质的柄上,平行镶嵌很多锋利的刀片,操作时将软化的中药材用钳子夹住,手持镑刀一端,来回镑成极薄的片。此法适用于动物角类中药材,如羚羊角、水牛角等。近年来,一些地区已使用镑片机,利用镑刀往返运动,将中药材镑成极薄片。无论用手工镑片还是机器镑片,均需将中药材用水处理后,再进行操作。

(2)刨:用刨刀将中药材刨成薄片的方法称为刨。此法适用于木质类中药材,如檀香、松节、苏木等。操作时将中药材固定,用刨刀刨成薄片即可。若利用机械刨刀,中药材需预先进行水软化处理。

(3)锉:用钢锉将中药材锉成粉末的方法称为锉。有些中药材习惯用其粉末入药。但由于用量小,一般不事先准备,而是随处方加工,如水牛角、羚羊角等。调配时用钢锉将其锉为末,或再继续研细即可。近年来,一些地区已使用羚羊角粉碎机代替钢锉粉碎羚羊角、水牛角等中药材。

(4)劈:用斧类工具将中药材劈成块或厚片的方法称为劈。此法适用于动物骨骼类或木质类中药材,如降香、松节等。

(四) 蒸、煮、烫

1. 蒸　将药材装入蒸制容器内,利用水蒸气进行加热处理。含浆汁、糖分、淀粉多的药材,一般方法难以干燥,用此法处理后,其细胞组织被破坏,酶失活,缩短了干燥时间。同时,采用此法还可使药材外观饱满,色泽明快,如天麻。此外,五倍子、桑螵蛸蒸后杀死了虫卵,可防止其孵化变质。蒸的时间视药材而定,如天麻、红参等要蒸透心,菊花蒸的时间要短,附子蒸的时间要长。

2. 煮　一般用于含淀粉多的根类药材,如白芍、黄精、明党参、北沙参。可使淀粉糊化,增加透明度,破坏酶的活性,利于干燥。此外,盐水煮全蝎利于保存,碱水煮珍珠母可清洁药材,水煮穿山甲则是便于取甲片。煮时不得过熟,过熟则软烂,使药材品质变差。

3. 烫　药材采收后,放入沸水中浸烫片刻。主要针对肉质的高含水量的根类、鳞茎类药材,如天冬、百合、百部、太子参等。某些肉质的全草类药材,如马齿苋、垂盆草等也可采用此法。目的是使药物容易干燥,质地明润。同时,能使药材所含的酶灭活,有利于有效成分的保存。

(五) 发汗

有些药材在加工过程中,需堆积起来,或经过微煮、蒸后堆积发热,使其内部水分向外渗透,当药材堆内的水汽达到饱和,遇堆外低温,水汽就凝结成水珠附于药材表面,称为"发汗"。某些药材用此法加工后具特殊的色泽,或气味更浓烈,或更显油润,如厚朴、杜仲、玄参等;山药、川芎、白术、茯苓、大黄经发汗处理,可加快干燥速度,内外干燥一致。但在堆积发汗时应注意检查,做到发汗适度,防止堆积后发霉变质。同时,要掌握好发汗的时间和次数。

(六) 熏制

有些药材为使色泽洁白、防止霉烂,常在干燥前后用硫黄熏制,如山药、白芷、川贝母、粉葛、党参、黄芪等。硫黄熏蒸法是在密闭的容器、仓房内,利用硫黄燃烧产生的二氧化硫熏蒸药材的方法。二氧化硫是一种较强的还原剂,能漂白或阻止某些变色的化学反应发生,使药材色泽明艳;同时,能杀死药材上残留的病菌、害虫及虫卵,并与药材中的水分结合形成亚硫酸,不仅可抑制微生物的生长,还对植物组织有软化作用,使细胞膜透水性增加,加快植物组织中水分的蒸发,易于干燥。这是一种传统的药材加工方法,但现代研究表明,药材经过硫黄熏后,药材中硫化物残留量增加,对人体的组织器官会产生危害;有的药材经硫黄熏后,有效成分含量明显下降;同时,硫黄熏蒸会造成环境污染。所以,目前国家限制使用硫黄熏制药材。同时规定了常用硫黄熏制的药材中硫化物的残留量,如山药、牛膝、粉葛、天冬、天麻、天花粉、白及、白芍、白术、党参等 10 种药材中亚硫酸盐(以二氧化硫计),不得超过 400mg/kg,而其他药材(除矿物药外)不得超过 150mg/kg。

另有一些药材,在加工时需要用柴草燃烧的烟熏制,在干燥的同时可改变药材的颜色、气味,如乌梅等。

(七) 干燥

干燥是药材产地加工的重要环节,是指利用天然或人工热能除去药材中过多水分的加工方法。它是药材产地加工中使用最普遍、最主要的加工方法。干燥能使药材体积缩小,重量减轻,避免发霉、虫蛀以及有效成分的分解和破坏,便于运输、贮藏,保证药材的质量。中药的水分应控制在安全水分之内。安全水分是指在一定条件下,能使其安全贮存,不发生质量变异的临界含水量。不同药材的安全水分不同,多数药材的安全水分为 7%~13%,在此水分范围内,药材可长时间贮存,一般不会发生变异现象。药材干燥时,要根据药材的性质和数量、各地的气候和设备条件,因地制宜地选择不同的干燥方法。

1. 晒干法　又称日晒法。是利用太阳能直接晒干药材的方法,是最常用且经济简便的干燥方法。多数药材可用此法干燥。选择晴朗的天气,将药材摊开在席子上或干净的水泥地上晒干即可。晒时应注意翻动,夜间将药材收回盖好,以防雨、防露、防返潮,直至晒干。但含挥发油的药材如薄荷、金银花等不宜采用此法;某些晒后易变色的药材如白芍、黄连、槟榔、红花等,以及在烈日下暴晒易爆裂者如郁金、白芍等也不宜采用此法。某些药材晒干后皮部与木部会分层,出现皮肉分离现象,影响药材品质,一般在六七成干时进行"揉搓",让皮肉紧贴,如党参、三七等。有时还会根据药材的性质,将晒干与其他加工方法如蒸、煮、烫、发汗等结合使用,以加速干燥,保证药材的质量。

2. 阴干法　也称摊晾法。是把药材置于室内或阴凉通风处,避免阳光直射,借空气的流动使之干燥的方法。适用于含挥发性成分的花类、叶类、全草类药材,或者日晒易变色、变质的药材,如荆芥、薄荷、紫苏、玫瑰花、红花、细辛等,又如酸枣仁、知母、柏子仁、苦杏仁、火麻仁等若暴晒,则易走油,也宜采用阴干法。

3. 烘干法　烘干是利用人工加热使药材干燥的方法。此法适合大多数药材。具有效率高、省力、不受天气限制等优点,特别适用于阴湿多雨的季节。其方法是将药材置于烘箱、烘房、火炕等加热干燥。一般药材温度控制在 50~60℃;芳香性药材控制在 30~40℃;含维生素 C 的多汁果实类药材如山楂、木瓜等可用 70~90℃的温度迅速干燥。在烘干时,应严格控制温度,适时翻动,以防烘枯烤焦,影响药材质量。

随着科学技术的发展,一些现代的干燥方法与技术逐渐应用于药材的加热干燥,目前主要有远红外干燥技术、微波干燥技术等。此外,中药提取物、中药制剂的干燥尚有沸腾干燥技术、喷雾干燥技术和冷冻干燥技术等。

(1)远红外干燥技术:红外线介于可见光和微波之间,是一种波长为 0.72~1 000nm 范围的电磁波,一般将 5.6~1 000nm 范围的红外线称为远红外线,而将 5.6nm 以下的称为近红外线。目前用作辐射远红外线的物质主要是由金属氧化物如氧化钴、氧化锆、氧化铁等混合物构成的,用这些物质制成的远红外辐射元件等能产生 2~15nm 直至 50nm 的远红外线,产生的高温可达 150℃。

远红外加热干燥的原理是将电能转变为远红外线辐射药材,被干燥药材的分子吸收后产生共振,引起分子、原子的运动,导致药材变热,然后通过热扩散、蒸发或化学变化,最终达到干燥的目的。

近年来利用远红外线,对原药材、饮片进行烘干,对丸散膏丹等进行脱水干燥,对糖衣片进行烘干,以及对药瓶进行干燥消毒等方面有广泛的研究与应用。远红外线干燥与日晒、热烘或电热烘烤等法比较,具有五大优点。①干燥快,脱水率高:干燥时间一般为近红外干燥的一半,为热风干燥的 1/10。例如热风干燥饮片为 6~8 小时,而远红外线干燥分别只需 10~20 分钟。②药材质量提高:远红外干燥可做到表里同时干燥,避免原加热方式的外焦内湿现象;而且药材是在密闭箱内进行干燥的,受大气中杂菌污染的概率大为降低,具有较高的杀菌、灭虫及灭卵能力。③节能省电成本低:远红外加热干燥比电热丝加热干燥至少节约电能 50% 以上,如乳糖回转锅内将电热丝改用远红外辐射加热,节约电能可达 75%~100%,成本也随之降低。④设备简单造价低:远红外干燥的烘道与一般热风烘房比较可缩短 50%~90%,干燥机与热风烘房相比占地面积小,设备结构简单,管理维修方便。⑤便于自动化,减轻劳动强度。目前使用的热风烘房劳动强度大,若采用远红外干燥机,其加料、干燥、出料操作可全部机械化,且不受气候影响,既减少了人力,又提高了生产效率。

但不易吸收远红外线的药材或太厚(>10mm)的药材,均不宜采用此法进行干燥与养护。

(2)微波干燥技术:微波是指频率为 300~300 000MHz、波长为 1mm~1m 的高频电磁波。目前我国生产的微波加热成套设备有 915MHz 和 2 450MHz 两个频率。微波干燥的原理是感应加热和介质加热。药材中的水和脂肪等能不同程度地吸收微波能量,并把它转变为热量,利用其杀菌杀虫,抑制药材发霉、生虫。较常规干燥相比,微波干燥用时短,受热均匀,见效快,如夜交藤、山药、生地黄、草乌等用微波干燥效果较好,一般比常规干燥时间缩短几倍乃至百倍以上,且药材中所含的挥发性成分损失较少;由于微波加热是在加热物内部直接产生热量,不是由外部热源进行加热,故尽管被加热物料形状复杂,微波加热也是均匀的,不会引起外焦内生、表面硬化等现象。因此,微波干燥既能减少药材中的水分,保持药材干燥,又能杀灭微生物及真菌,达到防止发霉和生虫的目的。

药材干燥的原则是以贮藏期间不发生霉变为准,《中国药典》及有关标准对药材的含水量均有相关规定,可采用烘干法、甲苯法、减压干燥法及气相色谱法等进行检测。但在实际工作中,药材干燥程度的经验鉴别亦很重要。常用的经验鉴别法有:①干燥的药材断面色泽一致,中心与外层无明显的分界线。如果断面色泽不一致,说明药材内部还未干透。断面色泽仍与新鲜时相同,也说明尚未干透。②干燥的药材相互敲击时,声音清脆响亮。如是噗噗的闷声,说明尚未干透。一些含糖分较多的药材,干燥后敲击声音并不清脆,则应以其他标准去判定。③干燥的药材质地硬、脆,牙咬、手折都费力。质地柔软的一般尚未干燥到位。④果实、种子类药材,用手能轻易插入、感到无阻力表明已干燥,若牙咬、手捻感到较软,都是尚未干透的表现。⑤叶、花、茎或全草类药材,用手折易碎断,叶、花手搓易成粉末时,表明已干透。

(八) 熬制

一些胶类药材是用原料加水煎煮提取,然后浓缩、熬制加工而成的,如阿胶、鹿角胶、龟甲胶、鳖甲胶等。还有些药材是将植物的汁液或水煎液浓缩、干燥制成的,如芦荟、儿茶等。

(九) 炼制

某些矿物类药材经过加热熔化,或升华产生结晶的方法,除去杂质得到纯净的药材,如硫黄、朱砂等;或把矿物原料混合加热,通过化学反应、升华结晶生产药材,如轻粉、红粉等,俗称"炼丹"。

(十) 提取

有些药材为药用植物的化学成分或化学部位,在产地加工时采用化学提取的方法进行生产,如薄荷油、冰片、青黛等药材,均为以药用植物为原料提取而得的。

(十一) 其他

1. 盐渍 有些药材含液汁较多,不易干燥,习惯用盐腌制让其失去水分,达到"干燥"的目的。如肉苁蓉,6~7月后采挖的"秋货",因"油性"大,不易干燥,将肥大的鲜品投入盐湖内,腌制 1 年即可,如腌制 2~3 年更佳,称为"盐苁蓉"或"咸苁蓉"。盐苁蓉从盐湖取出不再加工即可成件装运,临床使用时再放在清水中浸泡至无咸味。

2. 发酵 习称发酵法,是将物料与辅料拌和,在一定的温度和湿度条件下,利用霉菌使其生霉发酵,改变了原物料的性质,形成了新的药材,如神曲、淡豆豉、胆南星等。

3. 发芽 将具有发芽能力的种子用水浸泡后,保持一定的湿度和温度,使其萌发生芽,形成药材,如麦芽、谷芽、大豆黄卷等。

4. 制炭 是传统煅法制炭的一种方法,也称为"闷煅"或"扣锅煅"。即将原材料置于适当铁锅中,其上覆盖一直径较小的铁锅,周围用黄泥或其他可以固封的材料密封好后,并在锅顶上贴一白纸条或放几粒大米,用武火加热,待加热到白纸或米粒为焦黄色时停火,完全冷却后取出药材,如血余炭、棕榈炭等。

5. 制霜 是把原料混合后,通过化学反应产生结晶析出"霜"的一种药材加工方法。如西瓜霜,先将新鲜西瓜切碎,置于不带釉的瓦罐内,一层西瓜,一层芒硝,密封,悬于阴凉通风干燥处,待瓦罐外析出白色结晶即为西瓜霜。

6. 人工合成 有少数药材是通过化学反应合成的,如机制冰片等;还有某些药材是采用一些原料配制而成,如人工牛黄、人工麝香等。

三、中药材加工设备

(一) 清洗设备

一般常用水洗的方法除去药材表面泥土,相关的设备有洗药池和洗药机。常用的洗药机有滚筒式清洗机、旋转式清洗机、摇摆式清洗机和传动式高压水清洗机等。因水洗可导致一些药材成分的流失和增大后续干燥的能耗,现在有的药材采用风选、筛选等机械,以不与水接触的方式除去附着在药材表面上的泥沙。

1. 洗药池　现洗药池的池壁多以优质瓷砖砌面或不锈钢板材料为衬里。池底制成排水口倾斜状,以便排尽污水及清理。为了便于药料车进出,不锈钢板材料衬里洗药池也可设计成侧开门结构。

2. 滚筒式清洗机　滚筒式清洗机种类很多,要求清洗效率高、噪声低、振动小、维修方便。该机的主体部分是一壁面开有许多小孔的鼓式转筒,由电机通过皮带直接驱动转筒旋转。转筒下部是"V"形水箱,"V"形水箱的水经过泥沙过滤器由水泵将其增压,通过喷淋管、喷嘴喷向转筒内的药材,如图2-4。由于转筒部分浸入水箱,药材被充分浸泡,再通过喷淋水冲刷、转筒旋转使药材相互摩擦等作用,易于附着在药材表面的杂物脱落并残留在水中,达到清洗药材之目的。

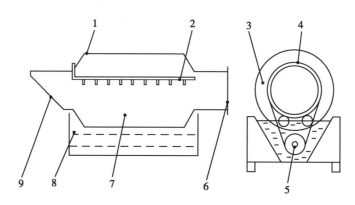

1. 鼓式转筒;2. 喷淋管;3. 洗药筒;4. 传动带;
5. 电机;6. 出料口;7. 水平面;8. 水箱;9. 进料口。

● 图2-4　滚筒式清洗机

用水浸泡、溶解附着在药材表面的杂物是水洗药材的必要条件,提高洗药机喷淋水的冲刷力,增强药材之间及药材与转筒的摩擦作用,加强人工翻动、搅拌药材等,都十分有利于洗净药材。水浸泡附着在药材表面杂物的同时也浸泡了药材,可能导致药效成分流失,增加后续干燥能耗。为避免伤水,可采用提高转筒旋转速度、缩短水洗时间等方法进行抢水洗药,缩短药材被水浸泡的时间。

洗药机一般适合于形状规则、形态短小、不易缠绕等药材的清洗,生产效率高、清洗均匀、不易伤水。水池、水槽一般适合于形状复杂、形态细长等药材的清洗,生产效率低、劳动强度大、清洗时间长、药材含水率高。

3. 摇摆式清洗机　用细钢管制成装药笼,钢管缝隙可根据需要焊接。由电机带动,每次清洗药量为5~10kg,如图2-5。适用于一些小鳞茎类或块根类药材的清洗,如贝母、半夏、延胡索等,摇摆笼有1/2~2/3浸在流水池中。用机械涮洗代替手工涮洗。

4. 传动式高压水清洗机　传动式高压水清洗机因传动带种类不同而异。可分为网带式循环高压水清洗机和传动带式循环高压水清洗机两种。

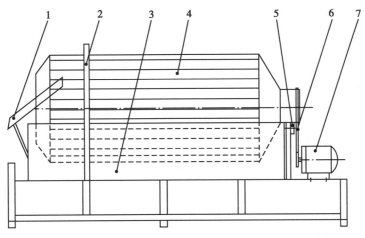

1. 接料盘；2. 拖轮架；3. 水槽；4. 药笼；5. 拖轮；6. 链条；7. 电机。

● 图2-5　摇摆式清洗机

（1）网带式循环高压水清洗机：物料通过解包台解包后放置于输送机网带上，驱动电机带动网带在箱体内运动。箱体内同时进行上、下高压喷淋水冲洗，下冲水把物料吹起并产生翻滚抖动，便于喷淋水把药材表面泥沙多方位清洗，然后再经过后面的风干装置，吹离残留在物料表面的游离态水，双段水清洗后收集到沉淀过滤水箱经处理后，再由高压水泵抽入到循环水系统重复使用，如图2-6。适用于块状及短条根茎类药材清洗泥沙等杂质的连续清洗作业。

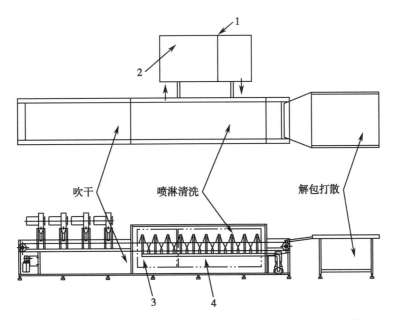

吹干　　　喷淋清洗　　　　解包打散

1. 过滤网；2. 外置式循环水池；3. 三组清水喷淋管；4. 六组循环水喷淋管。

● 图2-6　网带式循环高压水清洗机

（2）传动带式循环高压水清洗机：传动带由橡胶制成，传动带上钻有小孔，便于清洗时泥水流出。传动带由电机和传动轮带动循环，操作时，被清洗的中药材由一端入口处装入，传动过程中，要经过3~4个阶梯，一个比一个矮，由第一阶梯落入第二阶梯时，中药材要翻转滚下落入，上面装有高压水喷头数个，中药材在滚动中，可将每个面冲洗干净，如图2-7。该机洗净率较高，洗药量较大，而不损伤药材的须根。

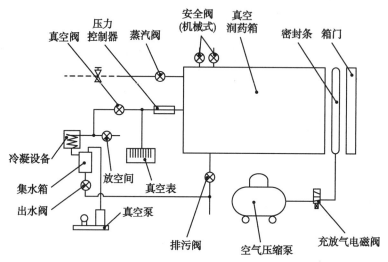

● 图2-7　真空气相置换润药机

5. 鼓泡清洗机　前端冲浪、中间鼓泡,后端则清水高压喷淋,箱体底部有斜度(如图2-8),方便排砂泥,整个水流采取循环水,以确保清洗彻底,并节约水资源消耗。进料右侧有强制排污水箱,排污箱内有两道过滤网,可抽取更换。

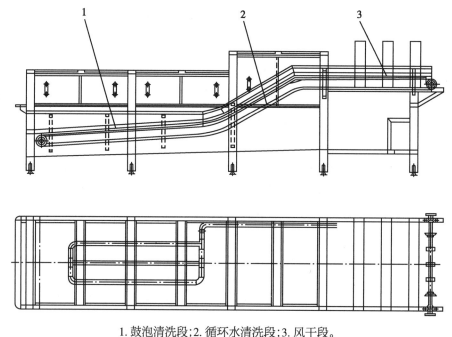

1. 鼓泡清洗段;2. 循环水清洗段;3. 风干段。

● 图2-8　鼓泡清洗机

(二) 筛选设备

传统筛选一般为手工操作,效率低,劳动强度大,同时存在粉尘污染等问题。由于药材规范化种植的推广,生产规模的扩大,目前多用机械操作,主要设备有平面回转式筛选机、往复振动式筛选机和多用振动筛等。有时也使用风选机械,常用的有变频风选机、输送挑选段等。

1. 机械化挑选机　把物料分布在筛网面上,使筛网作往复振动或平面回转运动,由于物料的惯性使其与筛网之间产生相对运动,体形小于筛网孔的物料就会落到筛网面下,而体形较大的则留在筛网面上,达到按物料体形大小分离物料的目的,如图2-9。物料与筛网的相对运动是筛选的必要条件,根据物料体形选择适当大小的网孔是筛选的目的。物料与筛网相对运动的特性主要表现为物料与筛网的相对位移与速度,位移越大则筛选率越高,速度越高则筛选越快,但当速度达到某一极限时,筛选率反而会下降。

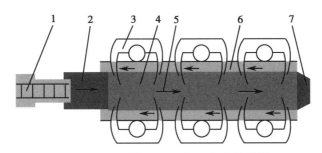

1. 上料机;2. 匀料器;3. 工人;4. 正向输送带;
5. 物流方向;6. 反向输送带;7. 出料口。
● 图 2-9 机械化挑选机

筛选物料的效果除与筛网的运动方式(往复振动式、平面回转式等)、运行频率与幅度、筛网倾斜度有关外,还与筛网面上物料的堆积厚度、物料与筛网面的摩擦系数、物料的质量、体形与大小、筛网面长度、筛网开孔率等有关。一般情况下,物料的堆积厚度越小,物料与筛网面接触就越充分,筛选率就高,但产量降低;物料与筛网面的摩擦系数大,如湿物料、含糖分或质软等物料,需要提高筛网运行幅度才能达到较好的筛选效果;质量大、体形趋向于圆形或立方形的物料与筛网容易产生相对位移,有利于筛选;筛网面越长、开孔率高,增加筛选概率,可提高筛选率。

(1)平面回转式筛选机:电机通过皮带传动驱动偏心转轴,使筛床、筛网作平面回转运动,三层筛网从上到下依次由疏到密放置,物料在第一层筛网的高端投料,经一层筛网筛分的物料下落到二层筛网进行2次筛分……直至完成3次筛分,在三层筛网面与底板排出不同体形大小的物料,达到筛选分级的目的,如图2-10。倾斜度调节机构用于调节筛选机、筛网面的倾斜度,使物料在筛网面上获得不同的下滑速度,以适应不同物料筛选的需要。

(2)往复振动式筛选机:电机通过皮带传动驱动曲柄连杆机构,使筛床、筛网沿支撑弹簧钢板的垂直方向作往复振动,物料在筛网的高端投料,经筛网筛分的物料落在底板上,在筛网面与底板排出不同体形大小的物料,达到筛选分级的目的,如图2-11。

从理论上分析,往复振动式筛选物料与筛网只有一个方向的位移,而平面回转式筛选物料与筛网具有两个方向的位移,故平面回转式筛选的效果优于往复振动式筛选。如果将不同网孔尺寸的筛网自上而下按由大到小组合,则可将物料按体形大小分级筛出。工业用的连续运行筛选设备,筛网面与水平面成一定的倾斜角,以便体形大于网孔的物料自动排出。

2. 多用振动筛　电机电源接通后,带动偏心轴在连杆和调节杆的作用下,使筛箱在弹簧板的支承下,往复运动,通过筛网分出合格片、大片及药渣和药末。该机振动频率高、噪音低,传动系统采用无声轴,如图2-12。四臂采用柔性钢板连接,性能可靠,生产效率高,操作维修方便。适用于各类中药材切制后的分筛。可配套各种切药机实行连续生产,也可单机工作代替人工筛选。

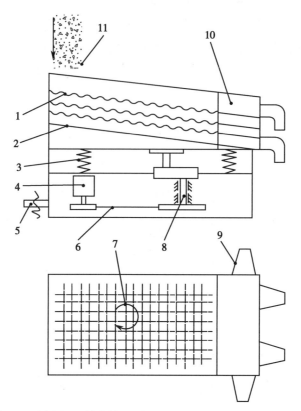

1.筛网;2.底板;3.柔性支撑;4.电机;5.倾斜度调节机构;6.传动带;

7.筛床运动轨迹;8.偏心转轴;9.出料口;10.筛床;11.物料。

● 图 2-10 三层四出式平面回转式筛选机

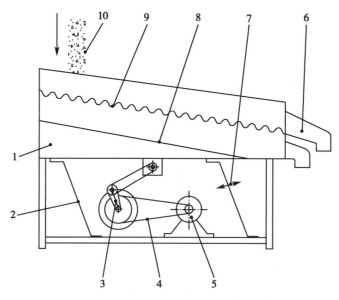

1.筛床;2.斜撑弹簧;3.曲柄连杆机构;4.皮带;5.电机;6.出料口;

7.筛床运动轨迹;8.底板;9.筛网;10.物料。

● 图 2-11 一层二出口往复振动式筛选机

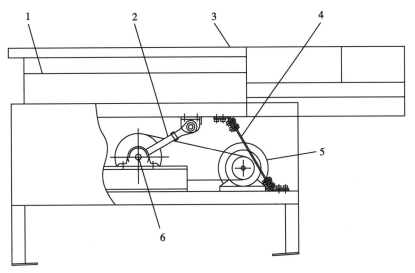

1. 筛网;2. 连杆和调节杆;3. 筛箱;4. 弹簧板;5. 电机;6. 偏心轴。

● 图2-12 多用振动筛

3. 风选机械 风选机械主要用于质量、体形差异大的物料,尤其是同等体形而质量差异大的物料,也可以对药材、半成品或饮片,按其体形大小分级,或除去药材、半成品、饮片中的药屑、棉纱、泥沙、毛发等杂物,具有生产能力大、成本低,设备投资和维护费用少的特点。

(1)变频卧式风选机:该机是水平气流风选原理在实际中的一个应用实例。欲风选的中药材经输送机输送带上小料斗均匀连续地加入卧式风选机的振动给料机构中。变频器用于控制与调节风量、风速,吸风罩用于平衡风选箱内的空气压力,避免气流从出料口处排出,调节挡板偏转角度,可以调整相邻两出料口的出料量,如图2-13。控制物料流量,调节风量与风速,可以实现不同特性物料风选的需要,并能连续自动化作业。

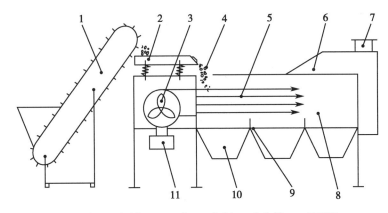

1. 输送机;2. 匀料器;3. 风机;4. 物料;5. 空气流;6. 吸风罩;
7. 吸风口;8. 风选箱;9. 挡板;10. 出料口;11. 变频器。

● 图2-13 变频卧式风选机

(2)变频立式风选机:该机是垂直气流风选原理的一个应用实例。药材经输送机提升输入立式风选机的振动送料器。药材经振动料斗中被散布后流向前方落下,振动料斗下方配置有变频离心式鼓风机。气流从下往上吹送,比重较大的物料,直接下落从重料出口流出,比重较轻的物料被气流顺管道吹向上方,根据物料的不同比重,较轻地被吹向较远处的出口,较重的则从另一出口出料,如图2-14。

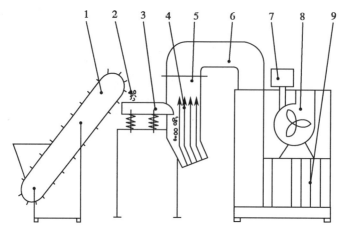

1. 输送机;2. 物料;3. 匀料器;4. 空气流;5. 风选箱;
6. 风管;7. 变频器;8. 风机;9. 除尘器。

● 图2-14　变频立式风选机

　　输送机送料速度、振动给料斗的振幅以及变频离心风机鼓风量和风压均是无级可调的。风选机与输送机相互位置,根据车间场地或操作需要可排列成"一字"形或"L"形。

　　立式风选机根据不同的使用要求及物料含杂质情况有两种使用方法。

　　1)除重法:主要目的是除去物料中的泥沙、石块、铁钉、铁屑等非药物的重杂质。使用时可以逐渐提高风机的风压与风量(风速),使物料能被吹向上方,从出料口5处排出,而重杂质则不能被风吹走,直接下落从下面重料出口4处排出。

　　2)除轻法:主要目的是除去物料中的毛发、塑料绳头、草屑、细灰尘等较轻的杂质。使用时,可逐渐减小风压与风量(风速),直至物料在离开振动料斗后,能直接下落至重料出口4处,不从上出料口5处排出为止。此时,上出料口排出的将都是物料中上述这些较轻的杂质。由输送机控制物料流量,匀料器使物料均匀下落到风选箱进行风选,变频器用于控制与调节风量、风速。控制物料流量,调节风量与风速,可以实现不同特性物料风选的需要,并能连续自动化作业。

　　4. 输送挑选段　可以通过中间皮带机自动上料,如图2-15,输送速度可以调节。人机结合半

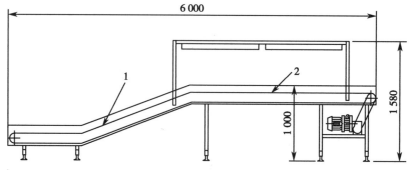

1. 提升输送;2. 人工挑选。

● 图2-15　输送挑选段结构示意图(单位:mm)

自动化挑选,提高工作效率,配有磁性转鼓,可分离磁性杂物。替代人工挑选台,采用机械辅助与人工结合方式,选别药材或类似物料中的杂物,尤其是非药用部位的去除。

(三) 净制设备

1. **滚筒式脱壳机** 用于苦杏仁、桃仁、郁李仁、酸枣仁等去壳。采用高碳钢与普通钢制作,由进料斗、纹板锭子与转子、功率 1.1kW 摆线针减速机、分样筛等组成,由上部进料斗进料,经机械内部纹板锭子与转子挤压,破碎硬壳;用曲轴、连杆带动筛子震动达到碎壳与种仁的分离。通过调节内部纹板锭子与转子之间的间隙,可用于不同大小的果核去壳。

2. **滚筒式去核机** 主要用于山茱萸等药材除去果核。原理与滚筒式脱壳机相似,也是通过机械内部纹板锭子与转子挤压,使果实破裂,挤出果核。用曲轴、连杆带动筛子震动达到果皮与果核的分离,如图 2-16。

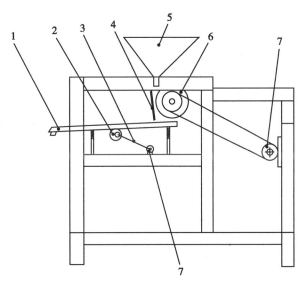

1. 接料盘;2. 曲轴;3. 连杆;4. 纹板锭子;5. 进料斗;

6. 转子;7. 电机。

● 图 2-16　滚筒式脱壳机

(四) 软化设备

1. **真空气相置换式润药机设备** 采用气相置换法软化药材,润药箱内的空气几乎为真空,注入的水蒸气必定全部占据药材内部原先被空气占据的空间,使药材与水的接触面积达到最大值。任何残留的空气都会影响药材与水的接触,因此较高的真空度是进行气相置换法软化药材的前提条件,对于不同的药材具有不同的真空度,一般为 ≤ –0.07MPa,理论上真空度越高气相置换润药效果越好,如图 2-17。润药箱一般是方形箱体,润药箱负压可达到 –0.095MPa 以上,注入水蒸气,适当时间后取出药材,完成气相置换法药材软化过程。

(1)二次负压现象:采用气相置换法软化药材,不断地注入水蒸气会使润药箱体内压力不断增大,当箱体内的压力增大到 0MPa(表压)时,通常需要切断蒸汽供应,此时润药箱仍然处于密闭状态,药材吸收水分致使润药箱内再次产生负压的现象。于是在实际应用中就会出现"抽真空→充蒸汽→二次负压→充蒸汽→三次负压……"的润药过程,控制这一过程的时间,或在蒸汽管路上安装蒸汽流量计控制蒸汽用量,实现给药材定量加水。

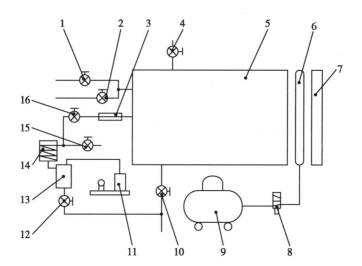

1. 蒸汽阀;2. 进水阀;3. 压力指示器;4. 安全阀;5. 真空润药箱;
6. 密封条;7. 箱门;8. 充放气电磁阀;9. 空气压缩泵;10. 排污阀;
11. 真空泵;12. 出水阀;13. 集水箱;14. 冷凝设备;15. 放空阀;
16. 真空阀。

● 图 2-17 水蓄冷真空气相置换式润药机

气相置换润药的特点是水蒸气完全占据了药材内部的空隙,药材组织完全暴露在"水"环境中,水分无须借助于药材组织的渗透,而是通过药材内部空隙的扩散、漂移到达药材组织,因此具有快速与均匀性。由于水蒸气的密度远远小于液态水,通过控制润药时间很容易控制药材含水率。

气态水液化成液态水才能被药材吸收,液化过程是水蒸气的一个放热过程,气相置换润药过程还是药材的一个吸热过程,一定量的药材吸水越多则吸热越多、升温越高,故不适合热敏性药材的软化。在实际应用中必须根据药材的性能,按照"软硬适度"的润药要求确定药材含水率来控制蒸汽用量,可以避免药材升温过高而影响药效。

(2)抢水润药:当润药箱达到高真空后注入液态水,在药效成分还未溶解到水中,立即排放润药箱的水,药材内部的空隙必定被液态水占据,经过适当时间使药材吸水、软化。抢水润药的润透性、均匀性取决于真空度,真空度越高液态水的占据率就高,任何残留在药材内部的空气都会隔离水与药材组织的接触。与气相置换润药相比,抢水润药的含水率不易控制,但可以避免药材过高的温升和"伤水",其含水率低于水浸泡法。

(3)汽水复合润药:在气相置换润药过程中,当出现二次、三次负压现象时,同时观察润药箱内温度,温度达到一定数值时对药材进行喷水或直接注入液态水,补充气相置换润药水分的不足,以达到软硬适度的润药要求,同时还可以降低药材的温度。

(4)热润法(或叫蒸润法)润药:当润药箱达到高真空后持续注入水蒸气,使药材吸水、吸热达到软硬适度的润药要求。这种方法与传统蒸法的不同之处在于,药材在真空状态下注入水蒸气,减少了水蒸气与空气的交换过程,其最终目的是软硬适度而非蒸透。

2. 回转式全浸润罐 由浸润罐体、真空系统、加压系统和控制系统组成,并配有自动定量供水装置及自动加热保温装置,可控制生产中的压力、时间、水量、温度等参数,实现中药材浸润。该设备如图2-18,通常由主罐体、左右支座、自动控制装置、电机及减速装置组成。辅助设备有真空泵、空气压缩机等。主罐体为中间圆柱两头圆锥体组合而成,罐体为夹层结构,内通热蒸汽或热水,可对罐体内物料实现加温,罐体两头的圆锥体使罐体在回转的过程中,有利于罐内物料定时作分流及合流,回转式全浸润罐使物料充分地得到浸润液的浸润。主罐体的圆柱体圆柱表面中间固定两个水平方向的横轴,罐体可以绕着此横轴作慢速正反回转。主罐体的加料和排料可采用一口两用的快开门机构,门的开启与关闭采用气动操作。左、右支座作为回转主罐体的机架,可装置自动控制操作面板及电机传动减速装置。主罐体的双向运转采取两级传动,即电动机—减速器—罐体主轴。它们分别用标准套筒滚子链条和"V"形带传动。在传动环节中可安装制动器,使主罐体停在任何位置上,以方便加料、排料、安装和维护。罐体的起动、报警、转向、自动、手动及空压机和真空泵都设置于配套的控制柜中,便于操作。

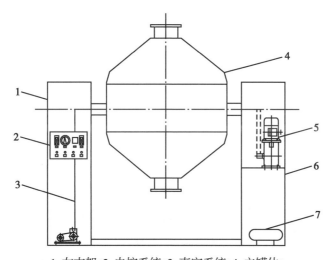

1. 左支架;2. 电控系统;3. 真空系统;4. 主罐体;
5. 电机减速机;6. 右支架;7. 气泵。

● 图2-18 回转式全浸润罐

操作时,将净药材加入主罐,封盖后对罐体抽真空减压,达一定负压,如 –0.07MPa,静置一定时间后,开启进水阀,向罐体注入定量的水浸润,按每间隔一定时间慢速旋转一周,旋转数周,再对罐体加压或加温,将主机转到自动状态,经一定时间后出料。注入药材的水量及加温时间等需先行试验,以保证做到润药结果"药透水尽"。

该机通过试验可确定正确的加水量,达到"少泡多润,药透水尽"的润药目的,减少中药材浸泡带来的损失。能在动态情况下,满足多种中药的加压、减压、加温及常压等浸润工艺要求,改善了操作环境和生产条件。

3. 减压冷浸润药机 主要由真空泵、主体罐、缓冲罐、减速机控制系统等组成。旋片式真空泵,经缓冲罐抽真空。主体罐罐盖靠垫片密封,罐盖上的螺栓需拧紧压严密封,罐盖的开启和移位采用液压传动,罐体可正反旋转360°。所有动作均由工作台上的电器开关箱控制,便于操作(如图2-19)。

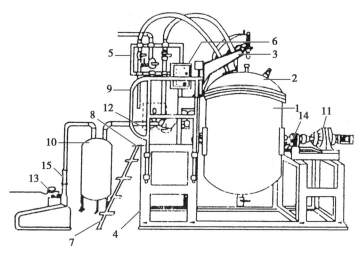

1. 罐体;2. 罐盖;3. 移位架;4. 机架;5. 管线架;6. 开关箱;7. 梯子;8. 工作台;9. 捧手架;10. 缓冲罐;11. 减速箱;12. 液压动力站;13. 真空泵;14. 罐体定位;15. 减震胶管。

● 图 2-19　减压冷浸润药机

操作时,可依据中药材的不同质地,采用先减压后加水、先加水后减压以及减压润药等方法。

(1)先减压后加水:将中药材投入罐内,上盖,抽气,减压至 95kPa 真空度,维持压力不变。然后向罐内加水至浸没中药材,恢复常压(或适当延长减压时间再恢复常压),迅速出料(或常压浸泡一段时间后出料),晾润至透即可,此法适用于槟榔、甘草、地榆、赤芍、猪苓等中药材。

(2)先加水后减压:将中药材投入罐内,加水浸泡;抽气,减压至 53kPa 真空度,恢复常压后浸泡几分钟,出料,晾润约 20 分钟即可切制。此法适用于木通、升麻等中药材。

(3)减压润药:将中药材略加浸洗,随即投入罐内(不加水),上盖,减压至 93kPa 真空度,恢复常压,出料,晾润约 30 分钟后即可切制。此法适用于桔梗、前胡、桑白皮等中药材。

减压冷浸是在常温下用水软化,符合传统要求,不改变药性;浸润时间短,水溶性成分流失少、不发热、不发酵、无霉变、损耗少、产量高、切片质量好。

总之,中药材软化是切制的关键,软化的好坏直接关系到切片的质量。无论选择哪种方法,都要坚持"少泡多润,泡透水尽"的原则。

(五) 蒸、煮、烫设备

在进行中药材产地加工时,多采用家用蒸锅进行蒸、煮、烫操作,操作效率低、能耗大、操作不规范,药材的质量不稳定。目前多采用可倾式蒸煮锅、蒸药箱、电磁蒸煮罐等设备以适应规范化工业生产的需要。

1. 可倾式蒸煮锅　该机是一种蒸煮两用蒸煮锅,如图 2-20。药材直接装载于锅体内,蒸煮完毕,锅翻转 90° 排出药材。蒸制时,开启底部蒸汽阀,蒸汽进入锅体进行蒸制,此法只能用于清蒸。煮制时,将一定量的水注入锅体内,开启底部蒸汽阀或夹套蒸汽阀,或者同时开启底部蒸汽阀和夹套蒸汽阀,以便加温快速、温度均匀,由蒸汽加热水和药材进行煮制,此法可用于清水或辅料煮制。锅体顶部的出气孔用于排出空气和多余的蒸汽。

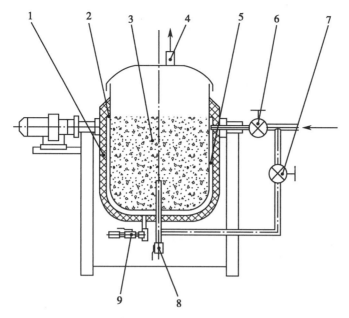

1. 保温层；2. 锅体；3. 物料；4. 排气孔；5. 蒸汽夹套；

6. 夹套蒸汽阀；7. 蒸汽阀；8. 药液阀；9. 疏水阀。

● 图 2-20　ZGBJ 型（保温型）可倾式蒸煮锅

2. 蒸药箱　该机是一种外部蒸汽和内部蒸汽两用的蒸药箱，如图 2-21。药材由料筐和小车装载，料筐壁面开有小孔，便于通气，易于蒸透。箱体为侧开门结构，外部的大车用于装载小车和料筐，便于物料进出。在箱体底部有一蒸汽管、水槽及加热元件。采用外部蒸汽蒸制药材，蒸汽直接通过蒸汽管注入蒸药箱进行蒸制，此法只能用于清蒸。采用内部蒸汽蒸制药材，由加热元件加热箱体底部水槽内液态水产生的蒸汽进行蒸制，此法可用于清蒸或辅料蒸制。箱体顶部的出气孔用于排出空气和多余的蒸汽。

采用蒸汽直接加热由料筐装载的物料，热效率高、易于蒸透。电热或电汽两用蒸药箱配套水位、温度自动控制系统；蒸汽或电汽两用蒸药箱配套减压阀、安全阀、压力表、温度表，便于控制，避免发生意外。大小车装载物料，从箱体的正面进出，小车不落地，便于操作，符合 GMP的要求。用于中药材或其他农产品的蒸（煮）制加工。

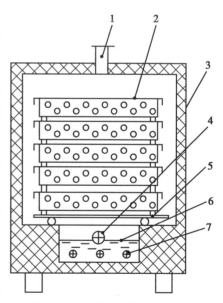

1. 出气孔；2. 料筐；3. 外壳；4. 蒸汽管；

5. 小车；6. 水槽；7. 加热管。

● 图 2-21　蒸药箱

3. 电磁蒸煮罐　电磁蒸煮罐（如图 2-22）采用电磁加热技术、微电脑控温技术、智能补温技术，产品编程植入技术设备，用于药材地黄、黄精、五味子、大黄的蒸煮提取。里面采用料筐结构，保证蒸煮药材均匀、品质如一。压力温度根据工艺自由设定，按照设定程序运行。设备同时具有润药功能，可以提供 60℃以下的蒸汽。

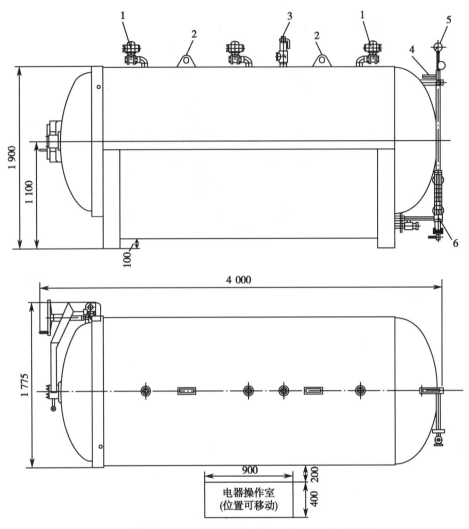

1. 电动球阀;2. 吊环;3. 弹簧微启式安全阀;4. 压力变送器;

5. 耐温压力表;6. 磁性浮子液位计。

● 图 2-22 电磁蒸煮罐(单位:mm)

(六) 切制设备

中药材的切制方法可分为手工切制、机械切制等。在实际生产过程中,大批量生产多采用机械切制,小批量加工或特殊需求者多使用手工切制。手工切制常用的工具有切药刀、片刀、镑刀、刨刀、锉刀等。机械切制的特点是生产能力大,速度快,可节省劳力,减轻劳动强度,提高生产效率。

1. **手工切药刀** 手工切制用的切药刀,全国各地不甚相同,但切制方法相似。操作时,将软化好的中药材,整理成把(称"把货")或单个(称"个货")置于刀床上,用手或一块特制的压板向刀口推进,然后按下刀片,即可切制。切片的厚薄,以推进距离控制(如图 2-23)。有些"个货",如槟榔,可用"蟹爪钳""铁钳"夹紧向前推进(如图 2-24)。

(1)切药刀(铡刀):切药刀一般分为祈州刀和南刀两类。主要由刀片(刀叶)、刀床(刀桥)、刀鼻(又称象鼻,由刀片鼻和刀床鼻组成)、压板、装药斗、控药棍等部件组成。操作时,人坐在刀凳上,左手握住中药材向刀口推送,右手握刀柄向下按压,即可切片。

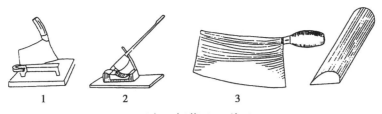

1. 刀床；2 切药刀；3. 片刀。

● 图 2-23　手工切药刀

(2)片刀:片刀(类似菜刀)多用于切厚片、直片、斜片等,如白术、甘草、浙贝母、黄芪、苍术等。

2. 往复式切药机　包括金属履带往复式切药机(又称剁刀式切药机)、柔性带直线往复式切药机或平面往复式切药机。

(1)剁刀式切药机:该机主要由切刀机构、药材输送机构、机架及电动机、"V"形带传动机构等组成(如图 2-25)。切刀机构为一曲柄—摇杆机构,切刀就装在

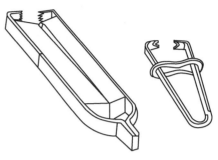

● 图 2-24　蟹爪钳

刀架体上,随着曲柄曲轴的转动,连杆(叉架杆)就带动摇杆(刀架撑杆)作上下弧形摆动。切刀下方紧挨出料口处装设有一条用硬橡胶制成的"砧板",物料将在此处被切断。药材输送机构由料盘、上输送链、下输送链及输送链步进机构组成。两输送链轴端装有一对互相啮合的转动齿轮,转动齿轮由与五星轮同轴的间歇运动小齿轮带动。大飞轮端面装有偏心调节机构,形成与飞轮转动中心有一定偏心距的曲柄,此曲柄与步进机构连杆、五星轮组成间歇进给的另一个曲柄—摇杆步进机构。五星轮为一可变向的超越离合器(如图 2-26),其上有"进""退""停"三操控档位,五星轮运动环的间歇摆动,通过五星轮内的滚柱间歇受挤压、放松来带动五星轮轴间歇转动。飞轮每旋转一圈,步进机构的曲柄也旋转一圈,并通过连杆推动摇杆五星轮作一次摆动,通过五星轮轴小齿轮带动输送链作一定移距的步进运动,步进距离的大小通过调节偏心调节机构的偏心距以达到控制切片厚度。上、下两条输送链的松紧度各由上、下输送链调节螺丝进行调节。待切药材排放在用不锈钢制成的料盘上,靠人工将药材送入输送链入口,上、下输送链呈张口喇叭形,将药材压送向出料口,经出料口后由切刀切制,切刀下切时,输送链不运动,待切刀上行时,输送链作药材送进运动,送进量的大小根据所需切制药材的片厚或段长去调节步进机构的曲柄偏心量。切片机机座底部放置电动机,动力由电动机上小"V"形带轮通过"V"形带带动大飞轮上的大"V"形带轮,使整机协调运动,被切割过的药材通过出料斗引出。

操作时,将软化好的药材整齐均匀地排放在料斗上,再由人工将药材推送入输送链的入口,药材将被上、下作对滚运动的链辊压紧,由输送链把物料步进输送向刀口,对药材进行截切。切出药材的厚薄由步进机构上的曲柄具有的偏心量决定,将偏心量减小则切片厚度变小,反之则片厚增大。该机结构刚度大,配用电机功率大,切制力强。剁刀式切药机主要适用于截切全草类、根茎类、皮类、叶类的药材,不适用于颗粒状、果实类药材的切制。

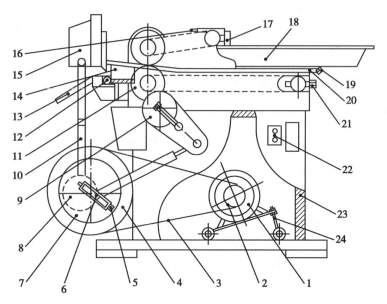

1. 电动机;2. 小带轮;3. 三角胶带;4. 大带轮;5. 偏心调节螺丝;6. 偏心调节螺母;7. 甩心盘;8. 偏心轮;9. 五星轮;10. 支架杆;11. 转动齿轮;12. 砧板;13. 出料斗;14. 出料口;15. 刀架体;16. 上输送链紧固螺丝;17. 上输送链调节螺丝;18. 料盘;19. 撑杆调节螺丝;20. 刀架撑杆;21. 下输送链调节螺丝;22. 按钮开关;23. 机壳;24. 电动机底板调节螺丝。

● 图 2-25　QYJI-200 金属履带往复式切药机结构

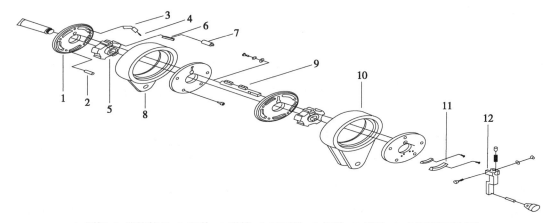

1. 侧板;2. 连接柱头;3. 腰块;4. 弹簧;5. 五星轮;6. 钢片;7. 滚珠;8. 五量轮固定环;
9. 换档杆;10. 五星轮运动环;11. 手柄靠座;12. 换档手柄。

● 图 2-26　五星轮(超越离合器)总装图

(2)柔性带直线往复式切药机:该机(如图 2-27)一改以往剁刀式及剪切式切割药材的原理,采用切刀作上下往复运动而物料由食品级橡胶带或聚氨酯带输送入刀口,切刀直接在输送带上切料,模仿在砧板上切料的原理切制药材。该机由切刀作上下往复运动的刀架机构、输送带及同步压送机构、步进送料变速机构及机架传动系统等组成。该机可切药材种类适应范围广,如根茎、草叶、块根、果实类药材都可以切制。该机切药原理为"切刀 + 砧板"方式,切刀直落在输送带上,切制片型平整,切口平整光洁,切制碎末较其他切制方法少 5%~8%。

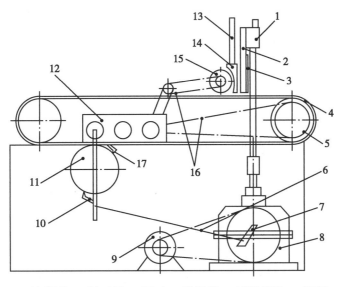

1. 刀架机构;2. 装刀杆;3. 切刀;4. 输送带;5. 输送带轮;6. 连杆;
7. 偏心块;8. 曲轴箱;9. 电动机;10. 驱动爪;11. 棘轮;12. 齿轮箱;
13. 压送机构;14. L型铝块;15. 小滚轮;16. 链条;17. 止动爪。

● 图 2-27　柔性带直线往复式切药机结构简图

(3)平面往复式切药机:该机工作时用汽缸固定料槽内的中药材,切刀固定于工作台背面,工作台由摆杆机构作平面直线往复运动,刀经过料槽内的中药材时,将中药材切成片状(如图 2-28)。该机稳定性好,效率高,物料切口平整,片形好,损耗小,整机易清洗,易操作,易维护,不污染物料。用于部分根茎类和果实类或块状形状中药材的切制,可切直片。

3. 旋转式切药机　包括刀片旋转式(又称转盘式)和物料旋转式(又称旋料式)切药机。

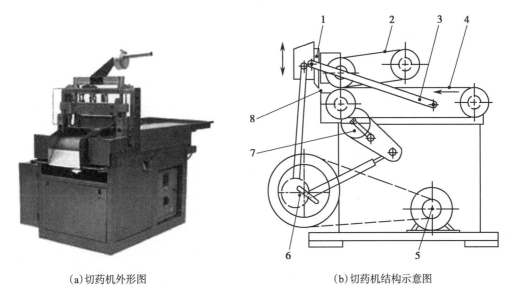

(a)切药机外形图　　　　　　　　　(b)切药机结构示意图

1. 切刀;2. 副输送带;3. 刀架连杆;4. 主输送带;5. 电机;
6. 曲柄连杆机构;7. 超越离合器;8. 切口。

● 图 2-28　直线往复式切药机示意图

（1）金属履带转盘式切药机：整机由切刀结构、上输送链与下输送链组成的送料装置、动力与变速箱及机架、料盘组成（如图2-29）。

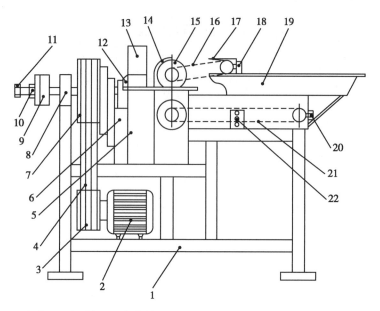

1. 机架；2. 电动机；3. 小带轮；4. 三角胶带；5. 减速箱；6. 被动轴；7. 切刀盘驱动机构；8. 主动轴轴承；9. 调节螺母；10. 小螺母；11. 顶头螺钉；12. 变速手柄；13. 刀盘防护罩；14. 齿轮防护罩；5. 传动齿轮；16. 上输送链；17. 上输送链紧固螺母；18. 上输送链调节螺钉；19. 进料盘；20. 下输送链调节螺钉；21. 下输送链；22. 电器按钮开关。

● 图2-29　QYJ2-200转盘式切药机结构简图

操作时根据需切饮片的片厚，调整好转盘上刀盘压板与刀口的距离、刀口与刀门出口的距离，应调整在0.5~1mm间，然后调整变速箱手柄到相应切片厚度位置。经过润药软化的药材均匀地排放在进料盘上，由人工将药材推送输送链的入口，药材被上、下输送链压送进入刀门，刀门相当于定刀口，转盘刀相当于动刀，药材被输送链推出顶着刀盘压板，动刀截切得到预先调节好的一定片厚的饮片。

该切药机的切制原理为动、定刀间的剪切，配用电机功率大，故产量高。可适用于切制全草、根茎、颗粒及果实类药材。输送链是连续送料，而切刀则是每转两次的断续切制，因此无法避免物料与刀盘压板的挤压与摩擦，产生药屑与不规则片，同时，它造成无谓的电机能耗及刀盘的发热与磨损。

（2）旋料式切片机：该机是一种物料旋转切口式切制机械（如图2-30）。转盘可直接由电机驱动，转盘上对称安装3~4个推料块，外圈位于转盘平面上并与转盘平面保持一极小间隙，外圈的3/4部分（即

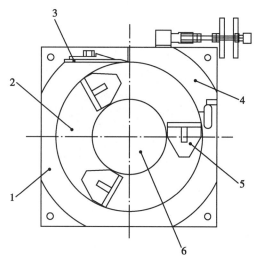

1. 外圈；2. 转盘；3. 切刀；4. 厚度调节机构；5. 推料块；6. 投料口。

● 图2-30　旋料式切片机

固定外圈）与机架固定连接，另 1/4 部分（即活动外圈）可相对于固定外圈转动，转盘旋转时推料块与切刀构成剪切口。药材从转盘中心投入，在离心力作用下被抛向外圈内壁，推料块迫使药材沿外圈内壁做圆周运动，当药材转过切刀就被切去一片，继续旋转直至被切完为止，切片厚度通过调节活动外圈的径向距离实现。

4. 多功能切药机　切制原理其实与前述的转盘式切药机一样，只是将转盘及切刀轴线由卧式改为立式，没有转盘式切药机的输送装置，改为用手工输送切片，一般在转盘上呈 180° 方向上装有两把切刀，进药的输送口一般开有多种形式：竖直进药、不同倾斜角度进药及方管或圆管状进药口等，如图 2-31。

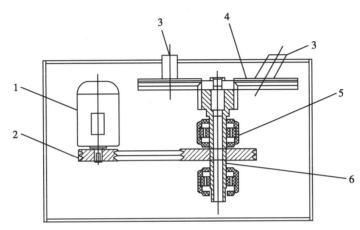

1. 电机；2. 皮带轮；3. 进料口；4. 转盘；5. 轴承座；6. 主轴。

● 图 2-31　多功能切药机

操作时，接通电源后，打开电动机开关使刀盘旋转，根据要求可先对软化了的药材进行试切，有的切片机调节杆上还有切片厚度参考刻度可供借鉴。开始时可先行试切，试切成功后，根据不同切片片型要求如直片、斜片（瓜子片、柳叶片）等不同要求，将药材送入不同的进药口，进药时最好使药材充满入药管，切出片型较整齐，药材送入料口后，应用推料手柄继续推送药材，直到料头全部切完。

多功能切药机属于小型的中药切片机，机器尺寸紧凑、重量轻、结构简单、容易操作。不同的进药口可以切制瓜子片、柳叶片、正片及斜片，可切制各种茎秆、块根、果实类药材，多用于切制少量药材或贵重药材，电机功率小、产量小，适宜于药房等地作代客加工饮片之用。

5. 高速万能截断机　该机是在直线往复式切药机的基础上改进而成的，具有易清洗、不漏料、噪音小等特点。整机由上下往复运动的切刀机构、输送带及同步压送机构、送料曲柄摇杆机构及机架与传动系统组成（如图 2-32）。

操作时与直线往复式切药机基本相同，不同的是物料步进输送装置。该物料步进输送装置采用"曲柄—摇杆机构"和逆止器，通过偏心调块的位置即逆止器摆动角度调节切制尺寸。

该机除具有与直线往复式切药机相同的特点外，还具有以下特点：切制尺寸无级可调，以适应各种不同切制尺寸的需要；采用逆止器作步进送料机构，机器噪音比直线往复式切药机低 5dB（A）以上；该机有一个整体料斗使输送切制部分与机器、其他部分隔开，物料不易落入传动部位，使机器更容易清理，甚至可以用水冲洗，而且减少了药物的切制损失，更符合 GMP 的要求。

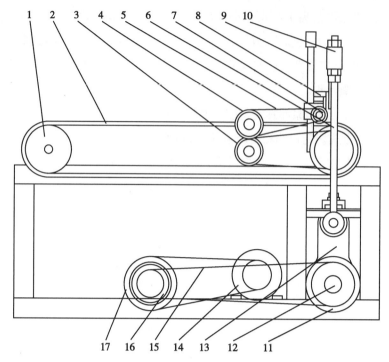

1. 后滚轮;2. 输送带;3. 齿轮;4. 中链轮;5. 链条;6. 连接杆;7. 小链轮;8. 压送铝块;9. 压送机构;10. 刀架机构;11. 大带轮;12. 曲轴;13. 连杆;14. 电机;15. 三角皮带;16. 从动小带轮;17. 从动大带轮。

● 图 2-32　高速万能截断机传动原理图

6. 羚羊角粉碎机　该机属于以锉削为主的粉碎设备,由机壳及轮锉构成(如图 2-33)。中药材自加料筒装入,借压杆重力压下,使被粉碎的中药材与齿轮锉面接触,加压踏板可用人力助压于压料杆。当轮锉转动时,中药材被锉成粉屑,落入接受瓶中,粉碎的物料经过筛后呈细粉。其余角屑片,可用钢碾船式球磨机研成细粉,合并使用。此机主要用于羚羊角、水牛角等中药材的粉碎。

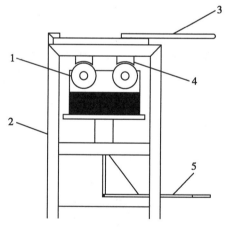

1. 轮锉;2. 机壳;3. 借压板;4. 加料筒;
5. 压踏板。

● 图 2-33　羚羊角粉碎机

(七) 干燥设备

干燥是中药材产地加工中最常用的加工操作。农户多采用烘房、火炕等传统形式,操作效率低、能耗大、不规范,药材的质量不稳定,有的还会造成环境污染。根据具体中药材的不同,烘干工艺是不一样的,对干燥中药材的质量要求各不相同,相应的干燥方法和设备也是多种多样。按加温干燥的原理,可分为接触干燥、气流干燥、真空干燥、沸腾干燥、喷雾干燥等。

1. 接触干燥设备　火炕式干燥室,也是最古老的一种干燥方法(近年已不多用)。干燥室由墙壁、火炕、燃火炉灶等几部分组成。干燥室的设计如东北地区农村的火炕,特别是与朝鲜族的火炕一样,整个干燥室地面(炕面)全部可以受热,直接烧煤或烧木材加热。烘干时火炕用方木或砖石垫起一定高度,被干燥的中药材直接放在火炕上或者装在适当容器内。设备简单,投资少;但室内温度不均衡,利用率低,消耗燃料多。适用于化学成分性质稳定的中药材,如人参、三七、黄连、白芍、党参等。在干燥过程中要注意室内湿度变化,相对湿度超过 70% 时,要进行排潮,以利于快速干燥。

2. 气流干燥设备

(1)火墙式干燥室:火墙式干燥室比较简易,即在干燥室的墙壁或中间处搭上可通烟道的火墙,在外烧火,可用煤或木炭燃烧来加热的一种方法,干燥室由墙壁、火墙、干燥架(在干燥室的空间用钢管或木材搭成隔架)、加热炉灶等几部分组成。操作时,将被干燥的中药材放在竹制叉盘内,再将叉盘放进每一层隔架上进行干燥。有时为了增加室内温度,也可以在室内安装炉筒子,可根据被干燥的中药材的温度需要,随时增降温度,适用于化学成分性质稳定的中药材的干燥。

(2)热风循环烘干箱:热风循环烘干箱是厢式干燥器的一种形式,其工作原理与烘房相同(如图 2-34),其外形是一个方形厢体,厢内框架上逐层可排放装载药物料的带孔(或网)的料盘,还有蒸汽加热翅片管(或无缝换热钢管)或裸露的电热元件加热器,厢体四壁包有绝热层以减少散热。由吸气口吸入的空气(常在吸气口装空气滤清器)经循环风机出风口鼓至加热器,空气被加热,顺着厢内流道吹过各层料盘,料盘的层间距决定了空气流通通道的大小,它对空气流速影响很大,适当分配料层间距和控制风向是保证流速的重要因素。最后湿空气汇集到左侧排气道从排气口排出。风机产生的循环流动热风,吹到潮湿物料的表面不断带走药物散发的水分,达到干燥的目的。在大多数厢式设备中,为降低能耗、充分利用热能,常通用进、排气节气门调控气流,仅排出一部分湿热空气,再补充入一部分新鲜空气,其余热空气被反复循环使用。

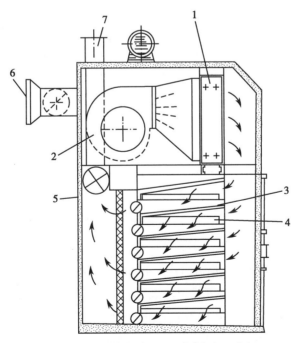

1. 加热器;2. 循环风机;3. 干燥板层;4. 支架;
5. 干燥器主体;6. 吸气口;7. 排气口。

● 图 2-34 热风循环烘干箱

这种干燥设备包括翻板式烘干机、网带式烘干机,干燥原理是以空气为湿热载体,即同一股空气既是热能传递者,又是水分携带者,如不排出部分湿热空气,空气中的水分将很快饱和,干燥速度为零。如全部排出湿热空气,则能耗增加。因此,通常都需要控制好循环湿热空气的湿度,及时补充新鲜空气,处理好能耗与干燥速率的关系,使热空气的含水率适度。

1)翻板式烘干机:该机由烘箱、传动装置、输送与出料装置、送风器及热源换热器组成(如图2-35)。热源可以有多种形式。可以用蒸汽加热通过换热器得到热空气,也可以用燃油或燃气热风炉加热空气,还可以煤作燃料。

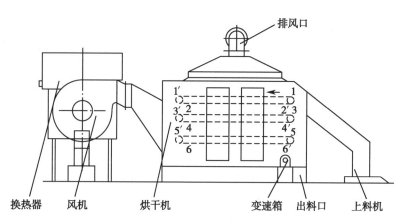

● 图2-35　翻板式烘干机物料传送简图

烘干机上料口在右端,可以人工上料也可以用提升输送机上料,物料送入输送带,经过进料刮板轮刮平,使进入烘箱的料层均匀划一。刮料厚度可经刮板轮调节手柄调节。饮片随上层链轮转动进入烘箱最上层1处,再平移到左端1′,此时翻板打开,饮片降落到下层2处,在第二层翻板上干燥,并向右移动到2′处,翻板又打开,饮片落至第三层翻板3处,左移至3′处,再打开翻板,饮片降落至第四层4处,饮片如此来回循环干燥,一直到下层链的第6层翻板的6′处,翻板落下,饮片落到出料口旋转着的十字形关风刮板轮上,出料,完成一个干燥周期,烘箱内翻板输送链在上下、左右转动过程中,会有一些物料跌落,烘干箱下部还装有一组刮板链,装在其上的刮刷可以不断地将漏落在箱底的物料扫向出料口。出料口下方接有一往复振动输送机,可以源源不断地将已烘干的饮片输向一侧,以便收集。

该机适用于根茎、枝叶类饮片的干燥作业,适合于烘干带湿润水的物料,不适合烘干含有结合水的物料和外形尺寸大于8cm的物料。干燥层数多,烘干面积大,占地面积却不大,且可连续作业。输送链及带孔翻板易积、卡料。每次更换烘干饮片品种时,清理较麻烦。

2)网带式干燥机:料斗1中的物料均匀地铺在网带上,网带采用12~60目的不锈钢网,由传动装置拖动,在干燥机内循环移动。干燥机由若干单元组成,每一单元热风独立循环,其中部分尾气由专门的排湿风机6排出,而每一单元排出废气量均由调节阀7控制,在干燥初阶段循环风机5出来的风由侧面风道进入下部。气流向上通过换热器加热,并经分配器3分配后,呈喷射流吹向网带,穿过物料后进入上部,热风穿过物料层,完成传热传质干燥过程。湿空气由风机6排出,大部分仍由风机5循环。干燥后期风机5吹向上部的换热器4再穿过物料层进入下部,亦可部分循环、部分排出。该机的特点是分配器与循环风机使热风穿流过饮片,干燥效果好,但物料干燥层数少,不如翻板式层数多。

当饮片初含水率高时,可将多台网带式烘干机串联或制成总长度较长的单台网带机。图2-36中是一种长度为15m的单台网带机,开有3个侧门用以观测与清理物料,第1门为循环风机,使物料在湿态下得到良好的换热。为了节约能量,干燥机排出的尾气在其露点温度以上,可以经外部换热器与新鲜干燥介质进行热交换,干燥介质经予热后再进入干燥机。

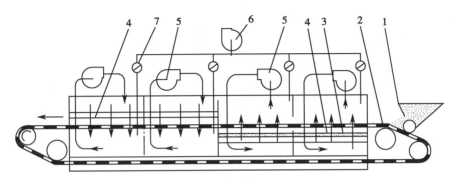

1.加料器;2.网带;3.分配器;4.换热器;5.循环风机;6.排湿风机;7.调节阀。

● 图2-36 网带式干燥机原理图

(3)敞开式烘干箱:烘干箱为方形箱体,网板将箱体分为上下两部分(如图2-37),药物置于网板上,上口敞开,热空气从箱体的下部进入,穿过药物层排入大气。热空气将热能传递给药物的同时,带走药物散发的水蒸气,直至药物被干燥。

这种干燥设备的热空气将热能传递给药物并带走水分后不再循环使用。由于药物层具有一定的厚度,在干燥初期,药物吸收热能温度上升,热

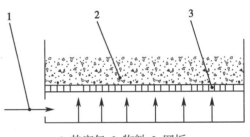

1.热空气;2.物料;3.网板。

● 图2-37 敞开式烘干箱

空气穿过药物层吸收水分几乎达到饱和后排入大气;在干燥中期,药物与热空气温度基本平衡,热空气提供的热能等于药物水分气化所需的潜热,水分蒸发速度加快,进入恒温、快速干燥阶段,热空气穿过药物层后仍然以较高的水分饱和度排入大气;在干燥后期,热空气穿过药物层带走的水分逐渐减少,直至药物被干燥。热空气通过穿过药物层的方式传递热能与带走水分,其工作效率高于其他方式。由此可见,这种干燥设备在初期和中期的热效率非常高,只有在后期有所下降,然而干燥的时间为中期最长、初期次之、后期最短。因此,干燥过程中热空气的平均含水率高于热风循环干燥,干燥能耗相对较低。

主要用于药材烘干或风干。适合多种小批量烘干,干燥成本低廉。配有燃油、燃气、电热、蒸汽等多种热量。符合GMP的要求。

(4)转筒式烘干机:转筒为不锈钢制成的长圆柱筒体,供热、热能传递方式、水分散发和携带方式与滚筒式烘焙机相同。不同的是转筒两端是敞开的,药物由一端进另一端出,是一种连续式烘干设备(如图2-38)。

主要用于药材烘干或风干。适合大批量烘干,热效率高,干燥成本低廉。不漏料、易清洗,符合GMP的要求。备有燃油、燃气、蒸汽等多种热源。

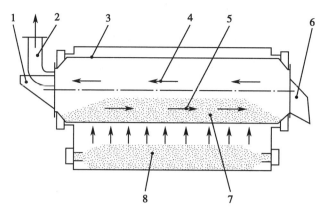

1. 进料口;2. 湿气出口;3. 转筒;4. 湿气运动方向;
5. 物料运动方向;6. 出料口;7. 物料;8. 热源。

● 图2-38　转筒式烘干机

(5)蒸汽排管干燥室:蒸汽排管干燥室结构原理与热风循环烘干箱一致,由加热器、气流调节器、鼓风装置、隔板架子及隔板组成(如图2-39)。但容量加大,热源由锅炉房烧蒸汽供热。蒸汽排管常见的有三种方式:第一种蒸汽排管安装在地面上,热空气自下而上;第二种蒸汽排管安装在墙壁上,类似烘干箱;第三种蒸汽排管安装在每层的隔架上。操作时,先将被干燥的中药材放置在叉盘上,然后放置在干燥室的隔架上或用烘架车送入干燥室。打开废水排出开关和蒸汽加热开关排出废水(或由锅炉房的循环泵抽入锅炉),关闭烘干室门,通风加热。打开鼓风机使热空气在干燥室内循环加热1.5~2小时,停止鼓风,然后打开闸门,再鼓风继续循环加热。排潮时间长短可根据被干燥的中药材含水量而定,往往是前10~12小时要增加排潮次数。如此反复操作,直至中药材干燥。关闭鼓风机及蒸汽进口开关,取出中药材。

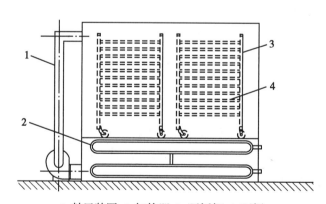

1. 鼓风装置;2. 加热器;3. 隔板架;4. 隔板。

● 图2-39　蒸汽排管干燥室

此种干燥室上下受热,可充分利用空间。温度高低可根据中药材性质而定,可用蒸汽开关来调节进气量,或安装自动控温控湿装置。适用于化学成分性质稳定的大量中药材的干燥。

3. 真空干燥(减压干燥)设备　真空干燥就是将待干燥物料处于真空条件下,进行加热干燥的方法。

真空干燥器由干燥柜、冷凝器与冷凝收集器、真空泵三部分组成(如图2-40)。热源有两种,一种是利用电阻丝加热;另一种是用蒸汽管道或加热的油管道加热。真空干燥是在真空状态下利用冰晶升华的原理,在高真空的环境下,使预先冻结的物料中的水分不经过冰的融化直接从冰态升华为水蒸气,从而使物料达到干燥的目的。

操作时,加热蒸汽由蒸汽入口引入,通入夹层隔板内,冷凝水自干燥箱下部出口流出。整个干燥过程为密闭操作,减少了中药材与空气接触的机会,可避免污染和变质分解。真空干燥的温度低,干燥速度快,被干燥后的中药材呈疏松海绵状,易于粉碎。干燥时,适当控制被干燥中药材的量,以免过多导致起泡溢出盘外,污染干燥器,且引起中药材变质。主要用于不耐高温的中药材。

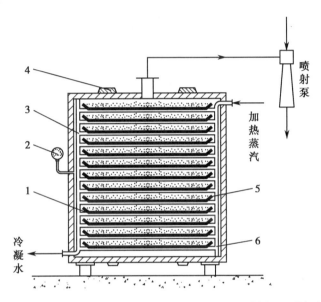

1. 空心隔板;2. 真空表;3. 冷凝液多支管;4. 加强筋;5. 物料盘;6. 进气多支管。

● 图 2-40　真空箱式干燥器

4. 沸腾干燥设备　沸腾干燥是流化技术继喷雾干燥后的又一个新的发展。目前,沸腾干燥装置种类很多,但基本构造和操作方法基本一样。沸腾干燥设备由热源、沸腾室(沸腾床)、扩大层、细粉捕集器和鼓风机五部分组成(如图 2-41)。

(1)热源:利用热效率较高的散热排管,当吸入空气经过排管交换后成为热气流,热气流温度控制在 80℃以上,有时可达 100℃。

(2)沸腾室:目前应用的沸腾干燥装置的沸腾室又名沸腾床。室两边各有观察窗和清洗门,底部由两块多孔板组成。上铺一层绢筛网;孔板下面有几个进风阀门,使用时将清洗门、观察窗关闭,由排风机将室内空气抽空,这样热气流经多孔板的小孔以高速的气流进入。这时湿的中药材在沸腾室内的多孔板上上下翻腾,快速交换,蒸发出来的水蒸气又很快地经扩大层随气流带走。由于中药材在室内不停翻动而流动性很强。只要推开出料阀门。中药材就顺利地由出口放出。加料也是如此,湿的中药材一进入沸腾室则立即沸腾,向出口方向移动,成为连续操作。沸腾层在沸腾室的下部,是整个沸腾干燥室的关键部分。一般被干燥中药材在沸腾层经过的时间大约为 20 分钟,当沸腾层内温度持续保持在 40℃左右时,表示中药材已干燥。也可根据中药材干燥程度采用连续式或间隙式出料,有时还可在出料口处装一电磁簸动筛将中药材干燥后的粉尘过筛除去。

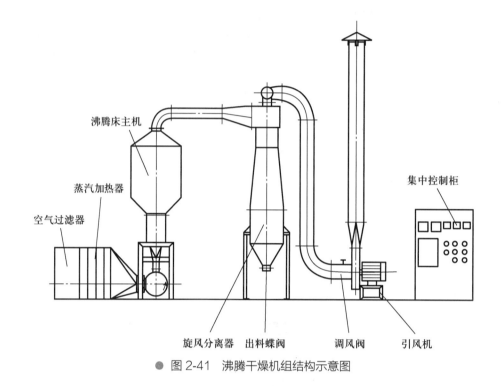

● 图 2-41　沸腾干燥机组结构示意图

（3）扩大层：是沸腾室之上的方形室,比下部宽 1 倍。作用是降低压力,减缓细粉上升的速度,使逐渐上升的细粉在扩大层继续干燥。

（4）细粉捕集器：似一个壁柜,一面接排风机。室内上层有连续扩大层的风道,风道上有几个圆筒,扎上几只大布袋,袋的下端扎紧。沸腾床中的湿热空气到了细粉捕集器中,气体经布袋滤过抽出,细粉则留在袋内,待干燥结束后由布袋底部放出。

（5）鼓风机：为动力鼓风机。操作时,先开启蒸汽加热,扣好细粉捕集器袋,开动排风机,使干燥器内部干燥,然后加热中药材,调节好风量,保持一定温度。当开动鼓风机后,鼓入的热风气流使中药材翻滚如"沸腾状",中药材的跳动大大地增加了蒸发面,热空气长时间通过,在动态下进行热交换,带走水汽以达到中药材中水分蒸发的目的。

该设备具有效率高、干燥速度快、干燥均匀、产量大,对单一产品可连续进行操作而且干燥温度低,能保证产品质量,操作方便、占地面积小等特点。但干燥室内不易清洗,尤其是有色中药材干燥时更给清洁工作带来困难。主要用于湿粒性物料的干燥,如片剂、颗粒剂等颗粒干燥,也可用于某些含水量较低的中药切片的干燥。

5. 喷雾干燥设备　喷雾干燥是流化技术用于液态物料如中药提取物等干燥的良好方法。喷雾干燥设备主要由喷雾器、干燥室、鼓风机、气粉分离室等几部分组成。将被干燥的液体物料浓缩到一定浓度,经喷嘴喷成细小雾滴,使总面积极大(当雾滴直径为 10μm 左右时,每升液体所形成的雾滴其总面积可达 400~600m²),当与干燥介质热空气相遇时进行热交换,使药液在数秒钟内完成水分的蒸发,物料干燥成为粉状或颗粒状。

目前应用的喷雾器形式有气流式、减压式及离心式三类。喷头有机械喷头、气流式喷头、离心式喷头三种。离心式喷头系将物料注于急速旋转的圆盘上,使液体分散成小滴,这种喷头适用于较黏稠的液体。如图 2-42 所示,药液自导管经流量计至喷头后,进入喷头的压缩空气,将药液自喷头经涡流器利用离心增速成雾滴喷入干燥室,再与热气流混合进行热交换后很快被干燥,当开动鼓风机后,空气经滤过器、预热器加热至 280℃左右后,自干燥器上部沿切线方向进入干燥室,干燥室内保持在 120℃以下,已干燥的细粉落入收集筒中,部分干燥的粉末随空气进入分离室后捕集入布袋中,热废气自排气口排出。

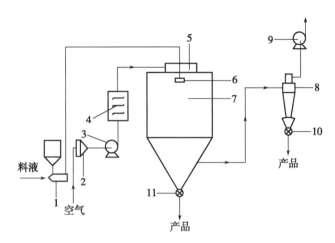

1. 供料系统;2. 空气过滤器;3. 鼓风机;4. 加热器;5. 空气分布器;
6. 雾化器;7. 干燥塔;8. 旋风分离器;9. 引风机;10、11. 卸料阀。

● 图 2-42　喷雾干燥器机组结构示意图

喷雾干燥用于中药材提取液时,因它的黏度系数相差很大,不能用固定不变的喷头来喷,应采用可变气流压力及可变大小的喷头。目前常用的喷头为气流式喷头。喷雾时,将气体与药液在喷头出口处相混合,这样混合均匀,使用方便,易于调整气体压力和流速。

喷雾干燥速度快,产品质量较高,成品溶解度好,干燥后的成品粉末极细,不需要再进行粉碎加工,从而缩短了生产工序。适用于一些不耐热的药液干燥。若遇含挥发性成分的中药材,不宜直接煎煮浓缩喷粉,应先提取挥发性成分后,再将中药材煎煮液浓缩喷粉,然后将挥发油加入粉内混合均匀,可保持原有成分不变。

6. 冷冻干燥设备　冷冻干燥是指被干燥的液体冷冻成固体或固体新鲜中药材冷冻成固定原有形状不变,在低温低压条件下,利用水的升华性能,从冰态直接升华变成气态而除去,以达到干燥目的的一种干燥方法。

冷冻干燥装置(冷冻干燥机)如图 2-43,按系统分,由制冷系统、真空系统、加热系统和电器仪表控制系统四个主要部分组成;按结构分,由真空干燥箱(冷冻干燥箱)、冷凝器(水汽凝集器)、压缩机(冷冻机)、其他附属设备(真空泵、阀门、电气控制元件等)等组成。

操作时,先用小压缩机将被干燥物冷冻至 –40℃(人参为 –20℃),然后用真空泵将压力抽至 1.33Pa;同时用大压缩机将冷凝器温度降到 –40℃以下(也可将冷凝器制冷,再将被干燥物制冷)。关闭小压缩机,利用电源加热器适当缓缓加热,使冷冻物温度逐步升高至 18~20℃(不同产品需要有不同的温度),液体药物的冰升华,药瓶中留有疏松干燥的药物。

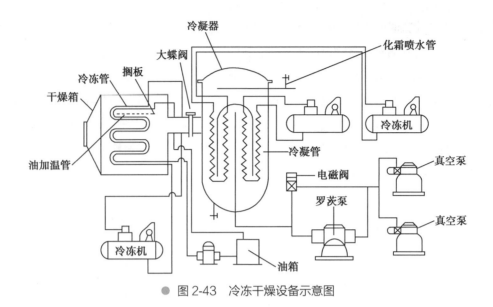

● 图 2-43 冷冻干燥设备示意图

冷冻干燥在低温中进行,对于许多热敏性的物质,如蛋白质、微生物等不会发生变性或失去生物活力;在低温下干燥时,物质中的一些挥发性成分损失小,适合一些化学产品、药品和食品干燥;冷冻干燥过程中,微生物的生长和酶的作用无法进行,能保持原来的性能;在冻结的状态下进行干燥,体积几乎不变,保持了原来的结构,不会发生浓缩现象;干燥后的物质疏松多孔,呈海绵状,加水后溶解迅速而完全,几乎立即恢复原来的性状,在真空下进行干燥,氧气极少,一些易氧化的物质得到了保护;能排除 95%~99% 以上的水分,使干燥后的产品能长期保存而不致变质。

冷冻干燥要求高度真空及低温,因而适于受热易分解破坏的药物。

7. 红外干燥器设备

(1)红外辐射振动流化干燥器:红外辐射振动流化干燥器的工作原理是使待干燥饮片或其他物料在激振状态下,从干燥箱内的导流螺旋片上产生流动,烘箱的热源则采用红外热辐射板,辐射加热干燥器的空气流及物料流,在运动下使物料得以干燥(如图 2-44、图 2-45)。

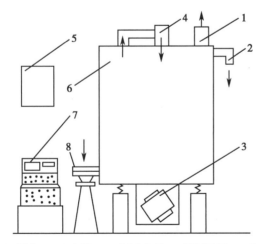

1.排气口;2.出料口;3.振动电机;4.循环风机;5.电源箱;6.干燥机;7.数据采集系统;8.给料机。

● 图 2-44 红外辐射振动流化干燥系统图

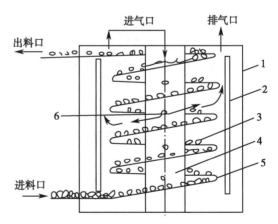

1.外罩;2.辐射器;3.物料颗粒;4.中心风管;5.螺旋槽;6.气孔。

● 图 2-45 红外辐射振动流化干燥原理图

(2)具有传动带的红外干燥器:操作时,被干燥的中药材从加料口沿箭头方向输入,在适当距离下通过红外线灯泡(灯泡装置的距离应随辐射能范围的大小与温度的高低来确定),如图2-46。红外线灯泡上部内表面涂铝粉或银粉,以增强光线的反射作用;下半部呈较平滑的半圆面,这样可以扩大辐射范围,提高干燥效率。

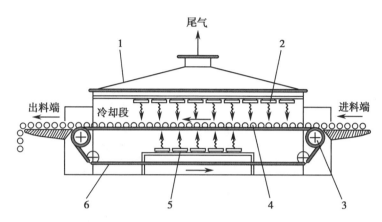

1.排风罩;2、5.红外辐射板;3.驱动链轮;4.物料;6.传送网带。

● 图2-46 带式红外干燥器

(3)隧道式烘箱:大量生产时,若采用热风循环烘干箱或蒸汽排管干燥室干燥,由于干燥时间过长,影响中药材质量。隧道式烘箱是利用被干燥的中药材在动态下进行干燥,可以适当提高温度,并相应降低相对湿度、控制气流速度等,从而缩短了干燥时间。

隧道式烘箱的热源可采用蒸汽管道,也可以电加热,也有微波、红外线、远红外线等多种加热方式。图2-47为隧道式红外线烘箱及红外线发生器,并设置鼓风循环系统,使其温度均匀。隧道式烘箱多数由红外线发送装置与自动传送装置两部分组成。在隧道上部装有12~14只、下部装有4~6只铁铬合金网红外线发生器,或多孔瓷板红外线发生器,通电后即可产生红外线,或通过煤气或液化石油气燃烧产生红外线。中药材由链状传送带输送缓缓通过隧道中,隧道内平均温度在

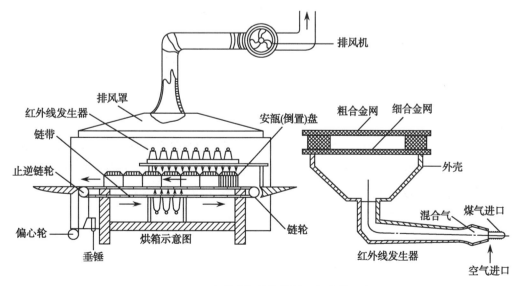

● 图2-47 隧道式红外线烘箱及红外线发生器

200℃左右,也可根据需要调节所需温度。干燥速度快,一般十几分钟即可干燥,发生器与中药材间距约15cm。红外线是一种辐射热,不需经过空气的传导和对流来传热,自动化程度高。

本法适用于含水量低、受热后化学成分不被破坏的中药材干燥,如矿物类中药材等。

8. 微波干燥设备　微波干燥设备多由直流电源、微波发生器、波导、微波干燥器及冷却系统几部分组成(如图2-48和图2-49)。

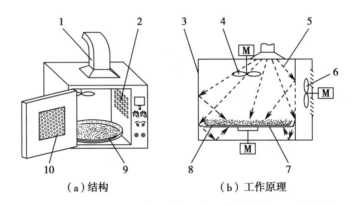

（a）结构　　　　　　（b）工作原理

1.波导;2.排湿孔;3.金属反射腔体;4.金属模式搅拌器;5.微波输入;
6.排湿风扇;7.旋转台;8.物料;9.绝缘体料盘;10.观察窗。

● 图2-48　厢式微波干燥器示意图

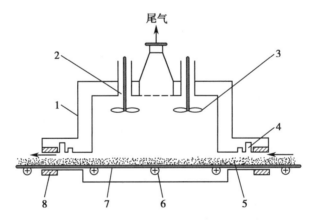

1.微波干燥室;2.微波输入;3.模式搅拌器;4.抑制器;
5.物料;6.皮带轮;7.传送带;8.耗损介质。

● 图2-49　连续式隧道微波干燥机结构示意图

微波发生器将高压直流电源所供给的电能转换为微波能,通过波导输送到微波加热器中,微波能转变为热能,被物料中的水分吸收,利用水分子高速运动摩擦产生的热使水分汽化蒸发,最终达到干燥的目的。将被干燥的中药材放置于微波专用器皿中(需加液体辅料的,加入辅料后稍润),开启电源开关,将中药材器皿放入干燥腔内专用支架上,关闭干燥箱门。按设定的微波强度和加热时间干燥中药材。及时取出,放凉即可。

由于微波干燥是先里后外,干燥时中药材内部温度高于外部温度,若掌握不好,容易造成内部焦煳或炭化现象,降低或破坏有效成分。如鲜人参用915MHz干燥时只需1分钟即可熟化,如果再延长时间,内部就会产生焦糊,严重者可炭化。所以利用微波干燥时需先进行试验,摸索出试验条件后才能大量生产。另外,微波干燥设备价格贵,对人体尤其对眼睛有影响,须加防护。

常规的干燥方法热量是从外部向内部传递的,温度梯度与湿度梯度相反,干燥时间长。而微波有很强的穿透性,频率很高,能深入物料的内部,物料中水分子几乎同时受热汽化,热量产自于物料内部分子的摩擦,水分从物料中心向两侧扩散,路程比传导加热要少一半,因此加热迅速,干燥速度快,时间短。

主要适用于中药原药材、炮制品及中成药中水丸、浓缩丸、散剂、小颗粒等的干燥灭菌。

9. 微波真空干燥 微波真空干燥是集微波、真空技术于一体的现代干燥技术,它是在真空的基础上,将微波能加以合理的应用。该技术将逐步取代原有的真空冷冻技术。

微波真空干燥是在真空条件下,利用微波能使物料干燥的方法。它兼备有微波及真空干燥的一系列优点,克服了常规真空干燥周期长、效率低的缺点,在一般物料干燥过程中,具有干燥时间短、产量高、质量好、加工成本低等优点。

微波真空干燥设备由微波发生器、真空干燥腔、物料旋转盘、真空系统和电控系统等几部分组成,如图2-50。

在真空条件下,给物料施加微波能量,物料升温,引起物料中的水分在较低的温度下沸腾蒸发而达到干燥之目的。

常规的真空干燥设备,由于在真空场合下,热量通过对流传递十分困难,只能传导进行,加热速度慢,干燥周期长,能耗大。微波真空干燥设备采用的是辐射传能,是介质整体加热,无须其他传热媒介,所以速度快,效率高,干燥周期大大缩短,能耗降低。与常规干燥技术相比可提

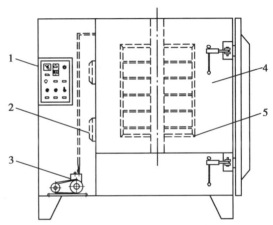

1. 电控系统;2. 微波发生器;3. 真空系统;
4. 真空干燥腔;5. 物料旋转盘。
● 图2-50 微波真空干燥器

高工效4倍以上。适用于不能在高温条件下进行干燥处理的一些药品及高档中药材,如人参、鹿茸等。

10. 介电干燥设备 介电干燥原理是在高频电磁场作用下,物料吸收电磁能量,在内部转化为热用于蒸发湿分(主要为水分)。一般用加热和干燥的无线电频率分为两个范围,即1~100MHz(高频,RF)和300MHz~300GHz(微波MV),实际上将理论意义上的"高频"(HF,3~30MHz)和"超高频"(VHF,30~300MHz)都统称为高频(RF)。微波和高频也是电磁波,他们是一种能量形式,其自身不是热量,但当它们进入电介质中就可以转化出热量。介电干燥过程,是物料内部产生热量,传质推动力主要是物料内部迅速产生的蒸汽所形成的压力梯度(如图2-51)。如果物料开始很湿,物料内部的压力升高很快,则液体可能在压力梯度作用下被从物料中排出。初始含湿量越高,压力梯度对湿分排出的影响就越大,也即有一种"泵"效应,驱使液体(常以汽态形成)流向表面,加速干燥的进行。如果没有其他辅助热源,则该加热系统的空气温度保持不变,物料表面温度低于内部温度。

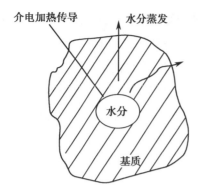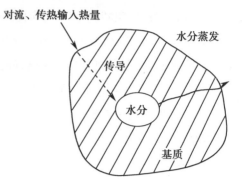

● 图 2-51　介电干燥与普通干燥机制比较

　　典型介电干燥器分为高频真空干燥器和微波干燥器,前者多用于木材干燥、纺织造纸工业,也有用于食品工业,后者较多地用于食品工业的食品速效干燥、微波膨化干燥、微波杀菌与保鲜。在医药工业也有用于中药材和中成药丸剂或片剂的干燥处理,与普通的旧式烘房相比微波干燥可以大幅度降低烘干时间,且可杀菌,经处理的中药含菌数比烘房干燥降低 15%~90%,且中药主要成分不受影响,色泽好,收缩率也小,特别是草药。图2-52 为隧道式微波灭菌干燥机(2 450MHz),主要用于制药行业。

　　介电干燥虽被证明是有效的,但仍未被广泛采用,主要原因是出于经济方面考虑,这种设备投资大、操作费用高(主要是更换磁控管等元件)。

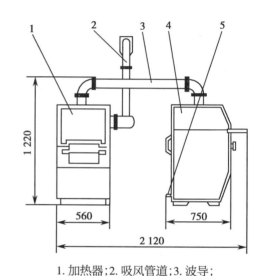

1. 加热器;2. 吸风管道;3. 波导;
4. 电源;5. 冷却水管。

● 图 2-52　隧道式微波灭菌干燥机结构示意图
（单位:mm）

介电干燥中物料的边角处可能出现过热或干透,会导致复水性差,加热速度过快会产生不希望的"喷爆"或物料焦化、燃烧,但不失为一种可取的干燥方法。

（李向日　赵　婷）

第二章同步练习

第三章 常见中药材的采收加工

二画

八角茴香　Anisi Stellati Fructus

【来源】本品为木兰科（magnoliaceae）植物八角茴香 *Illicium verum* Hook. f. 的干燥成熟果实。

八角茴香

【产地】主产于广西，在福建南部、云南东南部和南部、台湾、广东、贵州、陕西秦岭南部等地区也有少量种植。其中，广西壮族自治区梧州市产量最大。

【采收】分为春果和秋果两种。冬、春二季果实成熟时采收。春果 4~5 月采收，通常只占年产量的 20%，秋果 9~10 月采收，占 80%。当果实由青色变黄色时便可采收。

【加工】采回的八角茴香果实宜立即加工。①杀青：将采的八角茴香鲜果放入预烧好的开水锅内，用竹、木棒不断搅拌，待果实全变为黄色（时间约 10 分钟），即取出沥干水；②晒干：经杀青的八角茴香沥干水后，摊放在太阳下暴晒，经常翻动，晒 5~6 天，可加工成商品。

【性状特征】本品为聚合果，多由 8 个蓇葖果组成，放射状排列于中轴上。蓇葖果长 1~2cm，宽 0.3~0.5cm，高 0.6~1cm；外表面红棕色，有不规则皱纹，顶端呈鸟喙状，上侧多开裂；内表面淡棕色，平滑，有光泽；质硬而脆。果梗长 3~4cm，连于果实基部中央，弯曲，常脱落。每个蓇葖果含种子 1 粒，扁卵圆形，长约 6mm，红棕色或黄棕色，光亮，尖端有种脐；胚乳白色，富油性。气芳香，味辛、甜。

【商品规格】商品多为统货，不分等级。

【化学成分】八角茴香中主要含有挥发油（为萜类化合物、芳香族化合物及有机酸类化合物）、黄酮类、微量元素等化学成分。

【质量评价】

1. 经验鉴别　以个大、色红、油多、香浓者为佳。

2. 含量测定　照挥发油测定法测定，含挥发油不得少于 4.0%（ml/g）；照气相色谱法测定，含反式茴香脑（$C_{10}H_{12}O$）不得少于 4.0%。

人参　Ginseng Radix et Rhizoma

【来源】本品为五加科（Araliaceae）植物人参 *Panax ginseng* C. A. Mey. 的干燥根和根茎。

人参

【产地】主产于吉林、辽宁、黑龙江等地。野山参主产于长白山区及小兴安岭东南,朝鲜及俄罗斯远东地区也有分布,目前野生资源已枯竭,取代之的为"林下参";园参为栽培品,主产于吉林抚松、集安、靖宇、长白;辽宁桓仁、宽甸、新宾;黑龙江五常、尚志等地。以吉林抚松、集安等地为道地产区。

【采收】林下参为人工将人参种子播撒在野外自然环境,由其自然生长而成,一般生长12年以上,在8~10月,果实成熟为鲜红色时采挖。采收时,除去周围杂草,视参株大小,从外围四周挖去泥土,用骨针顺人参须根将泥土拔松,逐渐向主根方向挖进,把参体连须根完整挖出,除去地上茎,裹以青苔、树皮,防止吹干走浆。挖时须小心,以免断根或破皮。

园参栽培5~6年秋季采挖;培植大货,可栽培8~9年采收;特殊品种如石柱参,需栽培15年以上采收。一般在9月上旬、中旬,人参生长进入枯萎期,参叶变黄时采挖,此时,人参浆液足、产量高。采收时先拆除棚架,然后将畦面的土先搂下一部分,割取地上部分,随即将参刨出,要深刨慢拉,防止伤根,去除茎叶、泥土,装入箩筐或麻袋运回,及时加工。若人参浆液不足,可于起收前10天左右,拆除荫棚进行放雨、放阳,可使人参浆液充足,提高产量。未加工的鲜参称"园参水子"。

【加工】

1. 生晒参　体形较大且外形美观的鲜参适合加工成生晒参。生晒参分为下须生晒参和全须生晒参。

(1)下须生晒参:鲜参洗去泥沙及杂质,剪去须根,只留主根和大的支根,大小分档,去净泥土后用竹刀刮净病斑,置于阳光下晾晒1~2天,经日晒后的鲜参装入特制的熏箱内,用硫黄熏蒸12小时,每50kg鲜参需用硫黄量为50~100g。硫黄熏蒸的作用,一是能够加快参根的干燥,二是防止贮存时虫蛀,三是可使参根洁白,但是熏蒸可能污染生晒参,导致参中硫含量高,影响质量。硫熏后将参根放于温度为30~40℃的烘干室内进行烘干,在烘干过程中,注意控制温度,温度过高,会影响成品参的色泽,温度过低可产生抽沟。烘至参根含水量为13%以下时,便可达到成品参含水量要求。

(2)全须生晒参:与下须生晒参加工方法基本相同,但不再下须,可用绳线绑住须根以免晒干后须根折断。绑须时先使其吸水软化,便于整形,再用白棉线捆绑于须根末端,使其顺直,干燥。野山参、林下参多加工为全须生晒参。

2. 红参　一般体形较大、浆液多的鲜参适合加工成红参。主要有浸润、清洗、分选、蒸制、晾晒、高温烘干、打潮、下须、低温烘干等步骤。

(1)浸润:要注意浸润方法和时间,一种是将鲜参根装入竹筐内,直接浸入清水20~30分钟。此种方法浸润均匀透彻,但浸润时间较长,易损失有效成分;另一种方法是喷淋浸润,即将鲜参放在参帘上,厚度不超过20cm,水通过管道、喷嘴形成人工雨,冲洗参根5~10分钟。

(2)清洗:鲜参浸润后,可采用人工清洗、滚筒式洗参机、高压雨水状喷淋冲洗式洗参机、超声波洗参机等方法将参根上的泥土洗掉,要求保持参根根须、芦、艼等的完整性,并且不能损伤鲜参外表皮。人工刷洗时刮去病疤,刷净泥土,但不要刷破表皮和碰断支根。

(3)分选:将净制的鲜参,根据鲜参质量和商品要求进行分选,挑选出适合加工各种商品参的鲜参原料。

(4)蒸制与晾晒

1)锅灶蒸参法:在蒸制过程中应注意根据人参的等级(体积和重量)控制时间和温度。停火后,温度应逐渐下降,使参根慢慢冷却到一定温度,以防造成参根破裂。先用武火,然后用文火保持温度。不能随意加火或撤火,以避免因温度急剧上升或下降而造成参根破裂或熟化度欠佳。出屉后,将芦头向上倾斜摆于晒参帘上晾晒。

2) 蒸参机蒸制法:蒸参机的温度和压力可以自动控制,使用方便,工作效率较高。蒸制过程由升温升压、恒温恒压和降温降压三个阶段组成,升温升压过程要注意达到恒温的时间,应予以控制,一般为15~30分钟,否则会影响红参质量。蒸制是红参加工过程中的重要环节,蒸制时间过长,温度过高,加工出的红参色泽发黑,重量减轻;蒸制时间过短,温度过低,加工出的红参色淡,生心,黄皮。因此,蒸制时控制温度和时间非常重要。恒温恒压过程对红参质量有决定性影响,一般恒温温度为98℃±1℃,恒压压力为200~400kPa,压力波动范围在±50kPa之内,恒温恒压时间一般为150分钟。降温降压过程即温度由98℃降至85℃的过程,降温速度一般不应超过每分钟1℃,降压太快会造成参根破裂。蒸参水应经常更换,蒸参水的pH应为7.0±0.1,不能低于6.8,因为酸性的蒸参环境会破坏人参成分、降低红参物理性状指标。

(5) 高温烘干、打潮、下须及低温烘干:烘干是影响红参质量的关键工序。烘干的最适温度为70℃,温度超过70℃,会使红参颜色变黑,失去光泽,断面透明度差;温度过低,失水速度太慢,可使参根略呈酸性,严重时酸败,影响人参成分转化,致使三醇型皂苷与二醇型皂苷的比值降低,影响红参特有的药效作用。烘干时应注意排风,如果排风间隔时间太短,会使干燥速度过快,导致表面产生抽沟,降低红参质量。

经烘干的人参,其支根及须根含水量较少,易折断,为便于进行后续操作,必须打潮软化。可将经煮沸消毒的温开水用喷雾器直接喷雾于人参根上或将洁净的厚棉布浸透温开水,直接覆盖于参根上,然后用塑料薄膜包严,放8~12小时即可,也可将参根按一定间隔堆放于回潮室内,通入热蒸汽(不超过80℃)蒸20~30分钟,或向30~50℃的密闭回潮室内通入低温蒸汽使其回潮。

打潮软化后进行下须,首先剪掉主体上的毛须,在修剪须根时,较细的须根应短留,较粗的须根应长留,剪下的须根,按长短、粗细分类、捆成小把,以加工各类红参须。

将剪完须的参根,按大、中、小分别置于干燥室内进行低温烘干。为使参根各部位内的水分扩散速度与干燥失水速度相近,干燥室内的温度应控制在30~35℃。若烘干室内温度超过40℃,会造成参根各部位干燥程度不均。过分干燥的主根尾部、中尾须、芦头因完全失水而色泽变黑,呈焦煳状,主根表面抽沟,截面不整齐。

3. 糖参　糖参又称白糖参。缺头少尾、浆液不足、体形欠佳、质地较软的鲜参适合加工成糖参。将选好的参洗净,头朝下放入筐中,置沸水中煮15~20分钟,使参变软,内心稍硬。取出晒0.5~2小时,将参平放在木板上,用排针扎遍参全体,再用骨针顺着参由下往上扎几针,但不能穿透,扎后将参放入缸内,不得太满。把已经熬到挑起发亮、有丝不断的糖浆,趁热倒入缸内,浸泡10~12小时后将参取出,凉到不发黏时再反复两次排针、浸糖。晒干或烘干。由于加工糖参的工艺烦琐,多次排针、浸糖,使人参的有效成分严重损失,加上贮藏、运输中易于吸潮、污染,冬季易于烊化返糖,夏季易于发霉变质。故糖参的应用受到限制,加工量较少。

另外,人参作为贵重的道地药材,不同产地加工方法各异,形成各种药材规格,如活性参(也称冻干参)。

【性状特征】生晒参:主根纺锤形或圆柱形,长3~15cm,直径1~2cm。表面灰黄色,上部或全体有疏浅断续的粗横纹及明显的纵皱纹,下部有支根 2~3 条,并着生多数细长的须根,须根上常有不明显的细小疣状突起。根茎(芦头)长 1~4cm,直径 0.3~1.5cm,多拘挛而弯曲,具不定根(芽)和稀疏的凹窝状茎痕(芦碗)。质较硬,断面淡黄白色,显粉性,形成层环纹棕黄色,皮部有黄棕色的点状树脂道及放射状裂隙。香气特异,味微苦、甘。

【商品规格】

1. 生晒参　一等:干货。根呈圆柱形,体轻有抽沟,去净芋须。表面黄白色,断面黄白色。气香味苦。每 500g 60 支以内。无破疤、杂质、虫蛀、霉变。二等:每 500g 80 支以内。三等:每 500g 100 支以内。四等:每 500g 130 支以内。五等:每 500g 130 支以外。

2. 红参　分边条红参和普通红参,一般按照每 500g 所含有的红参支数分为不同的等级,例如:16 支边条红参是指每 500g 16 支以内,每支 31.3g 以上。

边条红参商品等级主要包括 16 支、25 支、35 支、45 支、55 支、80 支边条红参。普通红参商品等级主要包括 20 支、32 支、48 支、64 支、80 支普通红参。

3. 白糖参　一等:干货,根呈圆柱形,芦、须齐全。表面白色,体充实,支条均匀。断面白色。味甜、微苦。不返糖,无浮糖、碎芦;无杂质、虫蛀、霉变。二等:干货,根呈圆柱形,表面黄白色,大小不分。余同一等。

【化学成分】主要含皂苷类、多糖类及挥发油等多种成分。目前已鉴定结构的人参皂苷有 100 余种,根据苷元的结构类型不同,人参皂苷可分为 3 类:原人参二醇(PPD)类,主要包括人参皂苷(ginsenoside)Ra_1、Ra_2、Ra_3、Rb_1、Rb_3、Rc、Rd、Rg_3、Rh_2、Rs_1、Rs_2,丙二酰人参皂苷 Rb_1、Rb_2、Rc、Rd,西洋参皂苷 R_1;原人参三醇类(panaxatriol)类,主要包括人参皂苷 Re、Rf、Rg_1、Rg_2、Rh_1、20-gluco-Rf、三七皂苷 R_1、三七皂苷 R_4;齐墩果酸(oleanolic acid)类,主要包括人参皂苷 Ro。多糖类:包括淀粉样葡聚糖、AG 型果胶等。挥发油:油中主要成分为 β-榄香烯(β-elemene)、人参炔醇(panaxynol)等。

【质量评价】

1. 经验鉴别　以芦长、条粗、体丰坚实、支大、腿长者为佳。

2. 检查　水分:不得过 12.0%。总灰分:不得过 5.0%。

重金属及有害元素:铅不得过 5mg/kg;镉不得过 1mg/kg;砷不得过 2mg/kg;汞不得过 0.2mg/kg;铜不得过 20mg/kg。

农药残留量:含五氯硝基苯不得过 0.1mg/kg;六氯苯不得过 0.1mg/kg;七氯(七氯、环氧七氯之和)不得过 0.05mg/kg;氯丹(顺式氯丹、反式氯丹、氧化氯丹之和)不得过 0.1mg/kg。

3. 含量测定　用高效液相色谱法测定,生晒参药材按干燥品计算,含人参皂苷 Rg_1($C_{42}H_{72}O_{14}$)和人参皂苷 Re($C_{48}H_{82}O_{18}$)的总量不得少于 0.30%,人参皂苷 Rb_1($C_{54}H_{92}O_{23}$)不得少于 0.20%。红参含人参皂苷 Rg_1($C_{42}H_{72}O_{14}$)和人参皂苷 Re($C_{48}H_{82}O_{18}$)的总量不得少于 0.25%,人参皂苷 Rb_1($C_{54}H_{92}O_{23}$)不得少于 0.20%。

【附注】高丽参:别名朝鲜参、别直参。五加科植物人参 Panax ginseng C. A. Mey 带根茎的根。主产于韩国及朝鲜两地,一般生长 4~6 年采收,其中又以 6 年生的品质最优。加工的产品有①白参:以 4~6 年的人参为原料,剥皮后晾干或阴干而制成的产品。其水分含量低于 14%。白参分为直参、曲参、半曲参、尾参。②直参:指形态为直立型且去皮的白参。③曲参:指参体各部位甚至包括参体中部成圆形后晒干的白参。④半曲参:指自参根部弯至参体后晒干的白参,从整体上看,其弯曲的长度为参体的一半,因此称半曲参。⑤尾参:由主根之外的支根、须根制成的白参。

红参:以 4~6 年的人参为原料,蒸熟后晒干或烘干而成。

三画

三七　Notoginseng Radix et Rhizoma

三七

【来源】本品为五加科(Araliaceae)植物三七 *Panax notoginseng*(Burk.)F. H. Chen
的干燥根及根茎。

【产地】主产于云南文山州及广西田阳、靖西等地。四川、广东、湖南、贵州、福建、
江西、湖北、浙江等省也有少量栽培。以云南文山三七历史悠久,产量最大,品质最佳,
为道地药材。

【采收】一般栽种 3~5 年后采收,摘除花薹后 7~8 月采挖的三七为"春七",体实饱满,质量好,
产量高;留种后 12 月至翌年 1 月采挖的三七为"冬七",体松瘪瘦,质量次,产量低。一般在采收前
10 天左右割去地上茎,选择晴天采挖地下部分,挖取三七时要从下坡向上坡挖,连土轻轻挖起,防
止断根和漏收,抖尽泥土。

【加工】采挖后除去地上部分,洗净,剪下芦头、支根及须根,按大小分档,主根习称"三七头
子",将"三七头子"暴晒一天,进行第一次揉搓,可使三七内外水分含量均匀。揉时用力要轻,着
力均匀,慎擦破表皮,使色泽变黑。再暴晒、搓揉,第二次揉搓即可加大力度,以使三七根体结实,
外表棕黑发亮,边晒边揉,反复晒揉 3~5 次,待至全干称为"毛货"。将"毛货"按大小分档后放入
麻袋内加粗糠或稻谷撞至表面光滑即得。现代多用滚动机加龙须草或青小豆撞击,加石蜡或滑石
粉打光。如遇阴雨,可搭烤架在 50℃以下烘干,烘烤时要勤检查,并不断揉搓。剪下的根茎、支根、
须根分别晒干。根茎习称"剪口",支根习称"筋条",须根习称"绒根"。

【性状特征】主根呈类圆锥形或圆柱形,长 1~6cm,直径 1~4cm。表面灰褐色或灰黄色,有断
续的纵皱纹和支根痕,顶端有茎痕,周围有瘤状突起。体重,质坚实,击碎后皮部与木部常分离。
断面灰绿色、黄绿色或灰白色,皮部有细小棕色斑点,木部微呈放射状排列。气微,味苦回甜。剪
口呈不规则的皱缩块状或条状,表面有数个明显的茎痕及环纹,断面中心灰绿色或白色,边缘深绿
色或灰色。筋条呈圆柱形或圆锥形,长 2~6cm,上端直径约 0.8cm,下端直径约 0.3cm。

【商品规格】

1. 春三七　干货按每 500g 的支数(个数)分为 13 个等级,有时又称为多少头,如 20 头、40 头
等。一等品(20 头):呈圆锥形或圆柱形,表面灰黄色或黄褐色,质坚实,体重,断面灰绿色或灰褐
色,味苦微甜。每 500g 20 头以内,长不超过 6cm,无杂质、虫蛀、霉变。二等品(30 头):每 500g 30
头以内,长不超过 6cm,余同一等。三等品(40 头):每 500g 40 头以内,长不超过 5cm,余同一等。
四等品(60 头):每 500g 60 头以内,长不超过 4cm,余同一等。五等品(80 头):每 500g 80 头以内,
长不超过 3cm,余同一等。六等品(120 头):每 500g 120 头以内,长不超过 2.5cm,余同一等。七等
品(160 头):每 500g 160 头以内,长不超过 2cm,余同一等。八等品(200 头):每 500g 200 头以内,
长不超过 2cm,余同一等。九等品(大二外):每 500g 250 头以内,长不超过 1.5cm,余同一等。十
等品(小二外):每 500g 300 头以内,长不超过 1.5cm,余同一等。十一等品(无数头):每 500g 450

头以内，长不超过 1.5cm，余同一等。十二等品（筋条）：不分春七、冬七，每 500g 450~600 头。支根上端直径不低于 0.8cm，下端直径不低于 0.5cm。十三等品（剪口）：不分春七、冬七，主要是三七的芦头。

2. 冬三七　不饱满，表面皱纹多深长或呈明显沟槽状。断面常呈黄绿色，木部菊花心不明显，常有裂隙。等级与春三七相同。

【化学成分】主含皂苷、氨基酸类、黄酮类、挥发油等多类型的成分。多种皂苷：总量9.75%~14.90%，与人参所含皂苷相似，但主要为达玛脂烷系皂苷，有人参皂苷（ginsenoside）Rb₁、Rb₂、Rc、Rd、Re、Rg₁、Rg₂、Rh₁ 及三七皂苷（notoginsenoside）R₁、R₂、R₃、R₄、R₅、R₆。氨基酸类：从三七中分离和测得 16 种以上氨基酸，其中有 7 种人体必需氨基酸，三七素（dencichine，即田七氨酸）为一种特殊的氨基酸，结构为 β-N- 乙酸酰基 -L-α- 二氨基丙酸（β-N-oxaol-L-α, β-diaminopropionic acid）。黄酮类：如三七黄酮 A、三七黄酮 B 及槲皮素等。挥发油：从挥发油中鉴定出 34 种化合物，有倍半萜类、脂肪酸类、酯类、苯取代物、环烷烃、酮等。另外尚含无机元素及活性多糖物质等。

皂苷是三七的主要生理活性成分，有扩张血管、降低心肌耗氧量、抑制血小板凝结、延长凝血时间、降血脂、清除自由基、抗炎、抗氧化等药理作用。三七素为三七的止血活性成分。

【质量评价】

1. 经验鉴别　以个大、体重、质坚、表面光滑、断面灰绿色或黄绿色者为佳。

2. 检查　水分：不得过 14.0%。总灰分：不得过 6.0%。酸不溶性灰分：不得过 3.0%。

3. 浸出物　醇溶性浸出物（热浸法，用甲醇作溶剂）不得少于 16.0%。

4. 含量测定　用高效液相色谱法测定，药材按干燥品计算，含人参皂苷 Rg₁（C₄₂H₇₂O₁₄）、人参皂苷 Rb₁（C₅₄H₉₂O₂₃）和三七皂苷 R₁（C₄₇H₈₀O₁₈）的总量不得少于 5.0%。

【附注】随着真空冷冻干燥技术在我国中药材产地加工中的普及，近年来，越来越多的地方采用了冻干技术加工三七。经研究表明：冻干三七较好地保持了原药材的外观品质、颜色，质地疏松、复水性好、气味浓，切分和粉碎容易，为其他三七制品的加工带来了方便。并且冻干三七的有效成分损失较少，其皂苷含量仅比鲜三七略低，比传统干燥三七含量高出近 2%。在临床使用上和传统三七相比，可以提高三七的药效和减少三七的用量。

土鳖虫　Eupolyphaga Steleophaga

【来源】本品为鳖蠊科（Corydidae）昆虫地鳖 *Eupolyphaga sinensis* Walker 或冀地鳖 *Steleophaga planeyi*（Boleny）的雌虫干燥体。

土鳖虫

【产地】主产于江苏、湖南、湖北、河南。广东、广西、河北、山东、福建、江西等地亦产。其中产量最大为河南，江苏质量最佳。

【采收】夏季捕捉，采收土鳖虫时注意选择晴好天气进行，速度要快，一次性采收一大批，不能将连续几天采收的混合在一起。

【加工】根据天气的不同，地鳖虫的加工可分为晒干和烘干两种方法。①晒干法：把用筛子过筛挑出的土鳖虫放盆或箱内 1 天，不需喂食，待其消化完体内的食物，并把体内的粪便排尽。将土鳖虫倒入盛有清水的盆中，让其自由活动，洗净泥土，15~20 分钟后捞出，放入含盐 3% 的水中，煮烫 5 分钟左右，捞出，用清水洗净，在竹帘或平板上摊开，在阳光下暴晒 3~4 天，虫体完全干燥后即成。通常用晒干方式加工的土鳖虫,其干品体色鲜艳,具有光泽。如果连续阴雨天,应采取烘干的方法,否则土鳖虫易变质、发霉。②烘干法:可将洗净后的土鳖虫放入锅内烘炒或是放在烘箱内烘干,温度控制在50℃左右。用文火烘炒,当虫足尖微粘锅铲时将虫取出,均匀摊开放在金属筛内,置于炉火上,用燃料余热烘烤,虫体干燥后即成。烘炒时,要使虫体完整,一次数量不宜太多,以免翻炒时将虫体铲碎,降低干品的等级质量。

【性状特征】

1. 地鳖　呈扁平卵形,长1.3~3cm,宽1.2~2.4cm。前端较窄,后端较宽,背部紫褐色,具光泽,无翅。前胸背板较发达,盖住头部;腹背板9节,呈覆瓦状排列。腹面红棕色,头部较小,有丝状触角1对,常脱落,胸部有足3对,具细毛和刺。腹部有横环节。质松脆,易碎。气腥臭,味微咸。

2. 冀地鳖　长2.2~3.7cm,宽1.4~2.5cm。背部黑棕色,通常在边缘带有淡黄褐色斑块及黑色小点。

【商品规格】按其来源有地鳖和冀地鳖两种。按产地分有苏土鳖(江苏)、金边土鳖(广东、广西)等。

【化学成分】含挥发油、氨基酸、脂肪酸等多种成分。挥发油:主含萘(naphthalene)、脂肪醛(fataldehyde)、芳香醛(aromatic aldehyde)等。甾醇类:β-谷甾醇(β-sitosterol)等。脂肪酸:棕榈酸(palmic acid)等。此外,还含有维生素E、钙、磷等成分。

【质量评价】

1. 经验鉴别　以完整不碎、个头均匀、体肥、紫褐色者、油润光亮肚瘪者为佳。

2. 检查　杂质:不得过5%。水分:不得过10.0%。总灰分:不得过13.0%。酸不溶性灰分:不得过5.0%。

3. 浸出物　水溶性浸出物(热浸法,以水作溶剂)不得少于22.0%。

大青叶　Isatidis Folium

【来源】本品为十字花科(Cruciferae)植物菘蓝 Isatis indigotica Fort. 的干燥叶。

【产地】主产于内蒙古、陕西、甘肃、河北、山东、江苏、浙江、安徽、贵州等地。

【采收】每年收割2~3次。北方6月下旬苗高18~20cm时可收割1次,割时留苗茬3~5cm,待苗重新生长可再割1次。其后温暖地区可收叶3次。

大青叶

【加工】阴干或晒干。阴干,需在通风处搭设荫棚,将大青叶扎成小把,挂于棚内阴干。晒干,需放在芦席上,并经常翻动,使其均匀干燥。要严防雨露,以发生霉变。

【性状特征】本品多皱缩卷曲,有的破碎。完整叶片展平后呈长椭圆形至长圆状倒披针形,长5~20cm,宽2~6cm;上表面暗灰绿色,有的可见色较深稍突起的小点;先端钝,全缘或微波状,基部狭窄下延至叶柄呈翼状;叶柄长4~10cm,淡棕黄色。质脆。气微,味微酸、苦、涩。

【商品规格】商品一般不分等级,均为统货。

【化学成分】含生物碱类、有机酸类、苷类化合物和无机元素。生物碱类:靛蓝(inidgotin)、靛玉红(indirubin)、青黛酮(qingdainone)、色胺酮(tryptanthrin)。有机酸类:水杨酸(salicylicacid)、邻氨基苯甲酸(anthranilic acid)等。苷类:芥苷(glu-cobrassicin)、1-磺基芥苷(glucobrassicin-1-sulfonate)、新芥苷(neoglucobrassicin)等。无机元素:钙、铁、镁等。此外,还含有异牡荆素(isovitexin)、黄嘌

呤等。

【质量评价】

1. 经验鉴别　以叶大、洁净、无破碎、色墨绿、无霉味者为佳。

2. 检查　水分：不得过 13.0%。

3. 浸出物　醇溶性浸出物(热浸法,用乙醇作溶剂)不得少于 16.0%。

4. 含量测定　照高效液相色谱法测定,药材按干燥品计算,含靛玉红($C_{16}H_{10}N_2O_2$)不得少于 0.020%。

大黄　Rhei Radix et Rhizoma

大黄

【来源】本品为蓼科(Polygonaceae)植物掌叶大黄 *Rheum palmatum* L.、唐古特大黄 *Rheum tanguticum* Maxim. ex Balf. 和药用大黄 *Rheum officinale* Baill. 的干燥根及根茎。

【产地】

1. 掌叶大黄　主产于甘肃省礼县、宕昌县、岷县、文县,青海省同仁县、同德县、贵德县。四川省阿坝州与甘孜州,云南省西北部,陕西陇县、凤翔县也产。

2. 唐古特大黄　主产于青海省与甘肃省祁连山北麓,西藏东北部及四川西北部。

3. 药用大黄　主产于四川省北部、东部及南部盆地边缘,河南西部,湖北西部,陕西南部,贵州北部、西部及云南西北部等地。又称南大黄、马蹄大黄、雅大黄。

商品按产地区分又分别称为：①西大黄,来源为掌叶大黄及唐古特大黄的根及根茎,主产于青海、甘肃、西藏,又称“北大黄”。②南大黄,来源为药用大黄的根及根茎,主产于四川东部、湖北、云南、贵州。③雅大黄,来源为药用大黄的根及根茎,主产于四川甘孜州、阿坝州、凉山州以及青海德格。

【采收】4~5 月未发芽前或 9~11 月植株枯萎时采挖根及根茎。

【加工】栽培品通常于栽培 3 年以上采挖。除去泥土、顶芽及细根,用竹刀或瓷片(忌用铁器)刮去粗皮,晒干、阴干或烘干,再进行加工。取块大者于竹笼中撞光,加工成卵圆形,习称“蛋吉”；将蛋吉纵切成瓣为半圆形块,称为“蛋片吉”。取较大块于竹笼中撞光,横切成段,按大小分等,分别称为“中吉”“苏吉”“小吉”。主根及支根撞去外皮,称“水根”。

【性状特征】

1. 西大黄　根茎圆柱形、圆锥形或不规则块片状。除去外皮者黄棕色至红棕色,有类白色网状纹理,习称“锦纹”；带外皮者棕褐色,有横皱纹及纵沟。质坚实,断面淡红棕色或黄棕色,颗粒性,习称“高粱渣”；根茎髓部宽广,有星点环列或散在。根具有放射性纹理,形成层环明显,无星点。气清香,味苦而微涩,嚼之粘牙,有砂粒感,唾液被染成黄色。

2. 南大黄　类圆柱形似马蹄。表面黄褐色或黄棕色。质较疏松,易折断,断面黄褐色,多孔隙。髓部星点较大,散在。

3. 雅大黄　商品特征同南大黄。

【商品规格】

1. 西大黄(西宁大黄)

(1)蛋片吉：干货。按每 1 000g 所含个数分为三等。一等：无粗皮,纵切成瓣。表面黄棕色,体重质坚,断面淡红棕色或黄棕色,具放射状纹理及明显环纹,红肉白筋。髓部有星点环列或散在,气清香,味苦微涩。无虫蛀、霉变、杂质。每 1 000g 8 个以内,糠心者不超过 15%。二等:每 1 000g 12 个以内,其余同一等。三等:每 1 000g 18 个以内,其余同一等。

(2)苏吉:干货。按每 1 000g 所含个数分为三等。一等:无粗皮,横切成段,不规则圆柱形。表面黄棕色,体重质坚,断面淡红棕色或黄棕色,具放射状纹理及明显环纹,红肉白筋,髓部有星点环列或散在,气清香,味苦微涩。无虫蛀、霉变、杂质。每 1 000g 20 个以内,糠心者不超过 15%。二等:每 1 000g 30 个以内。其余同一等。三等:每 1 000g 40 个以内,其余同二等。

(3)水根:为掌叶大黄或唐古特大黄的主根尾部及支根的加工品,呈长条状。表面棕色或黄褐色,间有未去净的栓皮。长短不限,间有闷茬,小头直径不小于 1.3cm。气清香,味苦微涩。无虫蛀、霉变、杂质。

(4)原大黄:统货。干货。无粗皮,纵切或横切成瓣、段、块片,大小不分。表面黄褐色,断面具放射状纹理及明显环纹。髓部有星点或散在颗粒,中部直径在 2cm 以上,糠心者不超过 15%。气清香,味苦微涩。无虫蛀、霉变、杂质。

2. 南大黄(南川大黄) 干货,分二等。一等:横切成段,无粗皮。表面黄褐色,体坚实。断面黄色或黄绿色,长 7cm 以上,直径 5cm 以上。气微香,味苦涩。无枯糠、煳黑、水根、虫蛀、霉变。二等:横切成段,较一等轻泡,大小不分,间有水根,最小头直径不低于 1.2cm。其余同一等。

3. 雅大黄(马蹄大黄) 干货。按每个重量的大小分为三等。一等:切成不规则块状,似马蹄形,无粗皮。表面黄色或黄褐色,体重质坚,断面黄色或棕褐色,无枯糠、焦煳、杂质、虫蛀、霉变。气微香,味苦。每个重 150~250g。二等:较一等轻,断面黄褐色,每个重 100~200g,其余同一等。三等:未去粗皮,体轻泡。大小不分,间有直径 3.5cm 以上的根黄。其余同二等。

大黄出口品:以内茬红度所占比例多少而定,有九成、八成、七成、六成四种,出口有片子、吉子、糠心、粗渣等,其中以片子为最佳,中吉次之,均分红度。小吉、糠心、粗渣无红度之分。

【化学成分】主含蒽醌类衍生物,有游离状态和结合状态,游离蒽醌衍生物有大黄酸(rhein)、大黄素(emodin)、大黄酚(chrysophanol)、芦荟大黄素(aloeemodin)、大黄素甲醚(physcion)等为大黄的抗菌成分。结合性蒽醌衍生物为双蒽酮苷或游离蒽醌的葡萄糖苷,系大黄的主要泻下成分,其中以双蒽酮苷作用最强。双蒽酮苷类主要有番泻苷 A、B、C、D、E、F(sennoside A、B、C、D、E、F)等。大黄尚含四种碳苷类成分大黄苷(rheinoside)A、B、C、D,亦具泻下作用。其他含有鞣质类物质约 5%,此类物质为收敛成分,有止泻作用,其中没食子酸及 d-儿茶素亦为止血成分。

【质量评价】

1. 经验鉴别 以个大、色黄棕、体重、质坚实、锦纹星点明显、气清香、味苦而不涩、嚼之发黏、无糠心者为佳。

2. 检查 水分:不得过 15.0%。总灰分:不得过 10.0%。土大黄苷:甲醇浸出液点于滤纸上,以甲苯-甲酸乙酯-丙酮-甲醇-甲酸(30:5:5:20:0.1)为展开剂,置紫外光灯(365nm)下检视,不得显持久的亮蓝紫色荧光。

3. 浸出物 水溶性浸出物(热浸法,用水作溶剂)不得少于 25.0%。

4. 含量测定 用高效液相色谱法测定,药材按干燥品计算,含总蒽醌以芦荟大黄素($C_{15}H_{10}O_5$)、大黄酸($C_{15}H_8O_6$)、大黄素($C_{15}H_{10}O_5$)、大黄酚($C_{15}H_{10}O_4$)和大黄素甲醚($C_{16}H_{12}O_5$)的总量

计,不得少于1.5%。含游离蒽醌以芦荟大黄素（$C_{15}H_{10}O_5$）、大黄酸（$C_{15}H_8O_6$）、大黄素（$C_{15}H_{10}O_5$）、大黄酚（$C_{15}H_{10}O_4$）和大黄素甲醚（$C_{16}H_{12}O_5$）的总量计,不得少于0.20%。

【附注】大黄的历史商品规格主要有：

(1) 西宁型大黄：来源为掌叶大黄和唐古特大黄。按产地不同,又分西宁大黄、河州大黄、凉州大黄、岷县大黄。

(2) 铨水型大黄：来源为掌叶大黄。按产地不同,又分铨水大黄、除州大黄、文县大黄、清水大黄、庄浪大黄。

(3) 马蹄形大黄：来源为药用大黄。按产地不同,又有雅黄和南大黄之分。

山茱萸　Corni Fructus

【来源】本品为山茱萸科（Cornaceae）植物山茱萸 *Cornus officinalis* Sieb. et Zucc. 的干燥成熟果肉。

山茱萸

【产地】主产于河南西峡、南召、内乡、淅川、嵩县、栾川、卢氏、洛宁、鲁山等,陕西佛坪、太白、丹凤、洋县、周至、山阳等,浙江淳安、桐庐、临安、建德、富阳等。安徽、四川、山西等省亦产。

【采收】种植的山茱萸4~5年开花结果,20~50年进入盛果期。9月,当果实呈鲜红色并富有弹性时及时采收。选晴天采摘,注意保护枝条和花芽,做到不折枝、不损芽,以免影响翌年产量。一般应当天采并加工,不宜堆压,以防腐烂变质。

【加工】除去果实中的枝梗、果柄、杂质,用文火烘焙、水烫蒸或水煮,使果皮和果肉质地软化,挤去果核,将果肉晒干或烘干即可。一般7~8kg鲜果可加工1kg果肉。各产区加工方法略有不同。

1. 火烘法　取山茱萸鲜果,平摊在铁丝匾或竹匾内,用文火烘焙,防止焦煳,待果皮膨胀,取出摊晾至不烫手后捏出果核,将果肉晒干或烘干。

2. 水煮法　取山茱萸鲜果,在沸水中烫5~10分钟,翻动,至手可捏去果核为度,立即捞出在冷水中浸泡5~10分钟,取出,沥水,捏去果核,将果肉晒干或烘干。

3. 烫蒸法　取山茱萸鲜果,在沸水中烫3~5分钟,捞出,再上锅中蒸5分钟,取出稍晾,捏去果核,将果肉晒干或烘干。

由于近几年山茱萸种植面积的扩大,鲜果产量增大,传统的手工加工方法已不能满足生产的需要。在山茱萸主产地,已由传统的手工去核改为用去核机挤去果核,并用自制烘箱或烘房将湿果肉烘干,大大提高了加工效率。产地加工时烘干温度一般为50~70℃,温度不宜太高,否则颜色会加深变暗。山茱萸规范化种植基地,生产企业也开始利用现代化的蒸煮罐、大型去核机及蒸汽干燥箱等大批量加工山茱萸,提高了山茱萸加工的规范化、标准化水平。

【性状特征】呈不规则的片状或囊状,长1~1.5cm,宽0.5~1cm。表面紫红色至紫黑色,皱缩,有光泽。顶端有的有圆形宿萼痕,基部有果梗痕。质柔软。气微,味酸、涩、微苦。

【商品规格】在选货规格下,根据所含颜色和每千克杂质的多少划分等级,统货不分等级。

1. 选货　一等：表面鲜红色,每千克暗红色≤10%,无杂质、虫蛀、霉变。二等：表面暗红色,每千克红褐色≤15%,杂质≤1%。余同一等。三等：表面红褐色,每千克紫黑色≤15%,杂质≤2%。

余同一等。四等:表面紫黑色,每千克杂质 <3%。余同一等。

2. 统货　不分等级。表面鲜红、紫红色至紫黑色,每千克杂质 <3%。无虫蛀、霉变。

【化学成分】果实含山茱萸苷(即马鞭草苷 cornin 或 verbenalin)、莫诺苷(morroniside)、番木鳖苷(loganin)、山茱萸新苷(cornuside)、7-O- 甲基莫诺苷(7-O-methylmorroniside)、马钱苷等。此外,尚含熊果酸(ursolic acid)、没食子酸、酒石酸(tartaric acid)、獐牙菜皂苷、鞣质 1,2,3- 三 -O- 没食子酰 -β-D- 葡萄糖、梾木鞣质 A、B(cornusiin A、B)、维生素 A、2α- 羟基熊果酸、7- 脱氢马钱素、苹果酸、齐墩果酸(oleanic acid)、原儿茶酸(protocatechuate)等。

【质量评价】

1. 经验鉴别　以肉质肥厚、色红、油润者为佳。

2. 检查　杂质:(果核、果梗)不得过 3%。水分:不得过 16.0%。总灰分:不得过 6.0%。重金属及有害元素:铅不得过 5mg/kg;镉不得过 1mg/kg;砷不得过 2mg/kg;汞不得过 0.2mg/kg;铜不得过 20mg/kg。

3. 浸出物　水溶性浸出物(冷浸法,用水作溶剂)不得少于 50.0%。

4. 含量测定　用高效液相色谱法测定,药材按干燥品计算,含莫诺苷($C_{17}H_{26}O_{11}$)和马钱苷($C_{17}H_{26}O_{10}$)的总量不得少于 1.2%。

山药　Dioscoreae Rhizoma

【来源】本品为薯蓣科(Dioscoreaceae)植物薯蓣 *Dioscorea opposita* Thunb. 的干燥根茎。

山药

【产地】主产于河南省温县、武陟、博爱、沁阳等县市。湖南、江西、广东、广西等地亦产。河南产量大,质量优,为道地药材"四大怀药"之一,习称"怀山药"。

【采收】北方一般秋末冬初地上茎叶枯萎时采挖。南方在霜降后至次年 2 月均可采挖。采挖时从地一端顺行,依据芦头深刨,挖出山药,防止折断。去除泥土、须根,切去芦头(芦长 6~10cm,留作第二年作种),即可。

【加工】

1. 鲜山药　贮放时间过久,水分蒸发,根茎变软,不便去皮,折干率也下降,因此采挖后要及时加工。

2. 毛山药　山药根茎,洗净泥土,除去外皮及须根,晒干,在干燥过程中要回潮 3~4 次,直至完全干燥。

3. 光山药　选择肥大顺直的毛山药,置清水中,浸至无干心,捞出,闷透,用木板搓成圆柱状,两端切齐,成 20~30cm 的段,晒干。

4. 山药片　除去外皮,趁鲜切厚片,烘干。

【性状特征】

1. 毛山药　呈圆柱形,弯曲而稍扁,长 15~30cm,直径 1.5~6cm。表面黄白色或淡黄色,有纵沟、纵皱纹及须根痕,偶有浅棕色外皮残留。体重,质坚实,不易折断,断面白色,粉性。气微,味淡、微酸,嚼之发黏。

2. 光山药　呈圆柱形,两端平齐,长 9~18cm,直径 1.5~3cm。表面光滑,白色或黄白色。

3. 山药片　为不规则的厚片,皱缩不平,切面白色或黄白色,凹凸不平整,质坚脆,粉性。气微,味淡。

【商品规格】药材商品分为光山药、毛山药、山药片(毛山药片)三种规格。

1. 光山药　一等:长15cm以上,直径2.5cm以上。无裂痕、空心、炸头、色变、虫蛀、霉变。二等:长13cm以上,直径2.0~2.5cm,余同一等。三等:长10cm以上,直径1.7~2.0cm,余同一等。四等:长短不分,直径1.5~1.7cm,间有碎块,余同一等。

2. 毛山药　一等:长15cm以上,中部围粗10cm以上。无破裂、空心、黄筋、杂质、虫蛀、霉变。二等:长10cm以上,中部围粗6~10cm以上。余同一等。三等:长7cm以上,中部围粗3~6cm以上,间有碎块。余同一等。四等:长短不分,直径≥1.0cm,间有碎块。少量破裂、空心、黄筋,余同一等。

3. 山药片　一等:直径≥2.5cm,均匀,碎片≤2%。无破裂、空心、黄筋、杂质、虫蛀、霉变。二等:直径≥1.0cm,均匀,碎片≤5%。余同一等。

【化学成分】含淀粉(16%)、薯蓣皂苷元(0.012%)、止杈素(abscisin)Ⅱ、多巴胺(dopamine)、糖蛋白(glycoprotein)水解得16种氨基酸;黏液质中含有甘露聚糖(mannan)和植酸(phytic acid)等。

【质量评价】

1. 经验鉴别　以条粗、质坚实、粉性足、色白者为佳。

2. 检查　水分:毛山药和光山药不得过16.0%;山药片不得过12.0%。总灰分:毛山药和光山药不得过4.0%;山药片不得过5.0%。二氧化硫残留量:二氧化硫残留量测定法测定,毛山药和光山药不得过400mg/kg;山药片不得过10mg/kg。

3. 浸出物　水溶性浸出物(冷浸法),毛山药和光山药不得少于7.0%;山药片不得少于10.0%。

山楂　Crataegi Fructus

【来源】本品为蔷薇科(Rosaceae)植物山里红 *Crataegus pinnatifida* Bge. var. *major* N. E. Br. 或山楂 *Crataegus pinnatifida* Bge. 的干燥成熟果实。

山楂

【产地】主产于山东临朐、沂水、安丘,河南林县、辉县,河北唐山、沧州、保定,辽宁辽阳、海城、鞍山、营口等地。山西、陕西、江苏等省亦产。以山东临朐和沂水产量大、质优。

【采收】果实成熟时,果皮由绿色变红色或黄色,至深红或紫红色时,选择晴天上午采收,用手摘下果实或用剪刀剪断果柄。山楂果实成熟时,表面灰白色小点明显,并出现粉质,果柄基部木质化,具山楂香气。采收过早,果小,色差,味涩;采收过迟,果肉松软,还会造成落果,影响质量和产量。

【加工】采收后,将果实横切成两半,晒干或烘干,称"山楂肉";切成2~4mm的厚片晒干或60~65℃烘干,称"山楂片"。

【性状特征】呈圆形片,皱缩不平,直径1~2.5cm,厚2~4mm。外皮红色,有皱纹和灰白色的小点。果肉深黄色至浅棕色。中部横切片具5粒浅黄色果核,但多已脱落,有的片上可见细短的果柄或凹陷的花萼残迹。气微清香,味酸、微甜。

【商品规格】

1. 带核山楂　为中部带有1~5粒浅黄色果核者,横切片。主要依据片径和杂质率分等。一等:

圆形中间片。切面平整,大小均匀,无破损片。片径≥2cm,杂质率≤3%。二等:圆形中间片,兼有圆形边片。切面较平整,大小较均匀,少量切片可见短而细的果柄或花萼残迹,偶见破损片。片径≥1.5cm,杂质率≤5%。三等:有少量圆形中间片,以圆形边片为主。切面欠平整,大小欠均匀,有的切片可见短而细的果柄或花萼残迹,有少量破损片。片径≥1cm,杂质率≤7%。

2. 去核山楂　为除去果核者,横切片。依据片径分等。一等:圆形中间片。切面平整,大小均匀,无破损片。片径≥2cm。二等:圆形中间片,兼有圆形边片。切面较平整,大小较均匀,偶见破损片。片径≥1.5cm。三等:有少量圆形中间片,以圆形边片为主。切面欠平整,大小欠均匀,有的切片可见短而细的果柄或花萼残迹,有少量破损片。片径≥1cm。

【化学成分】含黄酮和有机酸类成分。黄酮类:主要包括金丝桃苷(hyperoside)、槲皮素(quercetin)、牡荆素(vitexin)、芦丁(rutin)、表儿茶素(epicatechin)和黄烷聚合物(flavan polymers)等。有机酸:主要有柠檬酸(citric acid)及其甲酯、苹果酸(malic acid)、酒石酸(tartaric acid)、熊果酸(ursolic acid)、绿原酸(chlorogenic acid)、棕榈酸(palmitic acid)、硬脂酸(stearic acid)、油酸(oleic acid)、亚油酸(linoleic acid)和亚麻酸(linolenic acid)等。

【质量评价】

1. 经验鉴别　以片大、皮红、肉厚、味浓者为佳。

2. 检查　水分:不得过12.0%。总灰分:不得过3.0%。重金属及有害元素:铅不得过5mg/kg;镉不得过1mg/kg;砷不得过2mg/kg;汞不得过0.2mg/kg;铜不得过20mg/kg。

3. 浸出物　醇溶性浸出物(热浸法,乙醇作溶剂)不得少于21.0%。

4. 含量测定　用酸碱滴定法测定,药材按干燥品计算,含有机酸以枸橼酸($C_6H_8O_7$)计,不得少于5.0%。

川贝母　Fritillariae Cirrhosae Bulbus

【来源】本品为百合科(Liliaceae)植物川贝母 *Fritillaria cirrhosa* D. Don、暗紫贝母 *Fritillaria unibracteata* Hsiao et K. C. Hsia、甘肃贝母 *Fritillaria przewalskii* Maxim.、梭砂贝母 *Fritillaria delavayi* Franch.、太白贝母 *Fritillaria taipaiensis* P. Y. Li 或瓦布贝母 *Fritillaria unibracteata* Hsiao et K. C. Hsia var. *wabuensis* (S. Y. Tang et S. C. Yue) Z. D. Liu, S. Wang et S. C. Chen 的干燥鳞茎。

川贝母

【产地】川贝母:主产于四川石渠、德格、白玉、炉霍,西藏桑日、加查、林芝、隆子以及云南德钦、贡山、香格里拉等地。暗紫贝母:主产于四川松潘、红原等地。甘肃贝母:主产于甘肃岷县、陇南、甘南、武都、文县,青海东南部及四川西北部等地。梭砂贝母:主产于四川德格、石渠、甘孜、色达,西藏芒康、昌都、江达,云南德钦、贡山,青海玉树、称多等地。太白贝母:主产于陕西秦岭及其以南地区,甘肃东南部、四川东北部、湖北西北部等地亦产。瓦布贝母:主产于四川北川、黑水、茂县、松潘等地。后两种已有人工栽培。

【采收】采挖季节因各地气候不同而异。野生品多在夏、秋二季或积雪融化后杂草未长时采收,青海、西藏一般在8~9月采挖;四川、云南、甘肃一般在6月下旬至7月采挖。栽培品,用种子播种栽培的于第三年或第四年茎叶枯萎后采收,用鳞茎及分割鳞茎繁殖的于次年6~7月倒苗后采收。挖时勿伤鳞茎,除去残茎、叶。

【加工】川贝母挖出后将鳞茎去尽泥土和须根,摊于竹席上,盖以黑布,置烈日下暴晒干透呈白色。若遇雨天可将鳞茎窖藏于水分少的沙土内,待晴天后再晒干,也可用微火 40~50℃烘干。加工时要及时摊放在晒席上,忌水洗或堆放受潮发热,切忌堆沤,也不可高温烘烤。晾晒时可用木器或竹竿翻动,不可直接用手翻动,否则川贝母淀粉粒糊化而致其外色发黄或僵粒。也有用明矾水或清水淘洗干净,再晒干。还可用将除去泥沙和须根的鳞茎放于布袋或竹筐中,加入大量麦麸,撞摇,然后直接烘干或晒干。

【性状特征】川贝母按性状不同分别习称"松贝""青贝""炉贝"和"栽培品"。

1. 松贝　呈类圆锥形或近球形,高 0.3~0.8cm,直径 0.3~0.9cm。表面类白色。外层鳞叶 2 瓣,大小悬殊,大瓣紧抱小瓣,未抱部分呈新月形,习称"怀中抱月";顶部闭合,内有类圆柱形、顶端稍尖的心芽和小鳞叶 1~2 枚;先端钝圆或稍尖,底部平,微凹入,中心有 1 个灰褐色的鳞茎盘,偶有残存须根。质硬而脆,断面白色,富粉性。气微,味微苦。

2. 青贝　呈类扁球形,高 0.4~1.4cm,直径 0.4~1.6cm。外层鳞叶 2 瓣,大小相近,相对抱合,顶部开裂,内有心芽和小鳞叶 2~3 枚及细圆柱形的残茎。

3. 炉贝　呈长圆锥形,高 0.7~2.5cm,直径 0.5~2.5cm。表面类白色或浅棕黄色,有的具棕色斑点。外层鳞叶 2 瓣,大小相近,顶部开裂而略尖,基部稍尖或较钝。

4. 栽培品　鳞茎呈类扁球形或短圆柱形,高 0.5~2cm,直径 1~2.5cm。表面类白色或浅棕黄色,稍粗糙,有的具浅黄色斑点。外层鳞叶 2 瓣,大小相近,顶部多开裂而较平。

【商品规格】商品按性状不同分为"松贝""青贝""炉贝"和"栽培品"四种规格。

1. 松贝　一等:呈类圆锥形或近球形,鳞叶 2 瓣,大瓣紧抱小瓣,未抱部分呈新月形,顶部闭合,底部圆平。表面白色,体坚质细腻。断面粉白色。味甘微苦。每 50g 在 240 粒以外,无黄贝、油子、破碎。二等:顶端闭口或开口,基部平或略平,每 50g 在 240 粒以内。间有黄贝、油子、破碎,余同一等。

2. 青贝　一等:扁球形或类圆形,鳞叶 2 瓣大小相近。顶端闭口或微开口,基部较平或圆形,表面白色、细腻,体结实。断面粉白色。味淡微苦。每 50g 在 190 粒以外。对开瓣不超过 20%。无黄贝、油子和破碎。二等:顶端闭口或开口,每 50g 在 130 粒以外。对开瓣不超过 25%。间有花子,但不超过 5%,无全黄贝、油子、破碎,余同一等。三等:每 50g 在 100 粒以外。对开瓣不超过 30%。间有油子、破碎、黄贝,但不超过 5%。余同二等。四等:顶端闭口或开口较多,表面牙白色或黄白色。大小粒不分。兼有油子、破碎、黄贝,余同三等。

3. 炉贝　一等:呈长圆锥形,贝瓣略似马牙。表面白色,体结实,断面粉白色,味苦。大小粒不分,间有油子和白色破瓣。二等:表面黄白色或淡黄棕色,有的具棕色斑点。大小粒不分。间有油子、破瓣,余同一等。

4. 栽培品　均为统货。

【化学成分】主含甾体生物碱类、甾醇类、糖类及内酯香豆素类等多种类型的成分。甾体生物碱,如西贝母碱(sipeimine)、贝母素甲(peimine)、贝母素乙(peiminine)、川贝碱(fritimine)等。

【质量评价】

1. 经验鉴别　以外形呈怀中抱月、观音座莲,质硬而脆,断面白色,富粉性,气微,味微苦者为佳。

2. 检查　水分:不得过 15.0%。总灰分:不得过 5.0%。

3. 浸出物　醇溶性浸出物(热浸法,用稀乙醇作溶剂)不得少于 9.0%。

4. 含量测定　用高效液相色谱法测定,药材按干燥品计算,含总生物碱以西贝母碱 ($C_{27}H_{43}NO_3$)计,不得少于 0.050%。

【附注】中华中医药学会团体标准《中药材商品规格等级　川贝母》(T/CACM 1021.32—2018)按性状分为松贝、青贝、炉贝,每种又选、统货。栽培品均为统货。

1. 松贝　商品按直径及开花粒、碎瓣、油粒的比例,将松贝选货划分为五个等级。一等:直径 0.3~0.45cm,油粒 + 碎瓣 ≤ 5%。二等:直径 0.45~0.65cm,油粒 + 开花粒 + 碎瓣 ≤ 5%,余同一等。三等:直径 0.65~0.9cm,油粒 + 开花粒 + 碎瓣 ≤ 10%,余同一等。四等:直径 0.45~0.65cm,开花粒 ≤ 20%,油粒 + 碎瓣 ≤ 10%,余同一等。五等:直径 0.65~0.9cm,开花粒 ≤ 20%,油粒 + 碎瓣 ≤ 10%,余同一等。统货:大小不分,开花粒 ≤ 20%,油粒 + 碎瓣 ≤ 10%。

2. 青贝　商品按直径、碎瓣、芯籽、油粒的比例,将青贝选货划分为一等、二等。一等:直径 ≤ 1.0cm,油粒 + 碎瓣 ≤ 20%,芯籽重量占比 ≤ 2%。二等:直径 >1.0cm,油粒 + 碎瓣 ≤ 20%,芯籽重量占比 ≤ 2%,余同一等。统货:大小不分,油粒 + 碎瓣 ≤ 20%,芯籽重量占比 ≤ 5%。

3. 炉贝　商品按外观色泽、碎瓣、油粒的比例,将炉贝选货划分为一等、二等。一等:表面类白色,油粒 + 碎瓣 ≤ 20%。二等:表面浅棕黄色,有的具棕色斑点,油粒 + 碎瓣 ≤ 20%,余同一等。统货:表面类白色或浅棕黄色,有的具棕色斑点,油粒 + 碎瓣 ≤ 20%。

川乌　Aconiti Radix

【来源】本品为毛茛科(Scrophulariaceae)植物乌头 *Aconitum carmichaelii* Debx. 的干燥母根。

川乌

【产地】主产于四川江油、安县、北川、青川、平武、布拖,陕西汉中、兴平、西安市鄂邑区等。云南、湖南、湖北、河南等地亦产。以四川江油产量大、质量优,为著名的川产道地药材。

【采收】6 月下旬至 8 月上旬采挖,母根加工成川乌,子根加工成附子。

【加工】选取母根,除去须根及泥沙,晒干。

【性状特征】本品呈不规则的圆锥形,稍弯曲,顶端常有残茎,中部多向一侧膨大,长 2~7.5cm,直径 1.2~2.5cm。表面棕褐色或灰棕色,皱缩,有小瘤状侧根及子根脱离后的痕迹。质坚实,断面类白色或浅灰黄色,形成层环纹呈多角形。气微,味辛辣、麻舌。

【商品规格】商品分为选货和统货两个规格。

1. 选货　一等:干货。呈不规则的圆锥形,稍弯曲,中部多向一侧膨大,顶端残茎 <1cm,大小均匀。表面棕褐色或灰棕色,皱缩,有小瘤状侧根及子根脱离后的痕迹。质坚实,断面浅黄白色或灰黄色,具粉性。气微,味辛辣、麻舌。每千克 120 个以内,饱满、质坚实,无空心、破碎。二等:干货。呈不规则的圆锥形,稍弯曲,中部多向一侧膨大,顶端残茎 <1cm,大小均匀。表面棕褐色或灰棕色,皱缩,有小瘤状侧根及子根脱离后的痕迹。质坚实,断面浅黄白色或灰黄色,具粉性。气微,味辛辣、麻舌。每千克 121~200 个,含空心和破碎的总量 ≤ 10%。

2. 统货　干货。呈不规则的圆锥形,顶端常有残茎,不分大小。

【化学成分】根含生物碱及乌头多糖(aconitan)。生物碱主要为剧毒的双酯类生物碱:新乌头碱(mesaconitine)、乌头碱(aconitine)、次乌头碱(hypaconitine)、杰斯乌头碱(jesaconitine)、异翠雀花碱(isodelphinine)等。此外,尚含塔拉乌头胺(talatisamine)及川乌碱甲、乙(chuanwu base A、B)和脂乌头碱(lipoaconitine)、脂次乌头碱、脂中乌头碱等。多糖类成分包括:葡萄糖(glucose)、半乳糖(glucose)、阿拉伯糖(arabinose)、甘露糖(mannose)、鼠李糖(L-rhamnose monohydrate)及木糖(xylose)等。

次乌头碱 R = CH₃ R′ = H
乌头碱 R = C₂H₅ R′ = OH
中乌头碱 R = CH₃ R′ = OH

【质量评价】

1. 经验鉴别　个子货以身干、个匀、饱满坚实、无空心者为佳;片子货以厚薄均匀、片面粉质洁白为佳。

2. 检查　水分:不得过12.0%。总灰分:不得过9.0%。酸不溶性灰分:不得过2.0%。

3. 含量测定　照高效液相色谱法测定,药材按干燥品计算,含乌头碱($C_{34}H_{47}NO_{11}$)、次乌头碱($C_{33}H_{45}NO_{10}$)和新乌头碱($C_{33}H_{45}NO_{11}$)的总量应为0.050%~0.17%。

【附注】川乌生品为毒性中药,应加强管理。

川芎　Chuanxiong Rhizoma

【来源】本品为伞形科(Umbelliferae)植物川芎 *Ligusticum chuanxiong* Hort. 的干燥根茎。

川芎

【产地】主产于四川都江堰、彭州、什邡、新都、崇州、彭山等地,江西武宁、瑞昌、德安,湖北阳新、崇阳、通山等地。其他地区,如甘肃、云南、贵州、吉林、江苏、贵州等亦产,但产量较小,多自销。

【采收】夏季(四川一般为小满前后),当茎上的节盘显著突出,并略带紫色时采挖。挖出全株,去净泥土、须根。

【加工】

1. 日晒法　将鲜川芎平铺在竹席上或混凝土地上,日晒,遇阴雨天平铺于室内通风干燥处。晾晒过程中注意上下翻动,以便尽快干燥,防止生霉。干燥后及时撞去须根和泥沙,再晒干透,即可。

2. 炕床烘干法　新鲜根茎日晒3~4天,平铺在炕床上,外用鼓风机向炕床下吹入带无烟煤燃烧的热风,上下翻动。烘炕过程中严格控制炕床上的温度,药材温度不得超过70℃。烘8~10小时后取出,撞去须根和泥沙。堆积发汗,再置炕床上改用小火炕5~6小时,即可。

【性状特征】不规则结节状拳形团块,直径1.5~7.0cm。表面黄褐色至黄棕色,粗糙皱缩,有多数平行隆起的轮节;顶端有类圆形凹窝状茎痕,下侧及轮节上有多数细小的瘤状根痕。质坚实,断面黄白色或灰黄色,具波状环纹形成层,全体散有黄棕色油点。香气浓郁,味苦、辛、微甜,有麻舌感。

【商品规格】

1. 川芎　分为三个等级。一等:干货。呈结节状,质坚实。表面黄褐色。断面灰白色或黄白色。有特异香气,味苦辛、麻舌。每1000g 44个以内,单个重量不低于20g。无山川芎、空心、焦枯、杂质、虫蛀、霉变。二等:每1000g 70个以内。余同一等。三等:每1000g 70个以外,个大空心的属此。余同一等。

2. 山川芎　统货。为川芎育种后的母根茎,干瘪皱缩,体轻。

【化学成分】含挥发油、生物碱、有机酸及多糖类成分。挥发油为川芎中的主要成分,包括:藁本内酯(ligustilide)、蛇床内酯(cnidilide)、新蛇床内酯(neocnidilide)、洋川芎内酯(senkyunolide)等。生物碱类:主要有川芎嗪(chuanxiongzine)、黑麦草碱(pelolyrine)等。有机酸类:主要有阿魏酸(ferulic acid)、咖啡酸(caffeic acid)、芥子酸(sinapic acid)、琥珀酸(succinic acid)、软脂酸(palmitic acid)等。多糖类:主要有葡萄糖(glucose)、甘露糖(seminose)、半乳糖(galactose)、阿拉伯糖(arabinose)、鼠李糖(rhamnose)等。

【质量评价】

1. 经验鉴别　以个大饱满、质坚实、断面色黄白、油性大、香气浓者为佳。

2. 检查　水分:不得过12.0%。总灰分:不得过6.0%。酸不溶性灰分:不得过2.0%。

3. 浸出物　醇溶性浸出物(热浸法,用乙醇作溶剂)不得少于12.0%。

4. 含量测定　用高效液相色谱法测定,药材按干燥品计算,含阿魏酸($C_{10}H_{10}O_4$)不得少于0.10%。

广藿香　Pogostemonis Herba

【来源】本品为唇形科(Labiatae)植物广藿香 *Pogostemon cablin*(Blanco)Benth. 的干燥地上部分。

广藿香

【产地】广藿香(枝香、正枝香)主产于广州郊区石牌、棠下及花都、清远。其中石牌藿香为广东道地药材。此外,产于肇庆高要的称高要藿香,产于湛江的称湛江藿香,产于海南省万宁市的称海南藿香。

【采收】在5~6月当发枝最盛时采收,将全株拔起。石牌藿香种植须13个月。高要等其他地区种植期较短些,海南的可一年收割2~3次。

【加工】顺枝闷香,除净须根,晒至足干。

【性状特征】

1. 石牌藿香　全草长30~80cm,多分枝,主茎粗短,直径1.5~2.5cm;茎枝略呈方柱形,四角钝圆,直径0.4~1cm。表面灰棕色或灰绿色,老茎坚硬,木质。茎枝折断面中间有白色髓,似海绵状。叶对生,完整的叶片卵状长椭圆形,边缘具有不整齐钝锯齿,干后皱缩,叶片脱落较少,叶质稍厚,呈黄色,俗称"金花叶",枝叶密被毛茸。气清香醇,味甘淡而无苦涩。

2. 高要藿香、湛江藿香　主茎粗长,枝叶稍稀疏,植株较高,长100cm左右。叶片稍有脱落,叶片稍薄,表面黄色或灰色。枝条顺直。质稍疏,断面髓部略大。气香而不醇,味甘淡而略涩,味微苦。

3. 海南藿香　主茎粗短,分枝多,植株高大,长100cm以上。灰棕色至紫棕色。节间长5~13cm。叶片多脱落,叶片稍薄,表面黄色或黄棕色。枝条多弯曲。断面髓部较大。气香而浓浊,味微苦、涩。

【商品规格】商品多为统货,不分等级。

【化学成分】含挥发油和黄酮类化合物,挥发油:主要成分为广藿香醇(patchouli alcohol),还含广藿香酮(pogostone)、刺蕊草醇(pogostol)、丁香油酚(eugenic acid)、桂皮醛(cinnaldehydum)、丁香烯(caryophyllene)等;黄酮类:芹菜素(apigenin)、芹菜苷(apigenin 7-O-β-glucoside)等。

【质量评价】

1. 经验鉴别　枝叶全,叶质厚,叶片黄绿色或金黄色。枝叶密被毛茸,气清香醇,味甘淡而无苦涩者为佳品。

2. 检查　杂质:不得过 2%。水分:不得过 14.0%。总灰分:不得过 11.0%。酸不溶性灰分:不得过 4.0%。叶:不得少于 20%。

3. 浸出物　醇溶性浸出物(冷浸法,用乙醇作溶剂)不得少于 2.5%。

4. 含量测定　用气相色谱法测定,药材按干燥品计算,含百秋李醇($C_{15}H_{26}O$)不得少于 0.10%。

四画

天冬　Asparagi Radix

天冬

【来源】本品为百合科(Liliaceae)植物天冬 *Asparagus cochinchinensis* (Lour.) Merr. 的干燥块根。

【产地】主产于贵州湄潭、赤水、望谟,重庆涪陵,四川泸州、乐山,广西百色、罗城,浙江平阳、景宁,云南、陕西、甘肃、安徽、江西等省亦产。

【采收】采收时间从当年 9 月到翌年 3 月均可。一年生小苗及小块根繁殖种苗栽培的天冬以 4~5 年采收为宜;分株繁殖的以 3~4 年采收为宜。过早收获,会导致块根过小,影响质量,过晚会影响产量。秋、冬二季采挖,收割时除去藤茎,深翻挖起全株,去掉泥土,将直径 3cm 以上的粗块根作药,留母根及小块根作繁殖材料。置沸水中煮或蒸至透心,趁热除去外皮,洗净,干燥。3 年生天冬每亩(1 亩 ≈ 667m²)可产干货 450~500kg。

【加工】挖出的块根洗净,除去茎基和须根。供加工的新鲜块根,直径宜在 1cm 以上,过小的块根加工干燥率低,干后枯瘦,径粗不合规格。

1. 水煮剥皮加工法　将鲜根分为大、中、小三级,分别放入沸水中,煮至透心,外皮容易剥去时,即捞出浸在冷水中,将皮层完全剥净。剥皮时,切勿残留少数皮层,否则干后出现包壳,影响品质。先剥者,应浸泡在冷水中,待全部块根剥完后再捞起剪去头尾根蒂,放置熏柜中,用硫黄熏 10 多个小时后,放入烤房烘烤,烤至八九成干时,再用硫黄熏 10 小时,然后取出晒至全干即成。

2. 蒸后剥皮加工法　分级后用蒸笼蒸至无白心时取出,剥去皮层,剪去头尾根蒂,以清水加白矾漂洗后,用硫黄熏 10 小时,然后晒干或烘干即成。

无论蒸或煮,都不能过熟,否则糖汁泄出,不易干燥;过生,则干燥后不透明。因此,应掌握熟透即止。传统加工多用硫黄熏蒸,现在已少熏蒸。在干燥中,用火切勿过大,如果急干,便会成为气壳或变成焦黄色,有损品质。

【性状特征】呈长纺锤形,略弯曲,长 4~18cm,直径 0.5~2cm。表面黄白色至淡黄棕色,半透明,光滑或具深浅不等的纵皱纹,偶有残存的灰棕色外皮。质硬或柔润,有黏性,断面角质样,中柱黄白色。气微,味甜、微苦。

【商品规格】商品分为大天冬和小天冬两个规格,每个规格各有两个等级。

1. 大天冬 一级:长纺锤形,略弯曲,长≥10cm,直径≥1.1cm。二级:长纺锤形,略弯曲,长≥5cm,直径≥0.9cm。

2. 小天冬 一级:细纺锤形或椭圆形,较平直,长≥4cm,直径≥0.7cm。二级:长纺锤形,略弯曲,长≥4cm,直径0.5~0.7cm。

【化学成分】天冬块根含有多种氨基酸成分,主要有天冬酰胺、谷氨酸、缬氨酸、苯丙氨酸、瓜氨酸、丝氨酸、苏氨酸、脯氨酸等19种氨基酸。寡糖类成分有新酮糖等7种。多糖类成分有天冬多糖A、B、C、D等。此外,天冬中还含有多糖蛋白、葡萄糖、果糖、β-谷甾醇、胡萝卜苷、正三十二碳酸、棕榈酸、9-二十七碳烯、菝葜皂苷元、异菝葜皂苷元、薯蓣皂苷元等。

【质量评价】

1. 经验鉴别 以干净、淡黄色、条粗肉厚、半透明者为优。

2. 检查 水分:不得过16.0%。总灰分:不得过5.0%。二氧化硫残留量:不得过400mg/kg。

3. 浸出物 采用醇溶性浸出物测定法热浸法测定(用乙醇作溶剂),浸出物不得少于80.0%。

天麻 Gastrodiae Rhizoma

【来源】本品为兰科(Orchidaceae)植物天麻 *Gastrodia elata* Bl. 的干燥块茎。

天麻

【产地】主产于贵州省大方、德江、赫章、毕节、都匀,四川省荥经、青川、茂县、通江、广元,云南省昭通,湖北省麻城、鹤峰、恩施,陕西省略阳、城固、西乡等,另外,东北及华北等地区亦产。

【采收】冬、春二季采挖。传统冬季地上茎枯萎后或者春季幼芽未出土前采挖者称为“冬麻”,春季天麻重新萌发出土后采挖者称为“春麻”。采收时扒开泥土,取出菌材,再依次取出天麻。采收应不伤及块茎,以免影响药材品质。

【加工】加工时将天麻除去残茎,保留箭芽,洗净泥土,搓去菌索及鳞片。按大小分档,将天麻放入蒸制容器内蒸至透心,一般蒸制20~30分钟,以天麻内无白心为度,即可取出,烘干。烘干时将天麻放入烘盘内摆平,不得重叠。烘干起始温度控制在40~50℃,逐渐升温至70℃,升温过程中要根据烘干室湿度变化及时排潮。待到七八成干时,取下用木板压扁,回潮发汗后继续烘干。

此外,尚有火炕烘干法,即将蒸制好的天麻置于火炕上,将炕烧热,使炕温平稳上升。炕温保持在40~50℃烘2~3小时后,逐渐升温至70~80℃。干燥至八成干时,用木板压扁,在50~60℃温度下烘至八九成干时,取出发汗,然后继续上炕烘干。

加工时,运回加工的天麻应及时加工,久放影响质量。干燥时应严格控制温度,起始温度不可过高,以免天麻药材外层水分迅速蒸发形成硬壳而不易干燥。在烘干过程中,如果天麻膨胀鼓起,可用竹签刺破排气,注意压扁整形。

【性状特征】椭圆形或长条形,略扁,皱缩而稍弯曲,长3~15cm,宽1.5~6cm,厚0.5~2cm。表面黄白色至黄棕色,有纵皱纹及由潜伏芽排列而成的横环纹多轮,有时可见棕褐色菌索。顶端有红棕色至深棕色鹦嘴状的芽或残留茎基;另端有圆脐形疤痕。质坚硬结实,不易折断,断面较平坦,黄白色至淡棕色,角质样。嚼之发脆而有黏性。气微,味甘。

【商品规格】本品按每 1 000g 的支数分为 4 个等级。一等:每 1 000g 26 支以内,无空心、杂质、虫蛀、霉变。二等:每 1 000g 46 支以内,余同一等。三等:每 1 000g 90 支以内,余同一等。四等:每 1 000g 90 支以外,凡不合一、二、三等的碎块,空心及未去皮者均属此等;无芦茎、杂质、虫蛀、霉变。

【化学成分】酚性化合物及其苷类、有机酸及其酯类、多糖等多种类型的成分。酚性化合物及其苷类:为天麻中的主要成分,包括:天麻苷(gastrodin)及其苷元、香夹兰醇(vanillyl alcohol)、对羟基苯甲醇(*p*-hydroxybenzyl alcohol)、对羟基苯甲醛(*p*-hydroxybenzaldehyde)等。有机酸及其酯类:主要有棕榈酸(palmitic acid)、柠檬酸(citric acid)、巴利森苷[tri(4-*β*-D-glucopyranosyloxybenzyl)-citrate]等。多糖类:主要有 GE-Ⅰ、GE-Ⅱ、GE-Ⅲ等。此外,还含有甾醇、呋喃醛类、腺苷类、氨基酸及多肽等。

【质量评价】

1. 经验鉴别　以个大肥厚、质坚实体重、有鹦哥嘴、色黄白、断面明亮角质样、无空心者为佳。冬麻优于春麻。

2. 检查　水分:不得过 15.0%。总灰分:不得过 4.5%。二氧化硫残留量:不得过 400mg/kg。

3. 浸出物　醇溶性浸出物(热浸法,用稀乙醇作溶剂)不得少于 15.0%。

4. 含量测定　用高效液相色谱法测定,药材按干燥品计算,含天麻素($C_{13}H_{18}O_7$)和对羟基苯甲醇($C_7H_8O_2$)的总量不得少于 0.25%。

天然冰片(右旋龙脑)　Borneolum

【来源】天然冰片为樟科(Lauraceae)植物樟 *Cinnamomum camphora*(L.) Presl 的新鲜枝、叶经提取加工而得。艾片为菊科植物艾纳香 *Blumea balsamifera* DC. 的鲜叶加工品。

天然冰片

【产地】天然冰片主产于印度尼西亚苏门答腊、婆罗洲等地;艾片主产于贵州罗甸、广西、云南等地。

【采收】

1. 天然冰片　9~10 月采收树叶和树枝。

2. 艾片　艾纳香于霜降前或有枯黄叶时,即可开始收集树叶,11 月进入正式采收期,可延续到翌年 2 月上旬。晴天上午露水未干时,收集受潮软化的落叶,下午采收青叶和嫩梢(15cm 左右),摊晾几天至八成干即可加工。

【加工】

1. 天然冰片　将树叶和树枝切成碎片,经水蒸气蒸馏,冷却,收取结晶而成。

2. 艾片　将艾纳香的叶或嫩梢,经水蒸气蒸馏,冷却得到灰白色粉状物,再经去油得到艾粉,提炼成块状晶,最后削成片状,即为艾片。

【性状特征】

1. 天然冰片　本品为白色结晶性粉末或片状结晶。气清香,味辛、凉。具挥发性,点燃时有浓烟,火焰呈黄色。在乙醇、三氯甲烷或乙醚中易溶,在水中几乎不溶。熔点应为 204~209℃,比旋度应为 +34°~+38°。

2. 艾片　为深蓝色粉末,质轻,易飞扬;或呈不规则多空性的团块,易捻碎。微有草腥气,味淡。

【商品规格】多为统货。

天然冰片　进口品有大梅、二梅、三梅、四梅、百草大梅、小三梅及原装等规格。

【化学成分】天然冰片:主要成分是右旋龙脑(D-borneol),常夹杂有葎草烯(humulene)、β- 榄香烯[(-)-β-elemene]、石竹烯(caryophyllene)等倍半萜类和齐墩果酸(oleanic acid)、麦珠子酸(alphitolic aeid)、积雪草酸(asiatic acid)、龙脑香醇酮(dipterocarpol)、龙脑香二醇酮(dryobalanone)、古柯二醇(erythrodiol)等三萜类的杂质。艾片:主要成分为左旋龙脑(L-borneol)。

【质量评价】

1. 经验鉴别　天然冰片品质较好,艾片稍次。

2. 检查　天然冰片含樟脑($C_{10}H_{16}O$)不得过 3.0%;用薄层色谱法检查,不得含异龙脑。

3. 含量测定　用高效液相色谱法测定,按干燥品计算,天然冰片含右旋龙脑不得少于 96.0%。

【附注】

1. 龙脑冰片　为龙脑香科植物龙脑香 *Dryobalanops aromatica* Gaertn. f. 树脂的加工品,主产于东南亚地区,我国台湾地区有引种。

2. 人工合成冰片　又称"机制冰片"或"机片",是用樟脑、松节油等经化学方法合成,主产于上海、广东、天津等地的工厂。主要成分是消旋龙脑(DL-borneol)。为目前商品冰片的主要来源,分为广州大梅、二梅、统货等规格。熔点为 205~210℃。

木瓜　Chaenomelis Fructus

【来源】本品为蔷薇科(Rosaceae)植物贴梗海棠 *Chaenomeles speciosa* (Sweet) Nakai 的干燥近成熟果实。药材习称"皱皮木瓜"。

木瓜

【产地】主产于安徽宣城、宁国、歙县、泾县,四川灌县、彭州市,湖北资丘、恩施、宜昌,浙江淳安、昌化、开化,重庆新津、綦江、万县等地。此外,贵州、河南、陕西、山东、江苏、江西等地亦产。以安徽宣城为道地产区,习称"宣木瓜"。

【采收】移栽定植后 3~4 年开始结果,5 年进入盛果期,15~20 年逐渐衰退。由于产区气候差异,成熟期不一致,产区由东向西,木瓜生长的海拔依次升高,采摘的时间也依次顺延,约为 7 月上旬、7 月中旬与 8 月中旬左右。

【加工】采收果实后,用不锈钢刀将果实对半纵剖开,采用晒干或烘干,或晒干与烘干相结合。产地不同,加工方法略有差异。

晒干时,先将切面向上晒至泛红时,再翻过来晒。日晒夜露直至干燥。

烘干用烘房或烘箱。采摘的果实,半纵剖开后平铺置方盘中,控温 60~80℃及时烘干。需经常翻动,不能堆积,防止腐烂。

【性状特征】长圆形,多纵剖成两半,宽 2~5cm,厚 1~2.5cm。外表面紫红色或红棕色,有不规则的深皱纹;剖面边缘向内卷曲,果肉红棕色,中心部分凹陷,棕黄色;种子扁长三角形,多脱落。质坚硬。气微清香,味酸。

【商品规格】分为"选货"和"统货"两个规格。

选货 除具性状特征外,无光皮、焦枯、杂质、虫蛀、霉变,长度≥6cm。

【化学成分】主要包含黄酮类、有机酸类、三萜类、皂苷类、糖类、鞣质等。黄酮类:如槲皮素(quercetin)、金丝桃苷(hyperoside);有机酸类:皱皮木瓜果实中有机酸以苹果酸(malic acid)和柠檬酸(citric acid)为主;五环三萜类:齐墩果酸(oleanolic acid)、3-O-乙酰熊果酸(3-O-acetylursolic acid)等;另外,木瓜中还含有较为丰富的鞣质、糖类等。

【质量评价】

1. 经验鉴别 一般以质实、肉厚、色紫红、味酸者质佳。

2. 检查 水分:不得过15.0%。总灰分:不得过5.0%。

酸度检查:取本品粉末5g,加水50ml,振摇,放置1小时,滤过,滤液依法测定,pH应为3.0~4.0。

3. 浸出物 醇溶性浸出物(热浸法,用乙醇作溶剂)不得少于15.0%。

4. 含量测定 用高效液相色谱法测定,药材按干燥品计算,含齐墩果酸($C_{30}H_{48}O_3$)和熊果酸($C_{30}H_{48}O_3$)的总量不得少于0.50%。

【附注】过去记录木瓜的加工方法主要有将木瓜纵剖后直接晒干和经沸水烫透后再晒干两种,分别称为生晒法和熟晒法。宣木瓜采收加工时,江南处于梅雨天,在晒干过程中如遇阴雨天气则改用烘干。以前宣木瓜产量小,曾用沸水烫透后晒干,但是在一周内遇到阴雨天则加剧霉烂。随木瓜产量增大,用沸水烫会消耗大量薪柴而渐渐少用。资丘木瓜、川木瓜的采收加工时正是当地伏旱、秋旱季节,故宜用生晒法。川木瓜也曾采用过熟晒法,现已很少使用。因木瓜含糖分,易受潮霉变,易虫蛀,应置阴凉干燥处,防潮,防虫蛀。商品安全水分10%~15%。

木香 Aucklandiae Radix

【来源】本品为菊科(Compositae)植物木香 *Aucklandia lappa* Decne. 的干燥根。

木香

【产地】主产于云南丽江、维西、香格里拉、福贡,四川平武、北川、广元,湖北宣恩、利川、鹤峰,陕西平利、岚皋、镇平,湖南龙山、桑植、安化,贵州赫章、正安、桐梓等地。西藏亦产。以云南产量大,质量优,特称“云木香”。

【采收】直播3~4年,移栽2~3年采收。一般在10月霜降后茎叶枯黄至次年1月采挖,采收时先割去茎秆,选择晴天挖出根部,防止断损,并防止霜雪冻伤。

【加工】采挖后,除去残茎、泥沙,晒至大部分水分散失,去掉疙瘩头及细根,切段,切成6~15cm长的段块,条粗大者再纵切成2~4块,以干后厚度不小于1cm为度,整理为木香条,风干或低温干燥,撞去粗皮或须根即可。从挖出至干燥的过程中切忌水洗,木香沾水易走油、变色,严重时可至腐烂。木香适宜的干燥温度为50~60℃,勤翻动,切忌大火烘烤,以免其有效成分损失,且易导致药材走油或干枯。

【性状特征】本品呈圆柱形或半圆柱形,形如枯骨。长5~10cm,直径0.5~5cm。表面黄棕色至灰褐色,有明显的皱纹、纵沟及侧根痕。质坚,不易折断,断面灰褐色至暗褐色,周边灰黄色或浅棕黄色,形成层环棕色,有放射状纹理及散在的褐色点状油室。老根中心常呈朽木状。气香特异,味微苦。

【商品规格】商品分为“选货”和“统货”两个规格,不分等级。选货:直径≥3.0cm,长度≥7cm。统货:间有不规则条状或块状木香,直径≥0.5cm,长度5~10cm。

【化学成分】主含挥发油、生物碱、氨基酸、菊糖等成分,还含棕榈酸、天台乌药酸、多种有机酸及豆甾醇等其他成分。挥发油:油中主成分为木香内酯(costuslactone)、木香烃内酯(costunolide)、二氢木香内酯(dihydrolignan-lacton)α-木香醇(α-costol)、α-木香酸(α-costic acid)、风毛菊内酯(saussurea actone)、去氢木香内酯(dehydrocostuslactone)、异去氢木香内酯、异土木香内酯,以及烯类化合物α-和β-环木香烯内酯等。生物碱:如木香碱。氨基酸:如γ-氨基丁酸等20多种氨基酸。菊糖约18%。

【质量评价】

1. 经验鉴别　以质坚实、油性足、香气浓者为佳。

2. 检查　总灰分:不得过4.0%。

3. 含量测定　用高效液相色谱法测定,药材按干燥品计算,含木香烃内酯($C_{15}H_{20}O_2$)和去氢木香内酯($C_{15}H_{18}O_2$)的总量不得少于1.8%。

【附注】在云木香产区,传统的去粗皮加工方法为箩筐人工撞皮法:即将采收的云木香置于干燥通风处晾晒,勤翻倒。晒干后装在箩筐里,加入适量瓦砾,抬着箩筐左右摇晃,借助云木香和瓦砾、箩筐之间的摩擦撞净老皮,至主根表面呈灰黄色。之后再用筛子筛去脱落下来的须根、粗皮和泥沙,拣去瓦砾,即可。

现代采用的机械撞皮机撞皮法:是将干燥后的块根装在自制机械撞皮机的铁质滚筒里,通电后使滚筒转动,借助云木香和滚筒之间的相互碰撞摩擦,撞净粗皮,须根、粗皮和泥沙通过筛孔直接与云木香分离,不需要再次筛簸。

木通　Akebiae Caulis

【来源】本品为木通科(Lardizabalaceae)植物木通 *Akebia quinata*(Thunb.)Decne.、三叶木通 *Akebia trifoliata*(Thunb.)Koidz. 或白木通 *Akebia trifoliata*(Thunb.)Koidz. var. *australis*(Diels)Rehd. 的干燥藤茎。

木通

【产地】主产于河南大别山和桐柏山区,江苏苏州、江宁,浙江安吉、杭州、临安、淳安,安徽广德县、金寨县。三叶木通主要分布于湖南常德、怀化、张家界,湖北鹤峰县、江西芦溪县、峡江县、浮梁县,四川绵阳、广元,云南元江县、宗师县,贵州瓮安、松桃、道真、镇远等地,以及陕西省秦巴山区、河南省伏牛山区、甘肃天水地区,此外,河北、山西运城等地亦产。白木通主产于浙江临安、天台、遂昌等地,江西新建、铜鼓、修水、安福等地,广西桂西北至桂东北也有分布。

【采收】移植后5~6年开始结果以后,在秋、冬季割取部分老藤。

【加工】取茎部,除去细枝,晒干或烘干。

【性状特征】呈圆柱形,稍扭曲,长30~70cm,直径0.5~2cm。表面灰棕色至灰褐色,外皮粗糙而有许多不规则的裂纹或纵沟纹,具突起的皮孔。节部膨大或不明显,具侧枝断痕。体轻,质坚实,不易折断,断面不整齐,皮部较厚,黄棕色,可见淡黄色颗粒状小点,木部黄白色,射线呈放射状排列,髓小或有时中空,黄白色或黄棕色。气微,味微苦而涩。

【商品规格】药材一般为统货,不分等级。

【化学成分】木通中主要含有苯乙醇苷类、三萜及三萜皂苷类、多糖类、氨基酸类等化学成分。苯乙醇苷类:木通苯乙醇苷B等。三萜及三萜皂苷类:主要有木通皂苷、去甲三萜皂苷等。多糖类:

主要有 ATBB-2 等。氨基酸类:主要有天冬氨酸(L-aspartic acid)、谷氨酸(L-glutamic acid)、丙氨酸(D-alanine)、亮氨酸(N-carbobenzoxy-DL-leucine)、精氨酸[L(+)-arginine]和赖氨酸(L-lysine)等。

【质量评价】

1. 经验鉴别　以条匀、断面色黄者为佳。

2. 检查　水分:不得过 10.0%。总灰分:不得过 6.5%。

3. 含量测定　采用高效液相色谱法测定,药材按干燥品计算,含木通苯乙醇苷 B(C$_{23}$H$_{26}$O$_{11}$)不得少于 0.15%。

五味子　Schisandrae Chinensis Fructus

【来源】本品为木兰科(Magnoliaceae)植物五味子 *Schisandra chinensis*(Turcz.)Baill. 的干燥成熟果实。

五味子

【产地】主产于辽宁本溪、凤城、桓仁、宽甸、新宾、岫岩,吉林桦甸、蛟河、柳河、临江、抚松、通化,黑龙江佳木斯、阿城、宁安、虎林、五常、尚志等地。河北、内蒙古、山西等地亦产。习惯认为辽宁产者质量最佳,习称"辽五味""北五味"。

【采收】栽培者 4~5 年大量结果,即可采收。栽培与野生均在霜降后、果实老熟定浆呈紫红色时采收,宜选择晴天,将果实连果穗一起摘下。采收过早,果实不成熟,干后抽皱,油性小。

【加工】可采用晾晒或烘烤的方法进行干燥。

1. 晾晒　采摘后,要及时晾晒,晒至起皱,并不断翻动,直至全部干燥。

2. 烘烤　若遇阴雨天,要用微火烘干,开始时温度在 60 ℃左右;烘至半干时温度降至40~50 ℃;达到八成干时,可在室外进行晾晒,直至完全干燥。

晒干或烘干后,拣去果枝、果柄、杂质异物,筛去灰屑即可。

【性状特征】不规则的圆球形或扁球形,直径 5~8mm。外皮紫红色或暗红色,皱缩,显油性,久贮表面呈黑红色或出现"白霜"。果肉柔软,种子 1~2 粒,肾形,表面棕黄色,有光泽,种皮薄而脆,较易破碎,种仁呈钩状,黄白色,半透明,富有油性。果肉气微,味酸;种子破碎后,有香气,味辛、微苦。

【商品规格】依据果实表面颜色和干瘪粒的多少分为两个等级。一等:呈不规则球形或椭圆形;表面紫红色或红褐色,皱缩,肉厚,质柔润,内有肾形种子 1~2 粒;果肉味酸,种子有香气,味辛、微苦;干瘪粒不超过 2%,无枝梗、杂质、虫蛀、霉变。二等:表面黑红、暗红或淡红色,肉较薄;干瘪粒不超过 20%;余同一等。

【化学成分】含木脂素、挥发油、有机酸等类成分。木脂素:含量约 5%,为五味子的有效成分,包括五味子甲素(schisandrin A, deoxyschisandrin)、五味子乙素(γ-schisandrin B)及其类似物(α-、β-、δ-、ε- 五味子素)、五味子醇甲(schisandrol A)、五味子醇乙(schisandrol B)、新五味子素(neoschisandrin)、表五味子素 O(epigomisin O),以及当归酰五味子素(angeloylgomisin)Q、P 等。挥发油:含量约 0.89%,主要有古巴烯(copaene)、麝子油烯(α-farnesene)、倍半莰烯(sesquicarene)、β$_2$-没药烯(bisabolene)、β- 花柏烯(chamigrene)、α- 衣兰烯(ylangene)等。有机酸:含量约为 9.11%,主要有枸橼酸(citric acid)、苹果酸(malic acid)、酒石酸(tartaric acid)、琥珀酸(succinic acid)、维生素 C(vitamin C)等。此外,种子含脂肪油约 33%。

【质量评价】

1. 经验鉴别　以粒大、果皮紫红、肉厚、柔润、气味浓者为佳。

2. 检查　水分：不得过 16.0%。总灰分：不得过 7.0%。杂质：不得过 1%。

3. 含量测定　用高效液相色谱法测定，药材按干燥品计算，含五味子醇甲（$C_{24}H_{32}O_7$）不得少于 0.40%。

【附注】南五味子（Schisandrae Sphenantherae Fructus）为华中五味子 *Schisandra sphenanthera* Rehd. et Wils. 的干燥成熟果实。主产于湖北、河南、陕西、山西、甘肃等地。于 9 月白露后果实成熟时采收。药材呈球形或扁球形，直径 4~6mm。表面棕红色至暗棕色，干瘪，皱缩，果肉常紧贴于种子上。种子 1~2 粒，肾形，表面棕黄色，有光泽，种皮薄而脆。果肉气微，味微酸。商品为统货，干瘪粒不超过 10%，无梗枝、杂质、虫蛀、霉变。药材水分不得过 12.0%，总灰分不得过 6.0%；五味子醇甲不得少于 0.2%。

五倍子　Galla Chinensis

【来源】本品为漆树科（Anacardiaceae）植物盐肤木 *Rhus chinensis* Mill.、青麸杨 *Rhus potaninii* Maxim. 或红麸杨 *Rhus punjabensis* Stew. var. *sinica*（Diels）Rehd. et Wils. 叶上的虫瘿，主要由五倍子蚜 *Melaphis chinensis*（Bell）Baker 寄生而形成。按外形不同，分为"肚倍"和"角倍"。

五倍子

【产地】主产于重庆涪陵、石柱、巫溪，四川乐山、马边、屏山、峨眉、叙永，贵州毕节、遵义、湄潭，云南昭通、维西，陕西安康、石泉、旬阳、洋县，湖北恩施、宜昌、襄阳，广西融安、宜山等地。

【采收】角倍于 9~10 月间采摘，肚倍于 6~8 月间采摘。当五倍子由青转成黄褐色时采摘，采摘过晚，蚜虫破壳而出，或大量爆裂，影响质量；采摘过早，五倍子嫩小未成熟，影响产量。五倍子成熟爆裂前 1~2 个星期为适收期，此时五倍子鞣质含量最高。

【加工】将鲜五倍子投入沸水中，边煮边搅拌，煮 3~5 分钟，至表面颜色由黄褐色变为灰色时，立即取出，晒干或微火烘干。或将鲜五倍子放入甑中蒸至表面颜色由黄褐色变为灰色时，立即取出，晒干或微火烘干。鲜五倍子较少时，可采用淋烫法，即将鲜五倍子用盛具装好，将沸水慢慢浇淋于鲜五倍子上，筛动几下，再淋一次，淋烫至表面变色为止，滤干后，晒干或微火烘干。

亦有将鲜五倍子直接晒干或烘干的加工方法。

【性状特征】

1. 肚倍　长圆形或纺锤形囊状，长 2.5~9cm，直径 1.5~4cm。表面灰褐色或灰棕色，微有柔毛。质硬而脆，易破碎，断面角质样，有光泽，壁厚 0.2~0.3cm，内壁平滑，有黑褐色死蚜虫及灰色粉状排泄物。气特异，味涩。

2. 角倍　菱形，具不规则的钝角状分枝，柔毛较明显，壁较薄。

【商品规格】

1. 肚倍　商品按大小及每 500g 的个数分为选货和统货。选货：长 4.5cm 以上，直径 2.5~4cm，单个重量大于 4.5g，大小较均匀一致。每 500g 95 个以内；破碎率小于 10%。统货：长 2.5~9cm，直径 1.5~4cm，大小差异较大。每 500g 95 个以外；破碎率小于 20%。

2. 角倍　商品按大小及每 500g 的个数分选货和统货。选货：长 5cm 以上，直径 2.5~4cm，单个重量大于 4g,大小较均匀一致。每 500g 115 个以内;破碎率小于 15%。选货:长 2.5~9cm,直径 1.5~4cm,大小差异较大。每 500g 115 个以内;破碎率小于 25%。

【化学成分】主含五倍子鞣质(gallotannin,gallotannic acid)含量一般为 50%~70%,肚倍含量高,角倍含量低。尚含没食子酸、没食子酸甲酯、没食子酸乙酯、鞣花酸、淀粉、脂肪、树脂、蜡质等。

【质量评价】

1. 经验鉴别　以个大、壁厚、完整、色灰褐者为佳。

2. 检查　水分:不得过 12.0%。总灰分:不得过 3.5%。

3. 含量测定　用鞣质含量测定法测定,药材按干燥品计算,含鞣质不得少于 50.0%;用高效液相色谱法测定,药材按干燥品计算,含没食子酸($C_7H_6O_5$)不得少于 50.0%。

牛黄　Bovis Calculus

【来源】本品为牛科(Bovidae)动物牛 *Bos taurus domesticus* Gmelin 的干燥胆结石,习称"天然牛黄"。在胆囊中产生的称"胆黄",在胆管或肝管中产生的称"管黄"。

牛黄

【产地】国产牛黄全国各地均有分布。主产于西北、华北、东北、西南等地区。河南、湖北、江苏、浙江、广西、广东等地亦产。产于西北及河南的称西牛黄;产于北京、天津、内蒙古及河北的称京牛黄;产于黑龙江、辽宁、吉林的称东牛黄;产于江苏、浙江的称苏牛黄;产于广东、广西的称广牛黄。

进口牛黄主产于印度、加拿大、阿根廷、巴西、乌拉圭、智利、澳大利亚等国,过去集散于美国旧金山,称"金山牛黄"。产于印度的称"印度牛黄"。产于澳大利亚的称"澳洲牛黄"。

【采收】全年均可收集,多发现于各地屠宰场。宰牛时检查胆囊、胆管及肝管,如有结石,立即取出,如发现胆囊中有块状物,剪开胆嘴,将胆汁倒入纱布或绢箩筛内,滤去胆汁,取出结石。取自胆囊,形较圆者,称为"胆黄"或"蛋黄";取自胆管、肝管,呈管状者,称为"管黄"。

【加工】取出结石,除净附着的薄膜,用吸潮软纸包裹,外用灯心草或棉花等包紧,吊于阴凉处,至半干时用线扎好,防止崩裂破碎,置阴凉通风处阴干。切忌风吹、日晒及火烘,以防碎裂或变色。

【性状特征】本品多呈卵形、类球形、三角形或四方形,大小不一,直径 0.6~3(4.5)cm,少数呈管状或碎片。表面黄红色至棕黄色,有的表面挂有一层黑色光亮的薄膜,习称"乌金衣",有的粗糙,具疣状突起,有的具龟裂纹。体轻,质酥脆,易分层剥落,断面金黄色,可见细密的同心层纹,有的夹有白心。气清香,味苦而后甘,有清凉感,嚼之易碎,不粘牙。

【商品规格】过去分为国产牛黄和进口牛黄。国产牛黄按产地不同分为"西牛黄""京牛黄""东牛黄""苏牛黄""广牛黄";进口牛黄分为"印度牛黄""金山牛黄"等。按其来源和形状不同分为"胆黄"和"管黄"两种,以"胆黄"为一等品、"管黄"为二等品。

现行规格分两个等级。一等品:呈卵形、类球形或三角形。表面金黄色或黄褐色,有光泽。质松脆。断面棕黄色或金黄色,有同心层纹。气清香、味微苦后甘。大小不分,间有碎块。二等品:呈管状或胆汁渗入的各种块黄,表面黄褐色或棕褐色。断面棕褐色;其余同上。

【化学成分】含胆色素 72%~76%,其中主要为胆红素(bilirubin)及其钙盐,含量为 25%~70%,还有少量胆绿素。胆汁酸类 7%~10%,包括胆酸、去氧胆酸 0.45%、鹅去氧胆酸、胆石酸等及牛磺胆汁酸盐、甘氨酸胆汁酸盐类。胆固醇类 1%~5%。尚含脂肪酸 1.0%~2.1%,卵磷脂 0.17%~0.2%。

黏蛋白、平滑肌收缩物质,为两种酸性肽类成分 SMC-S$_2$ 和 SMC-F。含多种氨基酸和钾、钠、钙、镁、铁、锌、铜、锰等金属元素。另有报道,牛磺酸浓度为牛黄中其他氨基酸的 10~100 倍。

【质量评价】

1. 经验鉴别　以完整、表面黄红色至棕黄色、质松脆、断面层纹清晰而细腻、气清香而凉、味苦而后甘者为佳。

2. 检查　水分:不得过 9.0%。总灰分:不得过 10.0%。游离胆红素测定:用高效液相色谱法测定(避光操作),以胆红素作对照,供试品色谱中,在与对照品色谱峰保留时间相对应的位置上出现的色谱峰面积应小于对照品色谱峰面积或不出现色谱峰。

3. 含量测定　用薄层色谱扫描法测定,本品按干燥品计算,含胆酸(C$_{24}$H$_{40}$O$_5$)不得少于 4.0%;用高效液相色谱法测定,本品按干燥品计算,含胆红素(C$_{33}$H$_{36}$N$_4$O$_6$)不得少于 25.0%。

【附注】

1. 人工牛黄　为牛胆粉、胆酸、猪去氧胆酸、牛磺酸、胆红素、胆固醇及微量元素等加工制成。呈黄色疏松粉末,味苦微甘,无清凉感。《中国药典》已收载,是一种牛黄代用品,仅用于一般制剂。人工牛黄含有胆酸,其功效主要是消炎,由于人工牛黄的胆红素和牛磺酸的含量低,人工牛黄对中枢神经无作用。国家药品监督管理部门曾规定,"安宫牛黄丸"等 42 种临床急重病症用药不得以人工牛黄替代天然牛黄入药。

2. 人工培植牛黄　天然牛黄因来自个别病牛体,产量供不应求,近年来为解决牛黄药源不足,目前已成功地在活牛体内培植牛黄,此种药材称为"人工培植牛黄"。人工培植牛黄的方法如下:凡计划施行手术的牛,术前需做检查。术前应禁食 8~12 小时,但饮水不限。术前要准备好手术器械,核体(即埋入胆囊内的异物)一般采用塑料制成。手术的进行可按常规外科方法处理。培核 1~2 年便可取黄。取黄方法与培植手术相同。核体从牛胆囊中取出后,先用吸水纸轻擦表面,除去胆汁黏液等,然后烘干(温度控制在 50~60℃)或在通风处阴干。上述加工方法所得牛黄为不规则碎片状,研粉后即可用于制剂。现注射法牛体培育牛黄已成功,克服了手术育黄的弊端,提高了培育牛黄的技术水平。

3. 人工体外培植牛黄　本品以牛科动物牛 *Bos taurus domesticus* Gmelin 的新鲜胆汁作母液,加入去氧胆酸、胆酸、复合胆红素钙等制成。性状:本品呈球形或类球形,直径 0.5~3cm。表面光滑,呈黄红色至棕黄色。体轻,质松脆,断面有同心层纹。气香,味苦而后甘,有清凉感,嚼之易碎,不粘牙。

培育过程:

(1)全息双循环培养系统的建立:用外科手术的方法,用胆管卡阻塞或用缝线双重结扎胆管,以阻断胆汁流入十二指肠的通路,这样牛肝脏分泌的胆汁只能流入胆囊贮存,再经胆囊瘘管将胆囊内的胆汁引流到牛体外的本工艺专用培养罐内,经培养后,再将罐内的胆汁通过十二指肠瘘管送回到牛的十二指肠内。专用培养罐内是伴随牛胆汁的体外循环的一个连续的、不断重复的培养过程。整个培养罐内壁是由无毒无色的玻璃、棕色玻璃或用无毒塑料制成的。

(2)牛黄的培养:牛肝脏分泌的胆汁要在牛的胆囊内停留 4~12 小时,这样胆汁就被浓缩了,然后通过胆囊瘘管将胆汁引流到本培养罐。培养罐内接种已患牛胆囊结石的新取胆汁 10~50ml 作为引物。调温度 36~38℃。调 pH 6.7~7.85。开始培养后,前 2~6 小时以每分钟 4~8 转进行搅拌培养,后 2~6 小时转为静止培养。转动牛黄成形器旋钮,拧紧为止,此时接通十二指肠瘘管将罐内的胆汁送回十二指肠,即完成了一个循环培养过程,接着又开始将牛胆囊内的胆汁引流到本培养罐以进入第二个循环培养,如此循环往复。培养压力为一个大气压。

(3)牛黄的采收和处理:每个循环都有牛黄成分形成,牛黄的产量和循环次数成正比,一般经过 30 个循环培养以上,就可将牛黄取出,然后放入 40~60℃真空干燥箱内干燥至干,置阴凉干燥处保存。

牛膝 Achyranthis Bidentatae Radix

【来源】本品为苋科(Amaranthaceae)植物牛膝 *Achyranthes bidentata* Bl. 的干燥根。

牛膝

【产地】主产于河南武陟、温县、博爱,河北安定、安国、魏县,内蒙古赤峰等地。江苏邗江、常熟,安徽太和、涡阳、亳州,山东、山西等省亦产。以河南产量大,质量优,称为"怀牛膝",为道地药材"四大怀药"之一。

【采收】秋末冬初或次年开春解冻后采挖。采挖时先割去地上部分,从畦的一端开始挖沟,深刨,将牛膝连根全部挖出,防止将根挖断。

【加工】加工过程中切忌淋雨,否则色泽变紫发黑,影响品质。

1. 毛牛膝　挖出后,去掉地上部分,留残茎约 2cm,除去泥沙,将条理顺,枯茎头部朝上,根条朝下,捆成小把,挂晒,至外皮抽皱。

2. 牛膝　将毛牛膝成捆蘸水回潮,堆放晾干后,切去茎头,打去小叉及毛尖,按长短粗细分档,扎成小捆,再次蘸水回润,晾干,用绳扎成小把,将顶端茎头切齐,低温烘干或晒干。

【性状特征】呈细长圆柱形,挺直或稍弯曲,长 15~70cm,直径 0.4~1cm。表面灰黄色或淡棕色,有微扭曲的细纵皱纹、排列稀疏的侧根痕和横长皮孔样的突起。质硬脆,易折断,受潮后变软,断面平坦,淡棕色,略呈角质样而油润,中心维管束木质部较大,黄白色,其外周散有多数黄白色点状维管束,断续排列成 2~4 轮。气微,味微甜而稍苦涩。

【商品规格】常分为选货和统货,选货分为特肥、头肥和二肥。

1. 选货　一等(特肥):中部直径 0.8cm 以上。长 40cm 以上。根条均匀。无冻条、油条、破条、杂质、虫蛀、霉变。一等(头肥):中部直径 0.6~0.8cm 以上。长 30~40cm 以上。根条均匀。无冻条、油条、破条、杂质、虫蛀、霉变。二等(二肥):中部直径 0.4~0.6cm 以上,长 15~30cm 以上。根条均匀。无冻条、油条、破条、杂质、虫蛀、霉变。

2. 统货　直径和长短不分。

另外市场有一种商品规格为平条:中部直径 0.4cm 以下,但不小于 0.2cm,长短不分,间有冻条、油条、破条。无杂质、虫蛀、霉变。这种规格不符合《中国药典》要求,存在较少。

【化学成分】含皂苷类、甾酮类、多糖类等多种类型的成分。皂苷类:人参皂苷 Ro、齐墩果酸 -3-*O*-β-D- 葡糖醛酸苷、竹节参苷Ⅳa(chikusetsu saponin Ⅳa)、3-*O*-[2'-*O*-β-D- 吡喃葡萄糖基 -3'-*O*-(2″- 羟基 -1″- 羧乙氧基羧丙基)] β-D- 葡糖醛酸基齐墩果酸 -28-*O*-β-D- 吡喃葡萄糖苷(牛膝皂苷 Ⅰ)、牛膝皂苷 Ⅱ、牛膝皂苷Ⅲ(achyranthoside Ⅲ)、牛膝皂苷Ⅳ和齐墩果酸(oleanolic acid)等。甾酮类:β- 蜕皮甾酮(β-ecdysone)和牛膝甾酮(inokosterone)等。另含 β- 谷甾醇、红苋甾醇(rubrosterone)、豆甾烯醇、琥珀酸、肽多糖 ABAB(有免疫活性)以及活性寡糖 ABS 等。钠、镁、铁、钙、锌、锰含量丰富,钾的含量高。尚含琥珀酸、β- 香树脂醇。

【质量评价】

1. 经验鉴别　以条长、肉厚、皮细、色灰黄者为佳。

2. 检查　水分:不得过 15.0%。总灰分:不得过 9.0%。二氧化硫残留量:二氧化硫残留量测定法测定,不得过 400mg/kg。

3. 浸出物　醇溶性浸出物(热浸法,用水饱和正丁醇作溶剂)不得少于 6.5%。

4. 含量测定　用高效液相色谱法测定,药材按干燥品计算,含 β-蜕皮甾酮($C_{27}H_{44}O_7$)不得少于 0.030%。

【附注】牛膝含有多糖和黏液质,极易吸潮回软,导致药材变色、霉变,影响药材质量。常置阴凉通风处,严忌潮湿和高温。少量药材贮存在石灰缸中,或者采用稻糠围,或屯黄沙埋藏法,亦可用稻谷壳层层交错贮藏,以保证药材质量。若牛膝回潮,可复晒。另外,牛膝在贮藏过程中会出现"泛糖"现象,使药材表面显"油渍状",质地变软,色泽变深暗。牛膝最佳贮藏条件为环境温度 25℃左右,相对湿度小于 60%,药材水分不超过 11%~15%。

丹参　Salviae Miltiorrhizae Radix et Rhizoma

【来源】本品为唇形科(Labiatae)植物丹参 *Salvia miltiorrhiza* Bge. 的干燥根及根茎。

丹参

【产地】野生丹参主产于山东临沂、蒙阴、平邑、沂水、泰安、济南、临朐、沂源、莱芜,河南卢氏、灵宝、三门峡、陕县、洛宁,陕西洛南、商南、丹凤,湖北郧阳、郧西、老河口,河北唐山、石家庄,山西运城、长治、榆次,安徽滁县、霍山,四川中江等地。以山东沂蒙山区产量大、质量最优,特称"山东丹参"。栽培丹参主产于四川中江、平武,山东临朐、蒙阴、平邑、沂源、莒南、莱芜、济南、秦安、莒县、沂水、日照等地,陕西商洛,河南方城、卢氏,河北安国、行唐,安徽亳州等地。近年来全国多数省份均有栽培。

【采收】

1. 野生品　春、秋二季采挖,除去茎叶及泥沙。

2. 栽培品　于秋分至霜降采收。种子繁殖移栽者第二年采收,根段扦插繁殖者当年采挖。选晴天较干燥时采挖,先刨松根际土壤,然后将根全部挖出,应避免伤根或断根。

【加工】将根及根茎除去茎叶及泥沙,直接晒干。或将根及根茎在阳光下略晒,然后堆置于阴凉处,慢慢干燥。南方加工丹参时,将根及根茎在阳光下晒至半干,集中堆闷"发汗",每堆 500~1 000kg,外盖芦席,堆闷 4~5 天,再晾堆 1~2 天;晾堆时,从堆的中间扒个洞,晾堆 2~3 天后将四周的根条往堆的空洞中堆放,使内外转换,"发汗"均匀;至根条内部由白色转为紫黑色时,摊晒至全干;再用火燎去根条上的细须根,装入竹篓内,轻轻撞擦,除去根条上的残泥土及须根即可。

【性状特征】本品根茎短粗,顶端有时残留茎基。根数条,长圆柱形,略弯曲,有的分枝并具须状细根,长 10~20cm,直径 0.3~1cm。表面棕红色或暗棕红色,粗糙,具纵皱纹。老根外皮疏松,多显紫棕色,常呈鳞片状剥落。质硬而脆,断面疏松,有裂隙或略平整而致密,皮部棕红色,木部灰黄色或紫褐色,导管束黄白色,呈放射状排列。气微,味微苦涩。栽培品较粗壮,直径 0.5~1.5cm。表面红棕色,具纵皱沟纹,外皮紧贴不易剥落。质坚实,断面较平整,略呈角质样。

【商品规格】商品分为川丹参、山东丹参和其他产区丹参等规格,均有选货与统货之分。

1. 川丹参　统货:长度不限,大小不分。干货,呈圆柱形或长条状,略弯曲,偶有分枝。表面紫红色或红棕色。具纵皱纹,外皮紧贴不易剥落。质坚实,不易掰断。断面灰黑色或黄棕色,无纤维。气微,味甜微苦。选货:按照长短及主根中部直径分四个等级。特级:长≥15cm,主根中部直径≥1.2cm。无芦头、须根、虫蛀、霉变,杂质少于3%。一级:长≥13cm,主根中部直径≥1.0cm,余同特级。二级:长≥12cm,主根中部直径≥0.8cm,余同特级。三级:长≥8cm,主根中部直径≥0.5cm,余同特级。

2. 山东丹参　统货:长度不限,大小不分。干货,呈长圆柱形,表面红棕色,有纵皱纹。质硬而脆,易折断,断面纤维性。气微,味甜微苦。选货:按照长短及主根中部直径分两个等级。一级:长≥15cm,主根中部直径≥0.8cm。无芦头、须根、虫蛀、霉变,杂质少于3%。二级:长≥12cm,主根中部直径≥0.6cm,余同一级。

3. 其他产区丹参　统货:长度不限,大小不分。干货,呈长圆柱形。表面红棕色,具纵皱纹,外皮紧贴不易剥落。质坚实,断面较平整,略呈角质样。选货:长≥12cm,主根中部直径≥0.8cm。无芦头、须根、虫蛀、霉变,杂质少于3%。

【化学成分】主要含结晶性菲醌类化合物:丹参酮 I(tanshinone I)、丹参酮 II$_A$、丹参酮 II$_B$、隐丹参酮(cryptotanshinone)、羟基丹参酮(hydroxytanshinone)、丹参酸甲酯(methyltanshinonate)、二氢丹参酮 I(dihydrotanshinone I)等及其异构体,其中隐丹参酮是抗菌的主要有效成分。

水溶性成分中含酚酸类化合物,主要有丹参酸甲,又称丹参素,即3,4-二羟基苯基乳酸(3,4-hydroxybenzyl lactic acid),丹参素乙、丙等,以及原儿茶醛(protocatechuic aldehyde)、原儿茶酸(protocatechuic acid)、丹酚酸 A、B(salvianolic acid A、B)等。从丹参中还分离得到 2-异丙基 -8-甲基菲 -3,4-(2-isopropyl-8-methylphenanthrene-3,4-dione)和丹参螺旋缩酮内脂(danshenspiroketallactone)。前者抗凝集作用比隐丹参酮强。

【质量评价】

1. 经验鉴别　以茎短、根条粗长、表面紫红色或红棕色、断面灰黑色或黄棕色,无纤维状细根者为佳。

2. 检查　水分:不得过 13.0%。总灰分:不得过 10.0%。酸不溶性灰分:不得过 3.0%。

3. 重金属及有害元素　铅不得过 5mg/kg;镉不得过 1mg/kg;砷不得过 2mg/kg;汞不得过 0.2mg/kg;铜不得过 20mg/kg。

4. 浸出物　水溶性浸出物(冷浸法)不得少于 35.0%。醇溶性浸出物(热浸法,用乙醇作溶剂)不得少于 15.0%。

5. 含量测定　用高效液相色谱法测定,药材按干燥品计算,含丹参酮 II$_A$($C_{19}H_{18}O_3$)、隐丹参酮($C_{19}H_{20}O_3$)和丹参酮 I($C_{18}H_{12}O_3$)的总量不得少于 0.25%;含丹酚酸 B($C_{36}H_{30}O_{16}$)不得少于 3.0%。

【附注】现代加工方法研究表明丹参在含水量为 36%~23% 时切制,鲜切片断面基本不变色,干燥(40℃烘干)后,切片外观平整,断面类白色。

巴戟天　Morindae Officinalis Radix

【来源】本品为茜草科(Rubiaceae)植物巴戟天 *Morinda officinalis* How 的干燥根。

【产地】主产于广东,为广东道地药材,以高要、德庆、封开种植较多。此外,广西、福建、海南等也有产。也有从越南、柬埔寨进口。

【采收】一般种植 5~6 年采收,秋、冬二季采挖根部。

【加工】除净须根,晒至五六成干,轻轻捶扁后晒至足干。巴戟天药材捶扁不去木心;巴戟天饮片一般去木心,是否捶扁不做要求。

【性状特征】本品为扁圆柱形,略弯曲,长短不等,直径 0.5~2cm。表面灰黄色或暗灰色,具纵纹和横裂纹,有的皮部横向断离露出木部;质韧,断面皮部厚,紫色或淡紫色,易与木部剥离;木部坚硬,黄棕色或黄白色,直径 1~5mm。气微,味甘而微涩。家种巴戟天:每隔 2~4cm 处皮部横向断裂略呈连珠状,多截成长 7~15cm 的段。野生巴戟天:横裂纹明显,淡棕色或棕褐色,表面粗糙,有明显而较深的皱缩纹。嚼之有痒舌感。进口巴戟天:呈条状弯曲的圆柱形,表面粗糙,横裂明显,灰棕色或棕褐色。质坚实,断面皮部灰棕色,木质较粗。嚼之有痒舌感。

【商品规格】商品药材分为"长条""剪片"两个规格,每个规格又分为选货和统货。根据中部直径和长度,将巴戟天长条选货规格分为"一等""二等"两个等级,巴戟天剪片选货规格分为"一等""二等""三等""四等"四个等级。

1. 长条选货　一等直径 1.6~2.3cm;长度 20~30cm。二等直径 1.0~1.5cm;长度 15~25cm。

2. 剪片选货　一等直径 1.6~2.0cm;长度 6~10cm。二等直径 1.1~1.5cm;长度 5~9cm。三等直径 0.7~1.0cm;长度 4~8cm。四等直径 0.5~0.6cm;长度 3~6cm。

【化学成分】含多糖、生物碱、环烯醚萜苷、蒽醌类。多糖:耐斯糖(nystose);生物碱:主要成分为奎宁(quinine)、奎尼丁(quinidine)、钩藤碱(rhynchophylline)、异钩藤碱(isorhynchophylline)、咖啡因(caffeine);环烯醚萜类:栀子苷(geniposide)、车叶草苷(asperuloside);蒽醌类:茜草酸(munjistin)、紫茜素(purpurin)等。

【质量评价】

1. 经验鉴别　以条粗、肉肥厚而色紫蓝、味甜、木心细者为质佳。

2. 检查　水分:不得过 15.0%。总灰分:不得过 6.0%。

3. 浸出物　水溶性浸出物(冷浸法,用水作溶剂)不得少于 50.0%。

4. 含量测定　用高效液相色谱法测定,药材按干燥品计算,含耐斯糖($C_{24}H_{42}O_{21}$)不得少于 2.0%。

水蛭　Hirudo

【来源】本品为水蛭科(Hirudinidae)动物蚂蟥 *Whitmania pigra* Whitman、水蛭 *Hirudo nipponica* Whitman 或柳叶蚂蟥 *Whitmania acranulata* Whitman 的干燥全体。

水蛭

【产地】水蛭及蚂蟥产于全国各地;柳叶蚂蟥产于安徽、江苏、福建、河北等省。

【采收】一年可采收两次,第一次在 6 月中下旬,第二次在 9 月中下旬。水蛭的捕捞有多种方法,除用网捕外,还可以采用以下简易方法。

1. 竹筛收集法　用竹筛裹着纱布、塑料网袋,中间放动物血或动物内脏,然后用竹竿捆扎好,放入水田、池塘、湖泊等处,第二天收起竹筛,可捕到水蛭。

2. 竹筒收集法　把竹筒劈为两半,将中间涂上动物血,再将竹筒复原捆好,放入水田、池塘、湖泊等处,第二天就可收集到水蛭。

3. 丝瓜络捕捉法　将干丝瓜络浸入动物血中吸透,然后晒干或烘干,用竹竿扎牢放入水田、池塘、湖泊等处,次日收起丝瓜络,就可抖出水蛭。

4. 草把捕捉法　先将干稻草扎成两头紧中间松的草把,将动物血注入草把内,横放在水塘进水口处,让水慢慢流入水塘,4~5 小时后即可取出草把,收取水蛭。

【加工】洗净,用沸水烫死,晒干或低温干燥。

【性状特征】

1. 蚂蟥　呈扁平纺锤形,有多数环节,长 4~10cm,宽 0.5~2cm。背部黑褐色或黑棕色,稍隆起,用水浸后,可见黑色斑点排成 5 条纵纹;腹面平坦,棕黄色。两侧棕黄色,前端略尖,后端钝圆,两端各具 1 吸盘,前吸盘不显著,后吸盘较大。质脆,易折断,断面胶质状。气微腥。

2. 水蛭　扁长圆柱形,体多弯曲扭转,长 2~5cm,宽 0.2~0.3cm。

3. 柳叶蚂蟥　狭长而扁,长 5~12cm,宽 0.1~0.5cm。

【商品规格】根据市场流通情况,对药材是否进行等级划分,将水蛭药材分为"蚂蟥""水蛭"和"柳叶蚂蟥"三个规格。根据每只长宽及每千克所含的个数划分等级,将水蛭规格分为"一级""二级"和"统货"三个等级或仅"统货"。

1. 水蛭　统货:破碎率 ≤ 5%。无虫蛀,无霉变,杂质少于 3%。

2. 蚂蟥　一等:身干,条整齐。呈扁平纺锤形,长 ≥7cm,宽 ≥1.5cm;无破碎;每千克 ≤350 只。无虫蛀,无霉变,杂质少于 3%。二等:身干,条整齐。长 4~7cm,宽 0.5~1.5cm;破碎率 ≤ 10%;每千克 >350 只。余同一等。统货:不分大小,破碎率 ≤ 3%,无虫蛀,无霉变,杂质少于 3%。

3. 柳叶蚂蟥　一等:身干,条整齐。狭长而扁,长 ≥ 9cm,宽 ≥ 0.4cm;无破碎。每千克 ≤ 680 只。无虫蛀,无霉变,杂质少于 3%。二等:身干,条整齐。狭长而扁,长 5~9cm,宽 0.1~0.4cm;破碎率 ≤ 10%;每千克 >680 只。余同一等。统货:不分大小,破碎率 ≤ 5%。无虫蛀,无霉变,杂质少于 3%。

【化学成分】主含水蛭素(hirudin)、肝素(heparin)、抗血栓素(antithrombin)和蛋白质等。

【质量评价】

1. 经验鉴别　以体小、条整齐、黑褐色、无杂质者为佳。

2. 检查　水分:不得过 18.0%。总灰分:不得过 8.0%。酸不溶性灰分:不得过 2.0%。酸碱度:为 5.0~7.5。重金属及有害元素:铅不得过 10mg/kg、镉不得过 1mg/kg、砷不得过 5mg/kg、汞不得过 1mg/kg。黄曲霉毒素:本品每 1 000g 含黄曲霉毒素 B_1 不得过 5μg,含黄曲霉毒素 G_2、黄曲霉毒素 G_1、黄曲霉毒素 B_2 和黄曲霉毒素 B_1 的总量不得过 10μg。

3. 含量测定　本品每 1g 含抗凝血酶活性水蛭应不低于 16.0U;蚂蟥、柳叶蚂蟥应不低于 3.0U。

五画

甘草　Glycyrrhizae Radix et Rhizoma

【来源】本品为豆科(Leguminosae)植物甘草 *Glycyrrhiza uralensis* Fisch.、胀果甘草 *Glycyrrhiza inflata* Bat. 或光果甘草 *Glycyrrhiza glabra* L. 的干燥根及根茎。

【产地】甘草主产于内蒙古、宁夏、甘肃、新疆、陕西、河北、山西、黑龙江、吉林、辽宁、青海等地;光果甘草主产于新疆、青海及甘肃西部;胀果甘草主产于新疆南部、东

甘草

部及甘肃西部。以新疆产量最大,内蒙古鄂托克前旗、杭锦旗、阿拉善右旗及宁夏盐池等地所产质优。

【采收】种子繁殖生长 3~4 年采挖,育苗移栽和根茎繁殖的 2~3 年采挖。在 9 月下旬至 10 月初采挖,或春季甘草茎芽长出前采挖。采挖时割去茎叶,顺着根系生长方向深挖,挖松根头周围泥土,挖出约 30cm 后用力拔出药材,不可挖断根或伤及根皮。采挖后抖尽泥土,运回加工。秋季采挖质坚体重、粉性大、甜味浓。

【加工】

1. 皮草 挖出的根及根茎去掉残茎,去净泥土,趁鲜去掉芦头、须根,晒至半干,将条顺直,按长度分段,按长短粗细分等,扎成 10cm 左右小把,晒至全干。

2. 粉甘草 去杂、分等方法同上,刮去外皮后晒干。

【性状特征】

1. 甘草 根呈圆柱形,长 25~100cm,直径 0.6~3.5cm。外皮松紧不一。表面红棕色或灰棕色,具显著的纵皱纹、沟纹、皮孔及稀疏的细根痕。质坚实,断面略显纤维性,黄白色,粉性,形成层环明显,射线放射状,有的有裂隙。根茎呈圆柱形,表面有芽痕,断面中部有髓。气微,味甜而特殊。

2. 胀果甘草 根和根茎木质粗壮,有的分枝,外皮粗糙,多灰棕色或灰褐色。质坚硬,木质纤维多,粉性小。根茎不定芽多而粗大。

3. 光果甘草 根和根茎质地较坚实,有的分枝,外皮不粗糙,多灰棕色,皮孔细而不明显。

【商品规格】药材分为西草和东草。西草系指内蒙古西部及宁夏、陕西、甘肃、青海、新疆等地所产,皮细色红、粉性足的优质草,质次者列为东草;东草系指内蒙古东部及东北、河北、山西等地所产的甘草,一般未去头尾。

1. 西草

(1)大草:统货,干货。呈圆柱形。表面红棕色、棕黄色,或灰褐色,皮细紧,有纵纹,去掉头尾,切口整齐。质坚实、体重。断面黄白色,粉性足。味甜。长 25~50cm,顶端直径 2.5~4.0cm,黑心草不超过总重量的 5%。无须根、杂质、虫蛀、霉变。

(2)条草:一等品呈圆柱形单枝顺直。顶端直径 1.5cm,间有黑心。余同大草。二等品顶端直径 1cm 以上,余同一等。三等品顶端直径 0.7cm 以上,余同一等。

(3)毛草:统货,干货。呈圆柱形弯曲的小草,去净残茎,不分长短。表面红棕色、棕黄色或灰棕色。断面黄白色,粉性足。味甜。顶端直径 0.5cm 以上。无杂质、虫蛀、霉变。

(4)草节:一等品为干货。呈圆柱形,单枝条。表面红棕色、棕黄色或灰棕色,皮细,有纵纹。质坚实、体重。断面黄白色,粉性足。味甜。长 6cm 以上,顶端直径 1.5cm 以上。无须根、疙瘩头、杂质、虫蛀、霉变。二等品顶端直径 0.7cm 以上,余同一等。

(5)疙瘩头:统货,干货。系加工条草砍下的根头,呈疙瘩状。去净残茎及须根。不分大小长短。表面红棕色、棕黄色或灰棕色。断面黄白色,味甜。间有黑心。无杂质、虫蛀、霉变。

2. 东草

(1)条草:一等品为干货。呈圆柱形,上粗下细。表面紫红色或灰褐色,皮粗糙。不去头尾。质松体轻。断面黄白色,粉性足。味甜。长 60cm 以上,芦下 3cm 处直径 1.5cm 以上。间有 5% 20cm 以上的草头。无杂质、虫蛀、霉变。二等品长 50cm 以上,芦下 3cm 处直径 1cm 以上。余同一等。三等品间有弯曲或分叉细根。长 40cm 以上,芦下 3cm 处直径 0.5cm 以上。余同一等。

(2)毛草:统货,干货。呈圆柱形,弯曲不直。去净残茎,间有疙瘩头。表面紫红色或灰褐色,质松体轻。断面黄白色,味甜。不分长短。芦下直径 0.5cm 以上。无杂质、虫蛀、霉变。

【化学成分】含三萜皂苷类、黄酮类、香豆素类、生物碱类、多糖类等成分。三萜类化合物甘草甜素(glycyrrhizin),主要是甘草酸(glycyrrhizic acid)的钾、钙盐,为甘草的甜味成分。甘草酸水解后产生二分子葡糖醛酸和一分子 18β- 甘草次酸(18β-glycyrrhetic acid)。尚含甘草次酸甲酯(methyl glycyrrhetate)、甘草内酯(glabrolide)、乌拉内酯(uralenolide)。黄酮类化合物主要有甘草苷(liquiritin)、甘草苷元(liquiritigenin)、异甘草苷(isoliquiritin)、异甘草苷元(iso liquiritigenin)、新甘草苷(neoliquiritin)、新异甘草苷(neoisoliquiritin)、甘草利酮(licoricone)、甘草西定(licoricidin)等。

【质量评价】

1. 经验鉴别 以外皮细紧、色红棕、质坚实、体重、断面黄白色、粉性足、味甜者为佳。

2. 检查 水分:不得过 12.0%。总灰分:不得过 7.0%。酸不溶性灰分:不得过 2.0%。重金属及有害元素:铅不得过 5mg/kg;镉不得过 1mg/kg;砷不得过 2mg/kg;汞不得过 0.2mg/kg;铜不得过 20mg/kg。有机氯农药残留量:五氯硝基苯不得过 0.1mg/kg。

3. 含量测定 用高效液相色谱法测定,药材按干燥品计算,含甘草苷($C_{21}H_{22}O_9$)不得少于 0.50%;含甘草酸($C_{42}H_{62}O_{16}$)不得少于 2.0%。

石斛　Dendrobii Caulis

【来源】本品为兰科(Orchidaceae)植物金钗石斛 *Dendrobium nobile* Lindl.、霍山石斛 *Dendrobium huoshanense* C. Z. Tang et S. J. Cheng、鼓槌石斛 *Dendrobium chrysotoxum* Lindl. 或流苏石斛 *Dendrobium fimbriatum* Hook. 的栽培品及其同属植物近似种的新鲜或干燥茎。

石斛

【产地】主产于广西、贵州、广东、云南、四川等省区。

【采收】药用有鲜石斛与干石斛两种。鲜石斛四季均可采收,但以秋后采者质优。采收后如在冬天则放置于带有少量水分的石板地或砂石地上,用少量水湿润,也可平放在竹筐内,上盖蒲包,注意空气流通,即可药用。

【加工】

1. 鲜石斛 鲜用者除去根和泥沙。

2. 干石斛 将石斛去泥沙,除去叶、芦头、须根,置于 85℃热水中烫 5 分钟,晾干水气,烈日下摊晒或烘箱内烘烤,要时常翻动,至条软半干时,边烘晒边搓去叶鞘,至足干。也有将剪净的鲜草浸泡数日,或用草灰拌涂,堆闷两天,使叶鞘腐烂,排列整齐,用棕刷刷去叶鞘,用水洗净,晾干水气;将根部朝下,一条条按顺序竖直,立放在烘箱内,用火烘干。

【性状特征】

1. 鲜石斛 呈圆柱形或扁圆柱形,长约 30cm,直径 0.4~1.2cm。表面黄绿色,光滑或有纵纹,节明显,色较深,节上有膜质叶鞘。肉质多汁,易折断。气微,味微苦而回甜,嚼之有黏性。

2. 金钗石斛 干品呈扁圆柱形,长 20~40cm,直径 0.4~0.6cm,节间长 2.5~3cm。表面金黄色或黄中带绿色,有深纵沟。质硬而脆,断面较平坦而疏松。气微,味苦。

3. 霍山石斛　干条呈直条状或不规则弯曲形,长 2~8cm,直径 1~4mm。表面淡黄绿色,偶有黄褐色斑块,有细纵纹,节明显,节上有点,可见残留的灰白色膜质叶鞘;一端可见茎基部残留的短须根或须根痕,另一端为茎尖,较细。质硬而脆,易折断,断面平坦,灰黄色至灰绿色,略角质状。气微,味淡,嚼之有黏性且少有渣。枫斗呈螺旋形或弹簧状,通常为 2~5 个旋纹,茎拉直后性状同干条。

4. 鼓槌石斛　干品呈粗纺锤形,中部直径 1~3cm,具 3~7 节。表面光滑,金黄色,有明显凸起的棱。质轻而松脆,断面海绵状。气微,味淡,嚼之有黏性。

5. 流苏石斛　干品呈长圆柱形,长 20~150cm,直径 0.4~1.2cm,节明显,节间长 2~6cm。表面黄色至暗黄色,有深纵槽。质疏松,断面平坦或呈纤维性。味淡或微苦,嚼之有黏性。

【商品规格】商品分为鲜品和干品,均为统货,不分等级。

【化学成分】石斛属植物主要含有倍半萜类生物碱、挥发油、烷酯类、苄类、芴酮类、联菲类等多种类型化合物,尚含石斛多糖、黏液质、甾醇和酚类等成分。倍半萜类生物碱:如金钗石斛主要有石斛碱(dendrobine)、石斛酮碱(nobilonine)、6- 羟基石斛碱(6-hydroxydendrobine)、石斛醚碱(dendroxine)、6- 羟基石斛醚碱(6-hydroxydendroxine)、石斛酯碱(dendrine)、N- 甲基石斛季铵碱(N-methyl dendrobine)、N- 异戊烯基石斛季铵醚碱(N-isopentenyldendrobine)等。挥发油:如金钗石斛及流苏石斛鲜茎主要为泪杉醇(manool)占 50.46%,以及紫罗兰酮等。烷酯类:如流苏石斛含对羟基顺式桂皮酸的二十四烷酯和对羟基反式桂皮酸的二十四烷酯,以及上述两酸的十五烷酯至三十四烷酯。联苄类化合物:如鼓槌石斛主含毛兰素(erianin)、鼓槌联苄(chrysotobibenzy)、鼓槌石斛素(chrysotoxine)。菲类:鼓槌菲(chrysotoxene)、毛兰菲(confusarin)等。芴酮类:鼓槌酮、4,7- 二羟基 -5- 甲氧基 -9- 芴酮等。

倍半萜类生物碱具有一定生理活性,系石斛的特征性成分。

【质量评价】

1. 经验鉴别　鲜石斛以肥满、色碧绿、无霉烂、嚼之发黏者为佳。干石斛以身干、条均匀饱满、质脆、色鲜艳、无根及叶梢者为佳。

2. 检查　水分:干石斛不得过 12.0%。总灰分:干石斛不得过 5.0%。霍山石斛不得过 7.0%

3. 含量测定　金钗石斛用气相色谱法测定,按干燥品计算,含石斛碱($C_{16}H_{25}NO_2$)不得少于 0.40%。

霍山石斛用紫外 - 可见分光光度法测定,按照干燥品计算,含多糖以无水葡萄糖($C_6H_{12}O_6$)计,不得少于 17.0%。

鼓槌石斛用高效液相色谱法测定,按干燥品计算,含毛兰素($C_8H_{22}O_5$)不得少于 0.030%。

【附注】据文献报道,金钗石斛加工可改进为:除去杂质→砂炒(杀青,脱叶鞘,整形)→干燥(烘干)。该法与传统加工方法相比,减少了操作环节和环境污染,降低了生产成本,还能保证和提高药材质量。

【附】铁皮石斛 Dendrobii Officinalis Caulis

来源:为兰科植物铁皮石斛 *Dendrobium officinale* Kimura et Migo 的干燥茎。

采收:11月至翌年 3 月采收,除去杂质后留下两条须根,将茎株剪成 5~8cm 的段,洗净晾干,放入干净铁锅中炒软,搓去叶鞘,晾 1~2 天,置于有细孔眼的铅盘中用炭火加热并将其扭成螺旋形或弹簧状,定形后烘干,商品名为"铁皮枫斗"(耳环石斛)。加工后将带须根(龙头)及不带须根者分开处理。如果采收长约4cm鲜品,留2~3条须根(龙头)及2~3个叶片(凤尾)加工而成者,习称"龙头凤尾"。也有直接切成段,干燥或低温烘干者,习称"铁皮石斛"。

性状特征:铁皮枫斗呈螺旋形或弹簧状,一般为2~6个旋纹,茎拉直后长3.5~8cm,直径0.2~0.4cm。表面黄绿色或略带金黄色,有细纵皱纹,节明显,节上有时可见残留的灰白色叶鞘;一端可见茎基部留下的短须根。质坚实,易折断,断面平坦,灰白色至灰绿色,略角质状。气微,味淡,嚼之有黏性。铁皮石斛呈圆柱形的段,长短不等。

商品规格:铁皮石斛药材分为"铁皮枫斗"和"铁皮石斛"两个规格。

(1)铁皮枫斗:根据形状、旋纹、单重等分为四个等级。特级:螺旋形,一般2~4个旋纹,平均单重0~0.5g。优级:螺旋形,一般4~6个旋纹,平均单重≥0.5g。一级:螺旋形或弹簧状,一般2~4个旋纹,平均单重0~0.5g。二级:螺旋形或弹簧状,一般4~6个旋纹,平均单重≥0.5g。

(2)铁皮石斛:根据形状等分等级。一级:呈圆柱形的段,长短均匀。二级:呈圆柱形的段,长短不一。

龙胆　Gentianae Radix et Rhizoma

龙胆

【来源】本品为龙胆科(Gentianaceae)植物龙胆 *Gentiana scabra* Bge.、条叶龙胆 *Gentiana manshurica* Kitag.、三花龙胆 *Gentiana triflora* Pall. 或坚龙胆 *Gentiana rigescens* Franch. 的干燥根和根茎。前三种习称"龙胆",后一种习称"坚龙胆"。

【产地】龙胆、三花龙胆、条叶龙胆主产于东北地区,全国除西北外其他地区亦有出产。坚龙胆主产于云南、贵州、四川等地。以东北产三种龙胆质优,为道地药材。

【采收】人工栽培龙胆栽植后2~3年即可采收,在春、秋二季进行。留种田在10月上旬至10月下旬采收,春季采收多在4月中旬至5月上旬进行。采收后去尽泥土,运回加工。收获时首先去除畦床面秸秆,然后用镐从畦两侧向内将根刨出,不能从上面向下刨,以免损伤根茎。起货时还应注意气温变化,当温度过低时,不能起货,虽然龙胆根在土壤中可抗御 −40℃的低温,但出土后的根茎一经受冻后呈透明状,有效成分及折干率可下降15%~20%,因此采收时应特别注意防冻。

【加工】用喷水枪将泥土冲洗干净,也可人工冲洗,但不要过度揉搓,以免降低药效成分。在冲洗的同时,将杂质除去。洗净的龙胆捋齐装盘,放入30~45℃干燥室,经40~60小时即可烘干。如烘干数量小,可采用室内自然阴干。把烘干好的龙胆干品放在塑料膜上,摆一层喷一层温水,但喷水不要过量。喷好后将其包好,经2~3小时后将其打开,并捋齐捆好把,一般40~60g为宜。捆好后,再整齐装入盘内,放入低温室进行二次干燥。

【性状特征】

1. 龙胆　根茎呈不规则的块状,长1~3cm,直径0.3~1cm;表面暗灰棕色或深棕色,上端有茎痕或残留茎基,周围和下端着生多数细长的根。根圆柱形,略扭曲,长10~20cm,直径0.2~0.5cm;表面淡黄色或黄棕色,上部多有显著的横皱纹,下部较细,有纵皱纹及支根痕。质脆,易折断,断面略平坦,皮部黄白色或淡黄棕色,木部色较浅,呈点状环列。气微,味甚苦。

2. 坚龙胆　表面无横皱纹,外皮膜质,易脱落,木部黄白色,易与皮部分离。

【商品规格】统货,不分等级。

【化学成分】主要含有环烯醚萜苷类、生物碱类、黄酮类、香豆素类及内酯等化合物。环烯醚萜苷类:是龙胆的主要活性成分,主要有龙胆苦苷(gentiopicrin)、当药苦苷(swertiamarin)、当药苷(sweroside)等。

【质量评价】

1. 经验鉴别　均以条粗长、色黄或黄棕色者为佳。

2. 检查　水分:不得过 9.0%。总灰分:不得过 7.0%。酸不溶性灰分:不得过 3.0%。

3. 浸出物　水溶性浸出物(热浸法)不得少于 36.0%。

4. 含量测定　用高效液相色谱法测定,药材按干燥品计算,龙胆含龙胆苦苷($C_{16}H_{20}O_9$)不得少于 3.0%;坚龙胆含龙胆苦苷($C_{16}H_{20}O_9$)不得少于 1.5%。

北沙参　Glehniae Radix

【来源】本品为伞形科(Umbelliferae)植物珊瑚菜 *Glehnia littoralis* Fr. Schmidt ex Miq. 的干燥根。

北沙参

【产地】主产于河北安国、内蒙古赤峰,多为人工栽培。山东莱阳产者称"莱阳沙参",是传统道地药材,目前产量较小。

【采收】一年生秋参,在第二年的"白露"到"秋分"时节,即 9 月下旬参叶微黄时采收。二年生春参,在第三年"入伏"前后采收,即 7 月采收。以秋参为宜。收刨时,在参一端开沟,使根露出,连根带叶提出,除去参叶,为避免干后不好去皮,不能置于阳光下暴晒,可用席片、麻袋或湿土把参根盖好,使其保持湿润的状态,以利后面的剥皮。生长 1~2 年的根质结实、粉性足,质量好、产量高,4 年以上的根易空,质量差。

北沙参的栽培周期原来比较长,一般要求要在栽培 2~3 年后进行采收。但随着管理水平提高,北沙参目前的栽培周期一般为一年,即在秋季播种,第二年秋季采收。

【加工】加工时首先去掉茎叶,将根部用水洗净稍晾,然后按照粗细大小进行分级,捆成把,把的大小一般保持在 1kg,进行水烫时操作方便。主要加工方法为水烫去皮。

1. 水烫　是加工原药材的重要环节。用手握住参捆的上部,将参尾置于沸水中,顺锅转 3 圈(6~8 秒),再解开参捆全部放入锅内不断翻动,连续加热保持锅内沸腾,经 2~3 分钟,至参根中部能剥去皮时,立即捞出,再冷却。有的先烫中、上部再烫尾部,不断翻动,使受热均匀,待能剥下皮后,捞出放入冷水中,冷却。有的则全部放入沸水中烫煮 10 余秒,不断搅动,至参根中部能剥去皮为止,再用冷水使其冷却。总的来说,虽然烫的时间长短不一致,都以参根中部能去掉皮为原则。水烫时间长,去皮容易,但易使北沙参根内糖、淀粉等物质转化,参根药材变黄;时间过短,又不容易去皮,或去皮时易伤根。

2. 去皮　一般将参根倒立,然后从稍部向头部剥皮比较容易。

3. 干燥　去皮后应尽快干燥。要在晴天早上进行,争取在一天之内能使药材干燥。干燥的方法有烘干和晒干。

【性状特征】本品呈细长圆柱形,偶有分枝。表面淡黄白色,略粗糙,具有残存外皮,不去外皮的表面黄棕色。全体有细纵皱纹和纵沟,并有棕黄色点状细根痕;顶端常留有黄棕色根茎残基;上端稍细,中部略粗,下部渐细,质脆,易折断,断面皮部浅黄白色,木部黄色。气特异,味微甘。

【商品规格】当前市场药材规格按产地划分,有河北产及内蒙古产。河北北沙参粗短,去皮不太干净,多做饮片用;内蒙古北沙参细长,去皮干净,做精品药材用。

1. 河北北沙参　选货:条长≥15cm,上中部直径≥1cm,偶有残存外皮。

2. 内蒙古北沙参　选货:条长≥20cm,上中部直径≥0.5cm。统货:大小不分,残存外皮较多,表面黄棕色。

【化学成分】主要含挥发油、香豆素及其苷、木质素、黄酮类成分。挥发油:主要为萜类、醛酮类和酸类化合物。香豆素类:补骨脂素(pso-ralen)、花椒毒素(xanthotoxin)、佛手柑内酯(bergapten)、香柑素(bergaptin)等。香豆素苷类:(R)-前胡醇 3'-O-β-D-吡喃葡萄糖苷[(R)-peucedanoul-3'-O-β-D-glucopyranoside]等。木质素类:(-)-secoisolariciresinol-4-O-β-D-glucopyranoside、glehlinoside A、glehlinoside B、(-)-secoisolariciresinol 等。黄酮类:槲皮素(quercetin)、异槲皮素(isoquercetin)、芦丁(rutin)等。

【质量评价】经验鉴别:以枝条细长均匀、圆柱形、质坚实,色白,味甘者为佳。

【附注】传统认为北沙参色泽洁白者好,去掉外皮是使北沙参色泽洁白的主要方法。但去皮会造成有效成分含量的降低,《中国药典》2020 年版收录北沙参项下既保留了水烫去皮的传统加工方法,又提出不去外皮的产地加工方法,即洗净直接干燥后使用,实际流通中多去外皮。

白芷　Angelicae Dahuricae Radix

【来源】本品为伞形科(Umbelliferae)植物白芷 *Angelica dahurica*(Fisch. ex Hoffm.)Benth. et Hook. f. 或 杭 白 芷 *Angelica dahurica*(Fisch. ex Hoffm.)Benth. et Hook. f. var. *formosana*(Boiss.)Shan et Yuan 的干燥根。

白芷

【产地】主产于浙江杭州、四川绵阳、河南禹州、河北安国等地,分别称为杭白芷、川白芷、禹白芷、祁白芷。安徽亳州、山东菏泽、甘肃华亭等地亦产。

【采收】因各地播种时间不同采收时间有差异,春播白芷于当年10月中下旬采收,秋播通常在第二年9月下旬叶片枯黄时开始采收。采收过早,植株尚在生长,根条营养物质积累不充分,加工回收率低;过迟采收,新芽长出,消耗根部贮藏营养物质,影响产品质量。选择晴天采收,先将地上部分割除,然后把全根挖起,抖去泥沙。

【加工】传统加工需用硫黄熏后再晒干。白芷含淀粉多,不易干燥,如遇连续阴雨,不能及时干燥,会引起腐烂。挖出白芷根,除去泥土,剪去残留叶基,除净须根,按根条大小分成大、中、小三级,然后放入硫黄炉(柜)内,大条放中间,中小条放在周围,用麻袋盖严,每500kg 鲜白芷用3.5~4kg 硫黄熏,不能熄火断烟,并要少跑烟,直至熏透。熏24 小时取出检查,用刀切开,在切口上涂上碘酒,凡呈蓝色很快消失的表示已熏透,可以熄火停止熏蒸。熏透后的白芷放置阳光下暴晒1~2 天(但不宜在水泥地上晒),晒至敲打有清脆响声为止。晒时要勤翻,切忌雨淋,遭雨则易霉烂或黑心,如遇到阴雨天,可堆放在通风干燥处,待晴天再晒或用无烟煤烘干。

现在加工采用烘干法,可以不用硫黄熏。小量烘烤时,把大根放在中央,小根放在四周,头向下尾向上(不宜横放)用50~60℃的温度烘,半干时翻动1 次,将湿的放在中央,较干的放在四周,焙干为止。大量烘烤可用烘房,大条放在下层,中条放在中层,小条放在上层,支根放在顶层,每层厚5~6cm,烘炉温度控制在60℃左右,每天翻动1 次,6~7 天全干。烘时要防止烘焦、焙枯。一般每亩（1 亩 ≈ 667m²）产干货 300kg,高产可达 500kg。

【性状特征】长圆锥形,长 10~25cm,直径 1.5~2.5cm。表面灰棕色或黄棕色,根头部钝四棱形或近圆形,具纵皱纹、支根痕及皮孔样的横向突起,有的排列成四纵行。顶端有凹陷的茎痕。质坚实,断面白色或灰白色,粉性,形成层环棕色,近方形或近圆形,皮部散有多数棕色油点。气芳香,味辛、微苦。

【商品规格】

1. 白芷　商品按条粗细、体重、质地分为三个等级。一等:每 1 000g 36 支以内,无空心、黑心、芦头、油条。二等:每 1 000g 60 支以内,余同一等。三等:每 1 000g 60 支以上,黑心、芦头、油条总数不能超过 20%。

2. 出口白芷　以个头长短和粗细分为两个等级。一等:长 14cm 以上,头围粗细约 10cm。二等:长 10cm 以上,头围粗细约 8cm。

【化学成分】含香豆素类、挥发油类和微量元素等多种类型成分。香豆素类:氧化前胡(oxypeucedanin)、欧前胡素(imperatorin)、异欧前胡素(isoimperatorin)、白当归素(byakangelicin)、白当归脑(byakangelicol)、谷甾醇(sitosterol)、棕榈酸(palmitic acid)等。挥发油类:3- 亚甲基 -6-(1- 甲乙基)- 环己烯［3-methylene-6-(1-methylethyl)-cyclohexene］、十八碳醇(octadecanol)、十六烷(hexadecanoic acid)等。微量元素:钙、铜、铁、锌、锰、钠等。

【质量评价】

1. 经验鉴别　以条粗壮、体重、质硬、粉性足、香气浓者为佳。

2. 检查　水分:不得过 14.0%。总灰分:不得过 6.0%。

3. 浸出物　醇溶性浸出物(热浸法,以稀乙醇作溶剂)不得少于 15.0%。

4. 含量测定　用高效液相色谱法测定,药材按干燥品计算,含欧前胡素($C_{16}H_{14}O_4$)不得少于 0.080%。

【附注】由于白芷淀粉含量高,干燥时间长易霉变,药农常用硫黄熏蒸避免霉变,但易导致二氧化硫残留量超标,安徽亳州通过鲜切片法干燥,取新产鲜白芷去除泥土、细根和杂质,清水洗净,称取 1 000g,60℃烘去 60% 水分,切 0.35cm 厚片,60℃热风烘 8 小时,冷却至室温即可。

瓜蒌　Trichosanthis Fructus

【来源】本品为葫芦科(Cucurbitaceae)植物栝楼 *Trichosanthes kirilowii* Maxim. 或双边栝楼 *Trichosanthes rosthornii* Harms 的干燥成熟果实。

瓜蒌

【产地】栝楼主产于山东长清、肥城、宁阳、历城、淄博、安丘、兰陵、莱州;河南安阳、滑县、商水、扶沟;河北安国、安平、定州;安徽亳州、阜阳、涡阳等地。双边栝楼主产于四川、江西、湖北、湖南、广东、云南等省。目前市场上瓜蒌以河北、山东产为主。

【采收】每年 9 月下旬到 10 月上旬,最晚 11 月中旬。成熟前 1 个月最好摘去果实旁边的叶子,使其通风透光,促进果实变黄成熟;霜降后、立冬前果皮表面淡黄色、有白粉时采摘最宜,过嫩果皮不厚,种子不熟,过老果皮变薄,产量减少。采摘时至少保留 30cm 长的藤,并剪去藤上的叶和叶柄。采收过程中忌摔、碰等,以免引起果实受伤。

【加工】弃去受外伤、过小、过嫩的果实。将栝楼藤编或用绳子拴成束,挂在通风干燥处阴干。

也可割断根部,留果实在藤架上不摘,悬挂过冬,待来年春季采摘,如尚未干燥,摘下果实后仍可继续悬挂阴干。亦有将整个果实横切片,晾干,称"瓜蒌实片"。

本品加工应轻拿轻放,避免挤压。勿暴晒、烘干,以免影响色泽。

【性状特征】呈类球形或宽椭圆形,长7~15cm,直径6~10cm。表面橙红色或橙黄色,皱缩或较光滑,顶端有圆形的花柱残基,基部略尖,具残存的果梗。轻重不一。质脆,易破开,内表面黄白色,有红黄色丝络,果瓤橙黄色,黏稠,与多数种子粘结成团。具焦糖气,味微酸、甜。

【商品规格】全瓜蒌,统货。市场上瓜蒌药材较少,基本都是饮片。

【化学成分】含油脂类、甾醇类、黄酮类、三萜类及氨基酸、蛋白质等成分。油脂类:种仁含量最高,其中以油酸(oleic acid)、亚油酸(linoleic acid)和瓜蒌酸(trichosanic acid)等不饱和脂肪酸为主,其含量高达90%以上。甾醇类:种类繁多,其中 α- 菠菜甾醇的研究报道较多。黄酮类:以山柰酚类和木犀草素类为主,包括山柰酚 -3,7- 二 -O-β- 葡萄糖苷、山柰酚 -3-O-β- 葡萄糖苷 -7-O-α- 鼠李糖苷等。三萜类:多为含氧的衍生物,并在 C-3 位多具羟基。

【质量评价】

1. 经验鉴别 以完整不破、皱缩、果皮厚、橙红色或橙黄色、糖性足者为佳。

2. 检查 水分:不得过 16.0%。总灰分:不得过 7.0%。

3. 浸出物 水溶性浸出物(热浸法,用水作溶剂)不得少于 31.0%。

冬虫夏草 Cordyceps

【来源】本品为麦角菌科(Clavicipitaceae)真菌冬虫夏草菌 *Cordyceps sinensis* (Berk.)Sacc. 寄生在蝙蝠蛾科昆虫幼虫上的子座和幼虫尸体的干燥复合体。

冬虫夏草

【产地】主产于四川甘孜、阿坝,青海玉树、果洛、海东、同仁、贵德,西藏那曲、昌都、林芝、八一地区等地。此外,甘肃东南部、贵州、云南也产。以四川甘孜、青海玉树、西藏那曲为道地产区。

【采收】多在夏至前后,高山积雪尚未融化时采收,此时虫草的子座出土,多露出雪面,且孢子未发散。采挖时轻轻刨开沙土,再小心挖出完整虫体,注意不要折断虫体与子座,不可用手直接拔拽采挖。

【加工】挖出冬虫夏草后,在虫体潮湿未干时,除去泥土及黑褐色外层膜皮,晒干或低温干燥。或将采收的冬虫夏草晒至六七成干,除去似纤维状的附着物及杂质,再晒干或低温干燥。如要扎把,可用黄酒喷洒至冬虫夏草表面,使之变软,然后整理平直,7~8 条扎成小把,再用微火烘干。

【性状特征】虫体似蚕,长 3~5cm,直径 0.3~0.8cm;表面深黄色至黄棕色,有环纹 20~30 个,近头部的环纹较细;头部红棕色;足 8 对,中部 4 对较明显;质脆,易折断,断面略平坦,淡黄白色。子座细长圆柱形,长 4~7cm,直径约 0.3cm;表面深棕色至棕褐色,有细纵皱纹,上部稍膨大;质柔韧,断面类白色。气微腥,味微苦。

【商品规格】按产地分,可分为四川虫草、青海虫草与西藏虫草。四川虫草:虫体较细,子座长,表面暗黄色或暗棕色,头部红棕色,气腥。青海虫草:虫体较粗,子座短,表面深黄色至黄棕色,头部棕黄色,气微腥。西藏虫草:虫体较粗,子座短,表面浅黄色或棕黄色,头部棕黄色,气微腥。

商品分为选货和统货。

1. 选货　按每 1 000 g 的支数分为 7 个等级,一等:每 1 000 g 1 500 条以内,无断草、无穿条、无瘪草、无死草、无黑草。二等:每 1 000 g 1 500~2 000 条,余同一等。三等:每 1 000 g 2 000~2 500 条,余同一等。四等:每 1 000 g 2 500~3 000 条,无断草、无穿条。五等:每 1 000 g 3 000~3 500 条,余同四等。六等:每 1 000 g 3 500~4 000 条,余同四等。七等:每 1 000 g 4 000~4 500 条,余同四等。

2. 统货　不限制数条,余同四等。

【化学成分】含核苷、多糖、甾醇类等多种类型的成分。核苷类:主要有尿嘧啶(uracil)、腺嘌呤(adenine)、胸腺嘧啶(thymine)、腺苷(adenosine)、尿苷(uridine)、鸟苷(guanoside)、腺嘌呤核苷(adenine nucleoside)、胸腺嘧啶脱氧核苷(thymidine)、尿嘧啶脱氧核苷(deoxyuridine)等。糖及醇类:主要有由 D- 甘露糖与 D- 半乳糖组成的水溶性多糖半乳甘露聚糖(galactomannan)、虫草酸(cordycepic acid)(即 D- 甘露醇)等。甾醇类:主要有 β- 谷甾醇、麦角甾醇(ergosterol)、麦角甾醇过氧化物多糖类(ergosterol peroxide)及胆甾醇棕榈酸酯(cholesteryl palmitate)等。尚含蛋白质、维生素及多种微量元素等。

【质量评价】

1. 经验鉴别　以虫体完整、丰满肥大、色泽黄亮、断面白色,子座短、色深棕、断面黄白色者为佳。

2. 含量测定　用高效液相色谱法测定,含腺苷($C_{10}H_{13}N_5O_4$)不得少于 0.010%。

半夏　Pinelliae Rhizoma

【来源】本品为天南星科(Araceae)植物半夏 *Pinellia ternata* (Thunb.) Breit. 的干燥块茎。

半夏

【产地】主产于甘肃省西河县、清水县,四川省南充市、安岳县、蓬溪县、开县、忠县,湖北省荆州市、老河口市、襄阳市、阳新县,河南省沁阳市、淮滨县、息县、唐河县、桐柏县,安徽省阜阳市、舒城县,贵州省赫章县,山东临沂市、菏泽市。以甘肃省产量最大。

【采收】半夏一般 7~8 月地上茎叶枯萎后采挖,采收直径大于 1.2 cm 以上者,小者留种。茎叶枯萎后质较老、粉性足、皮薄、易脱皮;过早采挖,块茎较嫩,质地疏松不宜加工。野生产量少,现主流商品为栽培。

【加工】半夏采收后分大、中、小三档分别放于筐中或脱皮机中,于流水中脱去外皮,亦有用木棒捆以稻草除去外皮者,洗净后在烈日下晒干或火炕烘干,即为"生半夏"。晒前应沥干水汽,以免久晒不干,变成油子。

　　产地加工半夏时,应选择晴天,若遇阴天,可浸泡在饱和的明矾水中,隔 1~2 天换一次水,用以防腐,等待天晴时晾晒;如晒至半干时遇到阴雨,可用火炕烘干,先用急火使其受热,冒出水珠,随即用粗布轻轻吸干,水汽未净前不宜翻动,以免油子,至无水珠时用小火烘干,经常翻动,至干燥为度。

【性状特征】呈类球形,有的稍偏斜,直径 1~1.5 cm,表面白色或浅黄色,顶端有凹陷的茎痕,周围密布麻点状根痕;下面钝圆,较光滑。质坚实,断面洁白,富粉性。气微,味辛辣、麻舌而刺喉。

【商品规格】分为选货和统货两种规格。

1. 选货 按每500g所含块茎粒数分为两个等级。一等：每500g 500粒以内，无虫蛀、霉变、杂质、油子。二等：每500g 500~1 000粒，其余同一等。

2. 统货 不分大小，颗粒不得小于0.5cm，无杂质、虫蛀、霉变。

【化学成分】主含有氨基酸、蛋白质等成分。氨基酸类：主要有β-、γ-氨基丁酸（β-、γ-minobutyric acid）、天冬氨酸（aspartic acid）、谷氨酸（glutamic acid）等多种氨基酸，蛋白质类：主要有半夏蛋白（pinellin）等，其他含有L-麻黄碱、β-谷甾醇及其葡萄糖苷（β-sitosterol-3-O-β-D-glucoside）、尿黑酸（homogentisic acid）、原儿茶醛（protocatechuic aldehyde）及其葡萄糖苷、胆碱等。

【质量评价】

1. 经验鉴别 以个大、圆形、皮净、色白、质坚实、粉性足，无虫蛀者为佳。

2. 检查 水分：不得过13.0%。总灰分：不得过4.0%。

3. 浸出物 水溶性浸出物（冷浸法，用水作溶剂）不得少于7.5%。

六画

地龙 Pheretima

地龙

【来源】本品为钜蚓科（Megascolecidae）动物参环毛蚓 *Pheretima aspergillum*（E. Perrier）、通俗环毛蚓 *Pheretima vulgaris* Chen、威廉环毛蚓 *Pheretima guillelmi*（Michaelsen）或栉盲环毛蚓 *Pheretima pectinifera* Michaelsen 的干燥体。前一种习称"广地龙"，后三种习称"沪地龙"。

【产地】广地龙主产于广东、广西、海南、福建、台湾等地，以广东番禺、顺德、新会、江门、佛山、阳江、高要，广西横县为道地产区。沪地龙主产于上海、江苏、浙江、安徽、山东、河南等地。

【采收】人工饲养的蚯蚓应适时捕收；野生蚯蚓一般在5~9月捕收，但以春末夏初为捕收最佳时期，此时气温适宜，雨水充沛，为蚯蚓生长繁殖盛期。一天之中以早晨最好，此时气温适中，光照较弱，近地面空气湿度较大，蚯蚓大多集中在上层土壤中活动。夏、秋二季从潮湿、腐殖质多的泥土中（如菜园、耕地、沟渠边）采挖；或用鲜辣蓼草捣烂成糊，加入茶卤和清水，倒在蚯蚓多的地方，以诱捕之。

【加工】将捕捉的蚯蚓用草木灰、木屑或米糠拌和，用温水稍泡除去体外黏膜，及时将其尾端钉在木凳上，用小刀或剪刀从腹部由头至尾剖开，刮去腹内泥土杂物，用温水洗净，将其拉直，贴在木板或竹片上，及时晒干。如遇雨天，亦可采用铁锅焙干。具体做法是将铁锅倒放，下面用柴或煤加热，将已剖去泥杂的蚯蚓贴在铁锅四周，待受热翘起后取下。铁锅温度应控制在100℃左右，从铁锅上取下的蚯蚓，应及时清除黏附的杂质等残留物，并注意防止回潮，晴天时仍需彻底晒干。

目前广地龙加工基本实现了人工与机器结合的流水线操作。

【性状特征】

1. 广地龙 呈长条状薄片，弯曲，边缘略卷，长15~20cm；宽1~2cm。全体具环节，背部棕褐色至紫灰色，腹部浅黄棕色；第14~16环节为生殖带，习称"白颈"，较光亮。体前端稍尖，尾端钝圆，刚毛圈粗糙而硬，色稍浅。雄生殖孔在第18环节腹侧刚毛圈一小孔突上，外缘有数环绕的浅皮褶，内侧刚毛圈隆起，前面两边有横排（一排或二排）小乳突，每边10~20个不等。受精囊孔2对，位于

7/8 至 8/9 环节间一椭圆形突起上,约占节周 5/11。体轻,略呈革质,不易折断。气腥,味微咸。

2. 沪地龙　长 8~15cm,宽 0.5~1.5cm。全体具环节,背部棕褐色至黄褐色,腹部浅黄棕色;第 14~16 环节为生殖带,较光亮。第 18 环节有一对雄生殖孔。通俗环毛蚓的雄交配腔能全部翻出,呈花菜状或阴茎状;威廉环毛蚓的雄交配腔孔呈纵向裂缝状;栉盲环毛蚓的雄生殖孔内侧有 1 个或多个小乳突。受精囊孔 3 对,在 6/7 至 8/9 环节间。

【商品规格】均为统货,不分等级。

【化学成分】含蛋白质、脂类成分。蛋白质组成中含 18~20 种氨基酸。脂类成分,均含有 18 种脂肪酸,其中油酸、硬脂酸和花生烯酸的含量最高,占总脂肪酸量的 50% 左右,品种间各组分含量有显著差异。另含地龙解热碱(lumbrofebrine,$C_2H_{18}N_2O_6$)、花生四烯酸(arachidonic acid)有解热作用;蚯蚓素(lumbritin)具溶血作用;琥珀酸(amber acid)具平喘、利尿作用;次黄嘌呤(hypoxanthine)具平喘、降压作用;地龙毒素(terrestro-lumbrilysin)为一种毒性物质,能引起痉挛。又从地龙中提取分离出有溶栓作用的蚓激酶、纤溶酶、地龙溶栓酶。

【质量评价】

1. 经验鉴别　均以条大、肉厚、干燥、无杂质、无臭味者为佳;广地龙以肉厚,洁净无泥沙、无虫蛀、无霉变者为佳。沪地龙以体完整,肉厚,无烘焦,无虫蛀、无霉变者为佳。习惯认为广地龙质量优于沪地龙。

2. 检查　杂质:不得过 6.0%。水分:不得过 12.0%。总灰分:不得过 10.0%。酸不溶性灰分:不得过 5.0%。重金属:不得过 30mg/kg。黄曲霉毒素:每 1 000g 含黄曲霉毒素 B_1 不得过 5μg,黄曲霉毒素 G_2、黄曲霉毒素 G_1、黄曲霉毒素 B_2 和黄曲霉毒素 B_1 的总量不得过 10μg。

3. 浸出物　水溶性浸出物(热浸法),用水作溶剂不得少于 16.0%。

【附注】蚓激酶主要存在于消化道内,若加工除去内脏或加工温度高于 70℃便破坏蚓激酶的活性;35~55℃时的自溶现象也决定了地龙干燥须及时,故产地加工非常重要。鲜蚯蚓或冷冻鲜蚯蚓在一定温度下恒温自溶,过滤离心后取自溶液,分级超滤,收集分子量在 1.5 万 ~7.5 万 Da 范围溶液,浓缩后,冷冻干燥,得含 6 个以上成分的酸性复合酶——蚓激酶。它不仅能激活纤维蛋白溶酶原转变为纤维蛋白酶,从而溶解血栓,而且能直接水解纤维蛋白。商品名为"博洛克"。

地骨皮　Lycii Cortex

【来源】本品为茄科(Solanaceae)植物枸杞 *Lycium chinense* Mill. 或宁夏枸杞 *Lycium barbarum* L. 的干燥根皮。

地骨皮

【产地】地骨皮主产于河北巨鹿县,河南尉氏县,山西芮城县、闻喜县,陕西澄城县,江苏睢宁县等。多为野生,以河南、山西产量较大。宁夏枸杞主产于宁夏彭阳县,甘肃陇西文峰镇、陇南礼县等地区。

【采收】春初或秋后挖取根部,以春季清明节前采挖的质量较好,皮厚且易剥取。

【加工】洗净泥土,用刀纵向剖开皮部,剥取根皮,晒干。也有趁根新鲜时用木棒敲打根部,使根皮与木心脱开,抽去木心,晒干,但此法根皮易破碎;或将鲜根切成 6~10cm 长的小段,再纵剖至木质部,置蒸笼中略加热,待皮易剥离时,取出剥下皮部,晒干。

【性状特征】呈筒状或槽状,长 3~10cm,宽 0.5~1.5cm,厚 0.1~0.3cm。外表面灰黄色至棕黄色,粗糙,有不规则纵裂纹,易呈鳞片状剥落。内表面黄白色至灰黄色,有细纵纹。体轻,质脆,折断面不平坦,外层黄棕色,内层灰白色。气微,味微甘而后苦。

【商品规格】现行商品为统货,不分等级。

【化学成分】地骨皮中含有生物碱类、酚苯丙素类、酚酰胺类、黄酮类、肽类等多种类型的化合物。生物碱类:主要有打碗花精 A3(calystegine A3)、打碗花精 A5~A7(calystegine A5~A7)、打碗花精 B1~B5(calystegine B1~B5)、打碗花精 C1~C2(calystegine C1~C2)、天仙子胺(hyoscyamine)等。酚酰胺类:主要有反式 N- 咖啡酰酪胺(*trans-N*-caffeoyltyramine)、顺式 N- 咖啡酰酪胺(*cis-N*-caffeoyltyramine)、反式 N- 阿魏酰章鱼胺(*trans-N*-feruloyloctopamine)等。肽类:主要有 lyciumins A~D 等。黄酮类:芹菜素(apigenin)、金合欢素(acacetin)、木犀草素(luteolin)、槲皮素(quercetin)等。苯丙素类:主要有东莨菪内酯(scopoletin)、法筚枝苷(fabiatrin)等。

【质量评价】

1. 经验鉴别　以块大、筒粗、肉厚、无木心及碎片者为佳。

2. 检查　水分:不得过 11.0%。总灰分:不得过 11.0%。酸不溶性灰分:不得过 3.0%。

地黄　Rehmanniae Radix

【来源】本品为玄参科(Scrophulariaceae)植物地黄 *Rehmannia glutinosa* Libosch. 的新鲜或干燥块根。鲜块根习称"鲜地黄",干燥块根称"生地黄"。

地黄

【产地】主产于河南焦作市的温县、武陟、博爱、沁阳、孟州等地。另外,山东、河北、山西、陕西等地亦有栽培。以河南焦作市产量大,质量优,称"怀地黄",为道地药材"四大怀药"之一。

【采收】秋冬季节地上部分枯萎时采收。采收时逐行采挖,不伤块根,以免影响药材品质。

【加工】

1. 鲜地黄　挖出地黄块根,除去芦头、须根,洗净泥沙。

2. 生地黄　目前产地以烘焙加工为主,以煤炭为燃料,少数采用沼气。加工时按大小分档,将鲜地黄放在焙炕上,厚度约 30cm,缓缓烘焙,炕的温度刚开始时可在 45℃左右,缓慢加热并保持 50~60℃为宜。每天翻炕一次,使上下层地黄受热均匀;烘焙 2~3 天,焙至约八成干时,将地黄取出,堆积"发汗"3~4 天,使内心变黑、干湿一致。再把地黄放在焙炕上,微火烘焙约 1 天,趁热将个小、长条或形态不美观者捏成团块,至表里柔软一致、无硬心时,即为"生地黄"。

有些产区,把焙炕改造为双层,生地黄不再分档,鲜地黄放在上层,烘焙 2~3 天,每天翻炕一次,焙至约八成干时,降低火候,将大个地黄取出放在下层。上层温度 40~50℃,下层 50~60℃,再烘焙 2~3 天即可;期间将个小、长条或形态不美观者捏成团块。

【性状特征】

1. 鲜地黄　纺锤形或条状,长 8~24cm,直径 2~9cm。表面浅红黄色,外皮薄,具弯曲的纵皱纹、芽痕及横长皮孔。肉质,易折断,断面皮部淡黄白色,有橘红色油点,木部黄白色,有放射状纹理。气微,味微甜、微苦。

2. 生地黄　不规则类圆形团块或长圆形,中间膨大,两端稍细,细小长条者稍扁而扭曲,长 6~12cm,直径 2~6cm。表面棕黑色或棕灰色,极皱缩,具明显挤压的横曲纹。体重,质较软而韧,断面棕黑色或乌黑色,有光泽,具黏性。微具焦糖气,味微甜。

【商品规格】根据市场流通情况,对药材是否进行等级划分,将地黄分为"选货"和"统货"两个规格。

1. 选货　商品按每1 000g的支数分为5个等级。一等:每1 000g 16支以内,无芦头、老母、生心、焦枯、杂质、虫蛀、霉变。二等:每1 000g 32支以内,余同一等。三等:每1 000g 60支以内,余同一等。四等:每1 000g 100支以内,余同一等。五等:每1 000g 100支以外,断面有时可见干枯无油性者,余同四等。

2. 统货　呈不规则的团块状或长圆形,中间膨大,两端稍细,有的细小,长条状,稍扁而扭曲。表面棕黑色或棕灰色,断面黄褐色、黑褐色或棕黑色,致密油润,气微。味微甜。

3. 出口地黄　以每1 000g所含支数分等级:8支、16支、32支、50支、小生地、生地节。

【化学成分】含苷类、糖类、挥发油及氨基酸等多种类型的成分。环烯醚萜苷类:为鲜地黄和生地黄中的主要成分,包括:梓醇(catalpol)、二氢梓醇(dihydrocatalpol)、益母草苷(leonuride)、桃叶珊瑚苷(aucubin)、地黄苷A~D(rehmannioside A~D)等。这类成分易分解,是地黄在加工过程中促使地黄变黑的主要成分,在熟地黄中的含量较低。氨基酸:主要有赖氨酸、组氨酸、精氨酸、天冬氨酸、谷氨酸等。糖类:主要有多糖、蔗糖、棉子糖、毛蕊花糖、水苏糖、甘露三糖等。此外,还含有毛蕊花糖苷,挥发油主要成分为2-甲基亚丁基戊烷等。

【质量评价】

1. 经验鉴别　以个大体重、质柔软油润、断面乌黑、味甜者为佳。

2. 检查　水分:生地黄不得过15.0%。总灰分:不得过8.0%。酸不溶性灰分:不得过3.0%。

3. 浸出物　水溶性浸出物(冷浸法,用水作溶剂)不得少于65.0%。

4. 含量测定　用高效液相色谱法测定,药材按干燥品计算,生地黄含梓醇($C_{15}H_{22}O_{10}$)不得少于0.20%;含地黄苷D($C_{27}H_{42}O_{20}$)不得少于0.10%。

【附注】鲜地黄不易保存,目前在河南地黄主产区生产一种"鲜地黄片",代替鲜地黄应用。加工方法:挖出的地黄块根,洗净泥土,切薄片,50~60℃烘干,即可。性状特征:呈椭圆形或圆形薄片,厚度0.1~0.2cm,直径1~5cm。表面皮部淡黄色,可见橘红色油点,木部黄白色,导管呈放射状排列。质脆,易碎。气微,味微甜、微苦。

西红花　Croci Stigma

【来源】本品为鸢尾科(Iridaceae)植物番红花 *Crocus sativus* L. 的干燥柱头。

【产地】主产于西班牙、希腊、法国、伊朗一带,以及亚洲中部内陆地区。我国浙江、江苏、上海、北京等地有栽培,目前上海崇明和浙江杭州建德为我国西红花主产区。

西红花

【采收】10月下旬至11月上旬为开花期,开花当天中午采下整朵花后取下柱头。

【加工】有烘干、烤干、阴干、晒干等方法,其中以烘干商品质量最好,含番红花苷-1量高。将采下的柱头平直均匀地放置于烘托盘内,厚度不能超过0.5cm,柱头上盖透气的宣纸1~2层,然后将烘盘放入烘房(烘箱)。柱头烘干分三个阶段:初始阶段花丝含水量高,温度应调节至28~30℃,打开烘房(箱)的全部通风口,利于水分的快速散发,该阶段1~1.5小时;第二阶段柱头半干时,温度调节至 30~35℃,半开通气口,减少换气量,此阶段 1.5~2 小时;第三阶段柱头基本干时,温度调节至 38℃,小开上通气口,尽量减少换气量,以减少柱头有效成分的挥发,烘至全干,此阶段 1~2 小时。整个烘干过程通常需 5~6 小时。这样烘出的柱头鲜红、平直,柱头顶端部分呈扁平扇形,无焦斑和焦味,质量上乘。

【性状特征】呈线形,三分枝,长约 3cm。暗红色,上部较宽而略扁平,顶端边缘显不整齐的齿状,内侧有一短裂隙,下端有时残留一小段黄色花柱。体轻,质松软,无油润光泽,干燥后质脆易断。气特异,微有刺激性,味微苦。

【商品规格】根据药材长度、药材断碎比例和残留黄色花柱长度,将西红花进口规格分为"一级""二级""三级"和"四级"四个等级,将西红花国产规格分为"一级""二级"和"三级"三个等级。

1. 进口西红花　一级:长度 ≥ 1.8cm,断碎药材 ≤ 5%,残留黄色花柱 0。无变色、虫蛀、霉变,无染色剂检出(金胺 O、新品红、柠檬黄、胭脂红),杂质少于 3%。二级:长度 ≥ 1.5cm,断碎药材 ≤ 10%,残留黄色花柱 0。余同一等。三级:长度 ≥ 1.5cm,断碎药材 ≤ 15%,残留黄色花柱 ≤ 0.2cm。余同一等。四级:长度 ≥ 1.0cm,断碎药材 ≤ 30%,残留黄色花柱 ≤ 0.2cm。余同一等。

2. 国产西红花　一级:长度 ≥ 1.9cm,断碎药材 ≤ 5%,残留黄色花柱 0。无变色、虫蛀、霉变,无染色剂检出(金胺 O、新品红、柠檬黄、胭脂红),杂质少于 3%。二级:长度 ≥ 1.5cm,断碎药材 ≤ 10%,残留黄色花柱 ≤ 0.1cm。余同一等。三级:长度 ≥ 1.0cm,断碎药材 ≤ 30%,残留黄色花柱 ≤ 0.2cm。余同一等。

【化学成分】含胡萝卜素类化合物、苦味质和挥发油。胡萝卜素类:主要为西红花苷 I ~ IV(crocin I ~ IV)、西红花二甲酯(*trans-*、*cis-*crocetin dimethyl ester)、α- 及 β- 胡萝卜素(α-、β-carotene)、α- 西红花酸(α-crocetin)、玉米黄质(zeaxanthin)、西红花苦苷(picrocrocin)等。挥发油:主要为西红花醛(safranal)等。

【质量评价】

1. 经验鉴别　以体轻,质松软,柱头色暗红、黄色花柱少者为佳。

2. 检查　干燥失重:不得过 12.0%。总灰分:不得过 7.5%。吸光度:照紫外 - 可见分光光度法,在 432nm 的波长处测定吸光度,不得低于 0.50。

3. 浸出物　醇溶性浸出物(热浸法,用 30% 乙醇作溶剂)不得少于 55.0%。

4. 含量测定　用高效液相色谱法测定(避光操作)。药材按干燥品计算,含西红花苷 I($C_{44}H_{64}O_{24}$)和西红花苷 II($C_{38}H_{54}O_{19}$)的总量不得少于 5.0%。

【附注】

1. 番红花在 10 月下旬 ~11 月上旬开花,花期仅半个月左右,每朵花早晨 8~11 时开放,2~3 天即枯萎,采收花期的最佳时期在花苞完全展开、花丝挺直伸出花瓣的当天中午,先将整朵花集中采下,放入花篮中。

2. 花柱与柱头要当天与花被分开,采后随即剥花,取出花丝,用手指在花丝红黄交界处掐断,平整分摊于小盘。后期不能从芽鞘中抽伸出的花苞,应剥开芽鞘,采下花苞,剥开花苞采取花丝,花丝虽然质量不高,但可增加花丝产量。如果不剥下花苞,移至大田后,花苞烂在芽鞘中,此芽就不能长出针叶。

3. 西红花在开花第一天采摘产量最高,含量则以未开大时采收的番红花苷 -1 含量最高,尽量做到当天开的花一定要当天采摘。

西洋参　Panacis Quinquefolii Radix

西洋参

【来源】本品为五加科(Araliaceae)植物西洋参 *Panax quinquefolium* L. 的干燥根。

【产地】原产于美国的芝加哥、密苏里州、纽约州和威斯康星州以及加拿大的蒙特利尔、魁北克和多伦多等地。我国引种成功后主要栽培于吉林抚松、靖宇、集安,黑龙江穆棱,辽宁宽甸,山东文登、威海等地,北京、陕西等地亦有栽培。

【采收】选取 4~5 年生者,秋季植株进入枯萎期采挖。以 4 年生的西洋参最好,一般在 9~10 月间采收。采收时先清理栽植床面覆盖物,从参床一端挖起,将整株参根挖起,避免损伤参根,小心去除泥土、茎叶。

【加工】采挖的西洋参要依次经过水洗除净泥土、去除表面水分、烘干或冷冻干燥、下须和下芦几道加工工序。水洗前先将西洋参在水中浸泡 1~30 分钟,进口西洋参多采用洗根机清洗,国产西洋参多采用软毛刷手工刷洗。水洗后取出西洋参按大小分别排放在干燥盘内,晾晒或室内风干去除表面水分。然后放到干燥室内烘干,多采用变温干燥的方式,干燥温度高于 50℃的为硬支西洋参,干燥温度低于 50℃的为软支西洋参。产区不同温度变化过程有所不同。

1. 美国产西洋参　先低温后高温,开始温度为 16~17℃,2~3 天后升至 22℃,以后每天升温 0.6℃,当温度达到 29~32℃时不再升温,直至完全干燥。也有采用先高温后低温的变温方式,开始温度保持在 38~44℃,当参根失水萎蔫时,再下调至 32℃,直至完全干燥。

2. 加拿大产西洋参　先低温后高温,开始温度为 23~27℃,经 38~40 小时后再缓慢升温,到干燥后期使温度保持在 37~39℃,直至完全干燥。

3. 中国产西洋参　有多种不同的干燥工艺。

(1)干燥室加工工艺:前期低温干燥,温度 23~25℃,2~3 天,除去表面水分;中期高温干燥,温度 30~32℃,室内相对湿度控制在 60% 以下,4~5 天;当参体主根外层变硬、侧根坚硬时,温度降至 25~30℃,室内相对湿度控制在 40% 以下,直至完全干燥。

(2)控温调湿干燥加工工艺:前期置于低温干燥室,温度 25~27℃,相对湿度控制在 65% 以下,持续 2~3 天;须根顶端变干脆时,移入高温干燥室,温度 28~30℃,相对湿度控制在 60% 以下,持续 4~5 天;当主根变软、侧根能弯曲时,温度升至 32~35℃,相对湿度控制在 50% 以下,持续 3~5 天;当主根表皮稍硬、侧根较坚硬时,温度降至 30~32℃,相对湿度控制在 40% 以下,直至完全干燥。整个干燥过程中,每 30 分钟排潮一次,每次 20 分钟。

(3)自然回流干燥加工工艺:利用太阳光热干燥。干燥室设在楼顶部或光照充分的地点,留有自然回流窗。室内平均温度为 30.3℃,昼夜温差多在 10℃以上,白天干燥时在参体表面形成硬壳,夜间降温时根内软心所含水分很快渗透到外表,这样周而复始,直至完全干燥。该干燥工艺节能,产品坚实不留软心且密度大、皂苷含量高,因太阳光的杀菌作用根腐烂者较少。

(4)温室热力加工工艺:属于自然变温的干燥方式,适合北方气候干燥地区。利用温室早(20℃)、中(50℃)、晚(15℃)的温度变化,使西洋参快速、彻底干燥,干燥时间较快,两周内即可干燥完全。

除上述烘干的干燥方法外，尚有采用低温冷冻干燥的方法。水洗时要求西洋参芦须完整，晒干表面水分；用不锈钢针在西洋参主根和粗支根上刺孔，针尖刺到参体中心，孔距 5mm；整形摆盘时参体间应留有一定间隙，进行真空冷冻干燥，严格控制变温曲线，40 小时即可取出；最后采用微波灭菌，进行真空包装。

干燥后的西洋参，采用水润湿，下须或芦须全下，进而加工成不同的规格。

【性状特征】纺锤形、圆柱形或圆锥形，长 3~12cm，直径 0.8~2cm。表面浅黄褐色或黄白色，可见横向环纹和线形皮孔状突起，并有细密浅纵皱纹和须根痕。主根中下部有一至数条侧根，多已折断。有的上端有根茎（芦头），环节明显，茎痕（芦碗）圆形或半圆形，具不定根（芋）或已折断。体重，质坚实，不易折断，断面平坦，浅黄白色，略显粉性，皮部可见黄棕色点状树脂道，形成层环纹棕黄色，木部略呈放射状纹理。气微而特异，味微苦、甘。

【商品规格】依据产地、野生和栽培分为进口野生西洋参、进口栽培西洋参和国产西洋参三大类，依据加工温度不同分为硬支西洋参和软支西洋参，依据去芦、须等不同加工方法分为原丛西洋参、圆粒西洋参、短粒西洋参和西洋参枝等类型，各类型又根据单支质量分为 30、25、20 等规格。原丛西洋参：为只剪去须根的产品。圆粒西洋参：为修剪后只保留主根的产品，其主根长度与直径较接近。短粒西洋参：为修剪后只保留主根的产品，其主根长度明显大于直径。西洋参枝：为修剪后用于切片的软支产品，其长度 ≥ 6cm。

西洋参主要依据气味是否浓郁以及纵皱纹是否细密分为特等、一等和二等 3 个等级。特等：芦头有，已修剪。纵皱纹细密，断面黄白色，气味浓，无疤痕。一等：有纵皱纹，气味较浓，余同特等。二等：芦头有，已修剪或未修剪。纵皱纹有或无，断面黄白色或浅黄棕色，气味尚浓，有轻微疤痕。

【化学成分】含皂苷、挥发油、有机酸、氨基酸、多糖等多种类型的成分。皂苷：已分离出人参皂苷（ginsenoside）R_0、Rb_1、Rb_2、Rb_3、Rc、Rd、RA_0、Re、Rf、Rg_1、Rg_2、Rg_3、Rh_1、Rh_2、F_3，西洋参皂苷（quinquenoside）L_1、R_1，gypenoside XI、X、XII，假人参皂苷（pseudoginsenoside）F_{11}。挥发油：西洋参挥发油中鉴定出 15 种倍半萜类化合物，以反式 -β- 金合欢烯（farnesene）含量较高。还含有 11 种酯，一定数量的烷烃、酸和醇。有机酸：西洋参油脂中含有己酸（hexanoic acid）、庚酸（heptanoic acid）、辛酸（octanoic acid）、十二烯酸（dodecenoic acid）、十八烯酸（octadecenoic acid）、亚麻酸（linolenic acid）等不同碳数的长链饱和与不饱和脂肪酸，尚含亚麻酸甲酯（methyl linolenate）和 8- 甲基癸酸（8-methyl-capric acid）。氨基酸：含有天冬氨酸（aspartic acid）、苏氨酸（threonine）、丝氨酸（serine）等 16 种以上氨基酸。多糖：人参三糖（ginsengtrisaccharide）、多糖 karusan A、B、C、D、E 等。

【质量评价】

1. 经验鉴别　以个大、饱满、环纹细密而深、体重、质坚实、断面黄白色、粉性、皮部树脂道斑点多而颜色深、气味浓郁者为佳。

2. 检查　水分：不得过 13.0%。总灰分：不得过 5.0%。重金属及有害元素：铅不得过 5mg/kg；镉不得过 1mg/kg；砷不得过 2mg/kg；汞不得过 0.2mg/kg；铜不得过 20mg/kg。农药残留量：含五氯硝基苯不得过 0.1mg/kg；六氯苯不得过 0.1mg/kg；七氯（七氯、环氧七氯之和）不得过 0.05mg/kg；氯丹（顺式氯丹、反式氯丹、氧化氯丹之和）不得过 0.1mg/kg。人参：薄层色谱法检识，不得显与人参对照药材完全相同的斑点。

3. 浸出物　醇溶性浸出物（热浸法，70% 乙醇作溶剂）不得少于 30.0%。

4. 含量测定　用高效液相色谱法测定,药材按干燥品计算,含人参皂苷 Rg_1($C_{42}H_{72}O_{14}$)、人参皂苷 Re($C_{48}H_{82}O_{18}$)和人参皂苷 Rb_1($C_{54}H_{92}O_{23}$)的总量不得少于 2.0%。

百合　Lilii Bulbus

【来源】本品为百合科(Liliaceae)植物卷丹 *Lilium lancifolium* Thunb.、百合 *Lilium brownii* F. E. Brown var. *viridulum* Baker. 或细叶百合 *Lilium pumilum* DC. 的干燥肉质鳞叶。

百合

【产地】全国各地均有种植,少部分来自野生资源。卷丹主产于江苏宜兴、吴江及浙江湖州;百合主产于湖南隆回、龙山及四川、重庆、江西;细叶百合主产于东北及甘肃、宁夏及青海等地。

【采收】鳞茎繁殖 2 年后,夏、秋间挖取鳞茎,除去茎秆。应在晴天采挖,及时运回室内,不可暴晒,以免外层鳞片干燥及变色。

【加工】选取鲜品除去地上残茎,在鳞茎基部横切一刀,鳞片即散开,用开水烫或蒸 5~10 分钟,至其边缘柔软或背面有极小的裂纹时,迅速捞出,用清水洗净黏液,摊开晒干。未干时不要随便翻动,以免破碎。

【性状特征】

1. 卷丹　鳞叶长 2~3.5cm,宽 1~1.5cm,厚 1~3mm。表面类白色或浅黄棕色,有纵直脉纹 3~8 条,有的不太明显。质硬而脆,易折断,断面平坦,角质样,无臭,味微苦。

2. 百合　鳞叶呈长椭圆形,顶端较尖,基部稍宽,边缘薄而略呈微波状,并向内稍卷曲,瓣片中心则较厚。长 1.5~30cm,宽 0.5~1cm,厚约 0.5cm。表面淡黄白色至浅黄棕色,光洁细腻呈半透明状,外向面有纵向脉纹 3~5 条。质硬而脆,易折断,断面平坦,角质样,无臭,味甘。

湖南邵阳产品长椭圆形,一端较尖,浅黄棕色(习称象牙色),细腻,纵向暗裂纹明显。浙江产品瓣较宽,近于宽卵形,色较黄白。

3. 细叶百合　鳞叶长可达 5.5cm,宽约 2.5cm,表面粗糙而色暗,黄棕色至棕褐色。脉纹大多不明显,质坚而不脆。味微甘苦。

【商品规格】商品有卷丹百合、龙牙百合两个规格,根据鳞叶大小又分别分为不同等级。

1. 卷丹百合　选货。一等:鳞叶,5cm ≥ 长度 >3cm,2cm ≥ 宽度 >1.5cm,中部厚度 1.3~4mm。二等:鳞叶,长度 2~3cm,宽度 1.3~1.5cm,中部厚度 1.3~4mm。三等:鳞叶,2.5cm> 长度 ≥ 2cm,1cm ≤ 宽度 <1.3cm,中部厚度 1.3~4mm。统货。大统:鳞叶,5cm ≥ 长度 >2.5cm,2cm ≥ 宽度 >1.4cm,中部厚度 1.3~4mm。小统:鳞叶,2.5cm ≥ 长度 ≥ 2cm,1cm ≤ 宽度 ≤ 1.4cm,中部厚度 1.3~4mm。

2. 龙牙百合　选货。一等:鳞叶,5cm ≥ 长度 >4.5cm,2cm ≥ 宽度 >1.7cm,中部厚度 2~4mm。二等:鳞叶,长度 3.5~4.5cm,宽度 1.4~1.7cm,中部厚度 2~4mm。三等:鳞叶,3.5cm> 长度 ≥ 2cm,1cm ≤ 宽度 <1.4cm,中部厚度 2~4mm。

【化学成分】主要含有磷脂、生物碱、皂苷及多糖,另外还含有一些淀粉、氨基酸和无机元素。甾体皂苷:在花芽中含量最高,在茎叶中含量相对较低,主要有去乙酰百合皂苷(deacvibrownioside)、百合皂苷(brownioside)、异螺甾烷醇型皂苷(isospirostanolside)、薯蓣皂苷

（dioscin）等。多糖类：主要是从新鲜的百合肉质鳞叶中分离得到，包括均多糖和杂多糖，以杂多糖为主，有百合多糖 1（lily-polysaccharide-Ⅰ）、百合多糖 2（lily-polysaccharide-Ⅱ）等；生物碱：主要包括秋水仙碱（colchicine）等。

【质量评价】

1. 经验鉴别　以鳞片均匀、肉厚，色黄白，质硬、脆，细腻，无黑片、油片者为佳品。

2. 浸出物　水溶性浸出物（冷浸法，用水作溶剂）不得少于 18.0%。

【附注】百合褐变一直是其干燥工艺的关键难题，传统采用硫熏法使其颜色白净，有研究报道优选的干燥新工艺可以保持颜色白净，供参考如下：①远红外热风干燥前段 115℃烘烤 70 分钟；后段 85℃烘烤 50 分钟；物料厚度为 1.5cm。②电板热风干燥前段 115℃烘烤 55 分钟；后段 85℃烘烤 65 分钟；物料厚度为 1.0cm。③真空加热干燥 70℃真空加热 14 小时，物料厚度 1.0cm。

百部　Stemonae Radix

【来源】本品为百部科（Stemonaceae）植物直立百部 *Stemona sessilifolia*（Miq.）Miq.、蔓生百部 *Stemona japonica*（Bl.）Miq. 或对叶百部 *Stemona tuberosa* Lour. 的干燥块根。

百部

【产地】商品主要来源于野生资源。直立百部和蔓生百部主产于浙江、安徽、江苏、湖北、山东等地。对叶百部主产于广东、湖南、广西、安徽、江苏、浙江、山东等地。

【采收】生长 2~3 年采收，通常于春季新苗出土或秋季地上茎叶枯萎时采挖。

【加工】将块根挖出后，除去茎叶，洗去泥沙，去掉须根，置于沸水中烫或蒸至内无白心即可捞出，晒干或烘干。不宜久煮，否则内色变红黑。也有不用沸水蒸而直接晒干的，但皮肉易于脱离且不易干燥。大百部不易干燥，有的产地将鲜根撕成条片状，晒干或烘干。

【性状特征】

1. 直立百部　呈纺锤形，上端较细长，皱缩弯曲，长 5~12cm，直径 0.5~1cm。表面黄白色或淡棕黄色，有不规则深纵沟，间或有横皱纹。质脆，易折断，断面平坦，角质样，淡黄棕色或黄白色，皮部较宽，中柱扁缩。气微，味甘、苦。

2. 蔓生百部　两端稍狭细，表面多不规则皱褶和横皱纹。

3. 对叶百部　呈长纺锤形或长条形，长 8~24cm，直径 0.8~2cm。表面浅黄棕色至灰棕色，具浅纵皱纹或不规则纵槽。质坚实，断面黄白色至暗棕色，中柱较大，髓部类白色。

【商品规格】分为"大百部""小百部"两个规格。大百部来源于对叶百部，按直径分为"一等"和"二等"两个等级。一等直径 1.0~2.0cm；二等直径 0.8~1.0cm。小百部来源于直立百部或蔓生百部，均为统货，不分等级。

【化学成分】含生物碱类成分。直立百部含直立百部碱（sessilistemonine）、霍多林碱（hordonine）、原百部碱（protostemonine）等。蔓生百部根含百部碱（stemonine）、次百部碱（stemonidine）、异次百部碱（isostemonidine）及原百部碱等。对叶百部根含对叶百部碱（tuberostemonine）、次对叶百部碱（hypotuberostemonine）、氧化对叶百部碱（oxtuberostemoinine）、斯替明碱（stemine）等。

【质量评价】

1. 经验鉴别　大、小两种百部商品均以条肥饱满、无杂质为佳，全国大部分地区习用小百部并以之为优,但华南地区(广东、广西、香港等地)习用大百部。

2. 浸出物　水溶性浸出物(热浸法)不得少于 50.0%。

当归　Angelicae Sinensis Radix

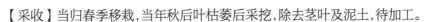

【来源】本品为伞形科(Umbelliferae)植物当归 *Angelica sinensis* (Oliv.) Diels 的干燥根。

【产地】主要栽培于甘肃省岷县、渭源县、宕昌县、漳县。另外,云南省维西县、丽江市、德钦县,陕西省陇县,四川省平武县、汉源县、宝兴县,湖北省巴东县、鹤峰县、神农架等地亦产。近年来青海大面积引种。其中以甘肃岷县产量最大,质量佳,称为"岷归",为道地药材。

【采收】当归春季移栽,当年秋后叶枯萎后采挖,除去茎叶及泥土,待加工。

【加工】

1. 全归　传统加工方法为采挖后,除去泥沙,放置待水分稍蒸发根变软时,捆成小把,堆在特殊的熏棚木架上,先以湿木材烟熏(忌用明火),烟熏 10~15 天,待当归表面红黄色或淡褐色时,再以文火烘干,温度 30~70℃连续 10~20 天,达到七八成干时,停火,自然晾干。现今,当归产地加工实际多采用晒干和阴干,亦有烘箱低温烘干。

2. 归头　加工归头时,选成品全归主根粗壮的剥除支根,晒至半干,撞去外皮,露出粉白肉色即可。

3. 归尾　加工归头时剪下的侧根干燥后作为"归尾"。

【性状特征】全归略呈圆柱形,下部有多条支根。表面浅棕色至棕褐色,具纵皱纹和横长皮孔样突起。根头具环纹,上端圆钝,或具数个明显突出的根茎痕,有紫色或黄绿色的茎和叶鞘的残基;主根(归身)表面凹凸不平;支根(归尾)上粗下细,多扭曲,有少数须根痕。质柔韧,断面黄白色或淡黄棕色。有浓郁的香气。柴性大、干枯无油或断面呈绿褐色者不可供药用。

【商品规格】按加工方法分为全归、归头两个规格,市场商品还有归尾、全归片、箱归等。

1. 全归　按每 1 000g 所含支数分为五等。一等:干货。主根圆柱形,下部有多条支根,根梢不细于 0.2cm。表面棕色或棕褐色。断面黄白或淡黄色,具油性。每 1 000g 15 支以内,单支重 ≥ 60g。气芳香,味甘、辛、微苦。无抽薹根、须根、杂质、虫蛀、霉变。二等:每 1 000g 15~40 支,单支重 25~60g,余同一等。三等:每 1 000g 40~70 支,单支重 15~25g,余同一等。四等:每 1 000g 70~110 支,单支重 10~15g,余同一等。五等:每 1 000g 110 支以外,单支重 <10g;根茎痕有或无;主根或有部分腿渣,但主根数量占 30% 以上,腿渣占 70% 以下。统货:每 1 000g 支数 10~120,单支重 5~70g。

2. 归头　按每 1 000g 所含支数分为四等及统货。一等:干货。纯主根,呈长圆形或拳状。直径 1.5~4cm,表面棕黄或黄褐色。刮去外皮,表面黄白色。断面黄白或淡黄色,具油性。每 1 000g 20 支以内,单支重 ≥ 50g。气芳香,味甘、辛、微苦。无油个、枯干、杂质、虫蛀、霉变。二等:每 1 000g 20~40 支,单支重 25~50g,余同一等。三等:每 1 000g 40~80 支,单支重 15~25g,余同一等。四等:每 1 000g 80 支以内,单支重 <15g,余同一等。统货:每 1 000g 支数 10~90,单支重 10~60g。

3. 归尾　为当归的支根,直径 0.3~1cm,上粗下细,多扭曲,有少数须根痕。

【化学成分】含有挥发油及水溶性成分。挥发油中主要为藁本内酯(ligustilide)、正丁烯基酞内酯(n-butylidene-phthalide),为解痉主要活性成分。此外,尚含β-蒎烯(β-pinene)、α-蒎烯(α-pinene)、莰烯(camphene)、对聚伞花素(p-cymene)、倍半萜类成分等。水溶性成分主要有阿魏酸(ferulic acid)、丁二酸、烟酸、尿嘧啶(uracil)、腺嘧啶、胆碱等,其中阿魏酸有抑制血小板聚集作用。当归的归头中含微量元素铜和锌的量较归身、归尾为高,而归尾中铁的含量较归头、归身高。

【质量评价】

1. 经验鉴别 以身干、主根肥大、支根粗壮、油润、外皮棕褐色、断面黄白色、气味浓郁,味甘、辛、微苦者为佳。

2. 检查 水分:不得过15.0%。总灰分:不得过7.0%。酸不溶性灰分:不得过2.0%。

3. 浸出物 醇溶性浸出物(热浸法,用70%乙醇作溶剂)不得少于45.0%。

4. 含量测定 用高效液相色谱法测定,药材按干燥品计算,含阿魏酸($C_{10}H_{10}O_4$)不得少于0.050%。用挥发油测定法测定,含挥发油不得少于0.4%(ml/g)。

【附注】

1. 出口箱归 十支归:干货。主根圆柱形,下部支根少,长18cm以上,每1 000g 10支。表面棕色或棕褐色。断面黄白或淡黄色,具油性。气芳香,味甘、辛、微苦。无须根、杂质、虫蛀、霉变。特等归:长16cm以上,下部支根4~7条,每1 000g 30支。余同十支归。一等归:长16cm以上,下部支根4~7条,每1 000g 40支。余同十支归。

2. 全归片(佛手片) 近年来有将当归润湿压扁后镑成厚片者,习称(全归片或佛手片),厚片状,上部较宽,下端由窄片构成,表面棕黄或黄白色,质地油润,味甘、辛、微苦。

肉苁蓉 Cistanches Herba

【来源】本品为列当科(Orobanchaceae)植物肉苁蓉 *Cistanche deserticola* Y. C. Ma 或管花肉苁蓉 *Cistanche tubulosa* (Schenk) Wight 的干燥带鳞叶的肉质茎。

肉苁蓉

【产地】主产于新疆福海、哈巴河、富蕴,内蒙古阿拉善左旗、额济纳旗、阿拉善右旗、乌拉特后旗,青海海乐、海南;甘肃张掖、武威、金塔、高台,宁夏石嘴山、盐池等地。以内蒙古阿拉善旗为著名产地。

【采收】春、秋二季均可采挖,以春季苗未出土或刚出土时采挖为佳。将鲜品置于沙土中半埋半露,干后即为甜苁蓉(亦称甜大芸),质量好。秋季采收者因水分大,不易干燥,故将肥大者投入盐湖中腌1~3年(咸苁蓉),质量较次。

【加工】

1. 晾晒法 白天将采挖的肉苁蓉置于沙地上晾晒,晚上收集成堆,反复晾晒至干即可。或将鲜品置于沙中半埋半露至干,上面日晒,下面沙烫,以加速干燥。晚上收集后遮盖防寒,以保证商品颜色好,品质高。

2. 盐渍法 秋季采收者含水量高,不易干燥,故将个大者投入盐湖中腌1~3年;或用40%的盐水腌制,第二年3月,取出晾干,至全干。此干燥商品为咸苁蓉(亦称咸大芸)。此法加工商品质量较次,药用时需洗去盐分。

3. 窖藏法 在冻土层的临界线以下挖坑,将新鲜肉苁蓉在天气冷凉之时埋入土中,第二年取出晒干。

【性状特征】

1. 肉苁蓉　呈扁圆柱形,稍弯曲,长 3~15cm,直径 2~8cm。表面棕褐色或灰棕色,密被覆瓦状排列的肉质鳞叶,通常鳞叶先端已断。体重,质硬,微有柔性,不易折断,断面棕褐色,有淡棕色点状维管束,排列成波状环纹。气微,味甜、微苦。

2. 管花肉苁蓉　呈类纺锤形、扁纺锤形或扁柱形,稍弯曲,长 5~25cm,直径 2.5~9cm。表面棕褐色至黑褐色。断面颗粒状,灰棕色至灰褐色,散生点状维管束。

【商品规格】肉苁蓉现行国家标准分为甜苁蓉、咸苁蓉两个规格。

1. 甜苁蓉　统货,干货。呈圆柱形略扁,微弯曲。表面赤褐或暗褐色。有多数鳞片覆瓦状排列,体重,质坚硬或柔韧,断面棕褐色,有淡棕色斑点组成的波状环纹,气微,味微甜。枯心不超过10%。去净芦头,无干梢、杂质、虫蛀、霉变。

2. 咸苁蓉　统货,干货。呈圆柱形或扁长条形,表面黑褐色,有多数鳞片呈覆瓦状排列,附有盐霜。质柔软。断面黑色或墨绿色,有光泽,味咸。枯心不超过10%。无干梢、杂质、霉变。

【化学成分】主要含苯乙基苷类,代表性成分有:肉苁蓉苷(cistanoside)A、B、C、H 和松果菊苷(echinacoside)、类叶升麻苷(acteoside)、新疆肉苁蓉苷(tubuloside)、2′- 乙酰基类叶升麻苷(2′-O-acetylacteoside)及类叶升麻苷异构体(acteoside isomer)等。此外,还含有鹅掌楸苷(liriodendrin)、胡萝卜苷(daucosterol)、甜菜碱(betaine)、β- 谷甾醇(β-sitosterol)、甘露醇(mannitol)、N,N- 二甲基甘氨酸甲酯(N,N-dimethyl glycinemethyl ester)等。尚含有多种氨基酸及多糖类等成分。

【质量评价】

1. 经验鉴别　甜苁蓉以身肥软、块大、鳞片细、色灰褐、无虫蛀者为佳;咸苁蓉以肥大肉质、色黑、条粗质糯、鳞细体圆扁,断面有芝麻点、油性大、无霉烂者为佳。甜苁蓉质量优于咸苁蓉。

2. 检查　水分:不得过 10.0%。总灰分:不得过 8.0%。

3. 浸出物　醇溶性浸出物(冷浸法,用稀乙醇作溶剂),肉苁蓉不得少于 35.0%,管花肉苁蓉不得少于 25.0%。

4. 含量测定　用高效液相色谱法测定,药材按干燥品计算,肉苁蓉含松果菊苷($C_{35}H_{46}O_{20}$)和毛蕊花糖苷($C_{29}H_{36}O_{15}$)的总量不得少于 0.30%。管花肉苁蓉含松果菊苷($C_{35}H_{46}O_{20}$)和毛蕊花糖苷($C_{29}H_{36}O_{15}$)的总量不得少于 1.5%。

【附注】关于肉苁蓉药材采收期,有学者以阿拉善盟所产肉苁蓉 Cistanche deserticola Y. C. Ma 为研究对象,基于春、秋两个采收期和 5 种成分松果菊苷、毛蕊花糖苷、半乳糖醇、甜菜碱、可溶性多糖以及浸出物量,进行较全面考察和分析。春季、秋季肉苁蓉中指标成分总量均达到《中国药典》2020 年版规定水平,且春季的含量较高。毛蕊花糖苷含量在春季样品中显著高于秋季样品,波动极大;甜菜碱含量在春季样品中也显著高于秋季样品;可溶性多糖的量在春、秋季样品中均处于较高水平;半乳糖醇及浸出物的量在秋季样品中显著高于春季样品。

国内已初步形成以西北为中心的肉苁蓉种植区域,在内蒙古、新疆、宁夏和甘肃等省区建立了多个有一定规模的种植基地,目前产地加工成为各基地面临的首要问题。有学者研究蒸制处理对肉苁蓉 Cistanche deserticola Y. C. Ma 产地加工外观性状和内在品质的影响,发现蒸制组的外观性状比晒干组更柔软顺直,粉末颜色更鲜亮。蒸制组苯乙醇苷类(松果菊苷、毛蕊花糖苷、异毛蕊花糖苷和 2′- 乙酰基毛蕊花糖苷）、多糖、可溶性糖以及醇溶性浸出物的含量均显著高于晒干组，而且抗氧化活性也显著高于后者。提示蒸制处理可适应肉苁蓉的大规模产地加工。

肉桂　Cinnamomi Cortex

肉桂

【来源】本品为樟科（Lauraceae）植物肉桂 *Cinnamomum cassia* Presl 的干燥树皮。

【产地】广东、广西、福建、台湾、云南等地的热带及亚热带地区广为栽培，其中尤以广西栽培为多。印度、老挝、越南至印度尼西亚等地也有，大都为人工栽培。

【采收】栽植 3~5 年后，当肉桂树高 3~5m、胸径 3~5cm 以上时，每年分两期采收，第一期于 4~5 月间，第二期于 9~10 月间，平地面采伐后，从幼树干剥皮，晒 1~2 天，卷成圆筒状。选择树龄 10 年以上，韧皮部已积成油层的树，春、秋季均可剥皮。春桂易采剥，但品质较差；秋桂较难采剥，但品质较好。秋桂宜在 9 月中旬在树下基部环剥一圈宽 18~20cm 的树皮，这样可以阻止养分向根系输送，提高桂皮质量，且能使桂皮更易采剥。采剥时先在分枝处环割树皮一圈，割深达木质部，再往下 40~50cm 处环割一圈，然后在两个割圈之间纵切一刀，用竹刀插入割口，慢慢撬起树皮。

【加工】

1. 企边桂　剥取 10 年生以上肉桂树的干皮，将两端削成斜面，突出桂心，压成两侧向内卷曲呈浅槽状。

2. 桂通　亦称官桂，指 5~6 年生幼树的干皮，不经压制，晒 1~2 天后自然卷曲成筒状。

3. 桂心　刮去外皮者，表面呈红棕色。

4. 板桂　剥取老龄树下部近地面的干皮，用木制桂夹加压，呈扁平板状。

5. 桂碎　是桂皮加工过程中的剩余碎块，但未去栓皮，呈大小不规则片块状或短卷筒状。

【性状特征】呈槽状或卷筒状。外表面灰棕色，稍粗糙，有不规则的细皱纹及横向突起的皮孔，有的可见灰白色的斑纹；内表面红棕色，略平坦，有细纵纹，划之显油痕。质硬而脆，易折断；断面不平坦，外层棕色而较粗糙，内层红棕色而油润，两层间有 1 条黄棕色的线纹。气香浓烈，味甜、辣。

【商品规格】肉桂药用常见商品规格有企边桂和桂通。作为药食两用商品，市场上也能见到板桂、桂碎、桂丝、桂枝皮等规格，但性状常不符合《中国药典》要求。

1. 企边桂　槽状，长 30~40cm，宽 10~15cm，板边平整有卷起，厚度 0.3~0.8cm。

2. 桂通　卷筒状，单筒或双筒，长 30~40cm，直径 10~15cm，厚度 0.3~0.8cm。

【化学成分】主要含挥发油 1%~2%，油中主要成分为桂皮醛（cinnamic aldehyde，约 85%）及醋酸桂皮酯（cinnamyl acetate）。含少量的苯甲醛（benzaldehyde）、肉桂酸（cinnamic scid）、水杨酸、苯甲酸、香兰素、乙酸苯内酯等。另含鞣质、黏液质、碳水化合物等。

桂皮醛是肉桂镇静、镇痛和解热作用的有效成分。

【质量评价】

1. 经验鉴别　以不破碎、体重、外皮细、肉厚、断面紫红色、油性大、香气浓、味甜而辛、嚼之渣少者为佳。

2. 检查　水分：不得过 15.0%。总灰分：不得过 5.0%。

3. 含量测定　按挥发油测定法测定，含挥发油不得少于 1.2%（ml/g）；采用高效液相色谱法测定,含桂皮醛(C$_9$H$_8$O)不得少于1.5%。

全蝎 Scorpio

全蝎

【来源】本品为钳蝎科(Scorpion)动物东亚钳蝎 *Buthus martensii* Karsch 的干燥体。

【产地】主产于山东临朐、蒙阴,河北衡水,河南禹县、洛阳,陕西渭南、榆林,山西运城等地,辽宁、安徽及湖北亦产。产于山东沂蒙山区者称"东全蝎"或"沂蒙全蝎";主产于河南禹县等地者称"会全虫"或"南全虫"。野生或人工饲养。

【采收】4~9月捕捉,收购加工应在清明至谷雨两节气间进行。此时冬眠后刚开始活动,腹中食物少,且尚未交配怀仔,出成品率高,每千克活蝎可制得成品干蝎0.6~0.7kg,其色纯正,称为"春蝎",品质较佳,为全蝎中上品。夏季捕捉的为"伏蝎",因伏蝎食入食物较多,品质较次;秋天捕捉的为"秋蝎",产量较大,但因其腹中多含杂质,加工后其色泽和质量远比不上"春蝎"。

【加工】活蝎要及时加工,已死亡的蝎子要剔除。加工成的颜色为暗棕红色,死蝎加工后为青黑色,易变质,不利于存放。主要加工方法为清水或盐水煮。还可采用冷冻干燥法、流通蒸汽蒸法、远红外辐射干燥法、沸水烫法等。

1. 淡全蝎　放入冷水浸泡,待其吐出泥土,洗净,放置沸水中煮。水沸后加入全蝎,然后再加入适量凉水,继续加热,待水再次沸腾时将蝎子捞出,晒干即可。煮蝎子时间不可过长,以免破坏有效成分。

2. 盐全蝎　放入冷水浸泡,待其吐出泥土,洗净,放入盐水中浸泡6~12小时(盐水浓度4%~5%),然后放入沸水中煮10~20分钟,至全身僵硬(用手挤压蝎子后腹部,身子能挺直竖起,背部显出一条沟,腹部瘪陷时,即可),摊放于通风处阴干。切忌在阳光下暴晒,否则易使蝎体泛出盐晶而返潮。

【性状特征】本品头胸部与前腹部呈扁平长椭圆形,后腹部呈尾状,皱缩弯曲,完整者体长约6cm。头胸部呈绿褐色,前面有1对短小的螯肢和1对较长大的钳状脚须,形似蟹螯,背面覆有梯形背甲,腹面有足4对,均为7节,末端各具2爪钩;前腹部由7节组成,第7节色深,背甲上有5条隆脊线。背面绿褐色,后腹部棕黄色,6节,节上均有纵沟,末节有锐钩状毒刺,毒刺下方无距。气微腥,味咸。

【商品规格】按照中华中医药学会《中药材商品规格等级　全蝎》(TCACM 1021.105—2018)划分。

1. 一等　干货,虫体干燥得当,干而不脆,个体大小均匀,虫体较完整,背面绿褐色,后腹部棕黄色,气微腥,无异味。"淡全蝎"舌舔无盐味。"盐全蝎"体表无盐霜、盐粒、泥沙等杂质。体长 ≥ 5.5cm,体表无盐霜,大小均匀、完整,破碎率 ≤ 15%。

2. 二等　性状特征同一等。体长4.5~5.5cm,体表有少量盐霜,破碎率 ≤ 30%。

3. 统货　干货。背面绿褐色,后腹部棕黄色,气微腥,无异味。"淡全蝎"舌舔无盐味,"盐全蝎"干后体表可见盐霜,无盐粒、泥沙等杂质。个体大小不一,完整者体长 ≥ 4.5cm。破碎者 ≤ 40%。

【化学成分】含有蝎毒素(buthotoxin)、三甲胺(trimethylamine)、甜菜碱(betaine)、牛磺酸(taurine)、棕榈酸(palmitic acid)、软硬脂酸、胆甾醇及铵盐、卵磷脂等。

【质量评价】

1. 经验鉴别　以身干、色鲜、完整、绿褐色、腹中少杂质者为佳。

2. 检查　水分:不得过 20.0%。总灰分:不得过 17.0%。酸不溶性灰分:不得过 3.0%。黄曲霉毒素:每 1 000g 含黄曲霉毒素 B_1 不得过 5μg,黄曲霉毒素 G_2、黄曲霉毒素 G_1、黄曲霉毒素 B_2 和黄曲霉毒素 B_1 的总量不超过 10μg。

3. 浸出物　醇溶性浸出物(热浸法,用乙醇作溶剂)不得少于 18.0%。

红花　Carthami Flos

【来源】本品为菊科(Compositae)植物红花 Carthamus tinctorius L. 的干燥花。

红花

【产地】主产于新疆伊犁等地者称"新疆红花",销往全国各地并出口。产四川简阳等地者称"川红花",产河南卫辉、延津等地者称"卫红花",产云南凤庆等地者称"云红花",产浙江慈溪等地者称"杜红花"。多为栽培品。

【采收】新疆及北方地区多春播,当年即可收获,6~7 月摘花;南方地区多秋播,次年 5~6 月摘花。适宜采收期为花正开放,花冠顶端由黄变红时,花冠全部金黄色或深黄色的不宜采收。一般开花后 2~3 天进入盛花期,可逐日采收。采收时每隔 2~3 天采收一次。晴天露水未干时采摘,此时苞片刺软不太扎手。但也不宜太早,防露水过多,使采摘下的红花易粘在一起,不便于晾干。采摘红花时用左手扶住花托,右手的拇指、示指、中指捏紧花冠向上提,将花冠拽出,子房留下,不影响种子生长。

【加工】红花采收后不宜暴晒和堆放,应在弱日光下晒干、阴干或低温烘干。①弱日光下晒干:采花后及时摊放于苇席上晒干,阳光太强,注意用布遮盖,以保持红花颜色的鲜艳,否则红花易变黄褐色。在晾晒时用工具轻轻翻动,不可用手直接翻动红花,否则易使红花变色变污暗。②阴干:摊在苇席上放阴凉通风处阴干,或阴棚内阴干。阴干质量较晒干为好。③低温烘干:如遇阴雨天,移至烘干室内,40~50℃微火烘干,不得温度过高,防颜色变黑。鲜花未干时切勿堆积,以免发热霉烂变色,影响质量。

【性状特征】为不带子房的管状花,长 1~2cm。表面红黄色或红色。花冠筒细长,先端 5 裂,裂片呈狭条形,长 5~8mm;雄蕊 5 枚,花药聚合成筒状,黄白色;柱头长圆柱形,顶端微分叉。质柔软。气微香,味微苦。

【商品规格】分为两个等级。一等:表面深红、鲜红色,微带淡黄色。二等:表面浅红、暗红或黄色。

【化学成分】含红花苷(carthamin)、红花醌苷(carthamone)及新红花苷(neocarthamin)。不同成熟期的红花所含成分有差异,淡黄色花时主含新红花苷,微量红花苷;黄色花时主含红花苷;橘红色花时主含红花苷或红花醌苷。另含红花素(carthamidin)、红花黄色素(safflor yellow)、羟基红花黄色素 A(hydroxysafflor yellow A)、山奈素(kaempferide)、二十九烷、棕榈酸(palmitic acid)、肉豆蔻酸、β- 谷甾醇、月桂酸等。

【质量评价】

1. 经验鉴别　以身干、花片长、色黄红、鲜艳、质柔软、无枝刺、无虫蛀者为佳。

2. 检查　杂质:不得过 2%。水分:不得过 13.0%。总灰分:不得过 15.0%。酸不溶性灰分:不得过 5.0%。

吸光度:红色素检查,用紫外 - 可见分光光度法,518nm 波长处,吸光度不得低于 0.20。

3. 浸出物　水溶性浸出物(冷浸法,用水作溶剂)不得少于 30.0%。

4. 含量测定　用高效液相色谱法测定,药材按干燥品计算,含羟基红花黄色素 A($C_{27}H_{32}O_{16}$)不得少于 1.0%;含山奈酚($C_{15}H_{10}O_6$)不得少于 0.050%。

【附注】红花极易吸潮发霉、变色。安全水分为 10%~13%。本品不宜烈日暴晒,不可硫熏,否则红花外观色泽易褪色,影响品质。如发现潮湿,可低温烘干。

红豆蔻　Galangae Fructus

红豆蔻

【来源】本品为姜科(Zingiberaceae)植物大高良姜 *Alpinia galanga* Willd. 的干燥成熟果实。

【产地】主产于广西、广东、台湾、云南等地。

【采收】在 11~12 月果实略带红点,或刚发红时采收为宜,若待完全成熟,果会掉落。秋季果实变红时采收,采收时将果序割下。

【加工】采收时将果序割下,刚收割的果实不宜放在太阳下晒,否则晒干的果实表皮呈白色或淡红色,质量欠佳。应将刚收获的果实摊放在阴凉干燥、通风的地方后熟 4~7 天,待种子由绿色变红时脱粒,除去杂质,阴干或晒干即成。

【性状特征】呈长球形,中部略细,长 0.7~1.2cm,直径 0.5~0.7cm。表面红棕色或暗红色,略皱缩,顶端有黄白色管状宿萼,基部有果梗痕。果皮薄,易破碎。种子 6 枚,扁圆形或三角状多面形,黑棕色或红棕色,外被黄白色膜质假种皮,胚乳灰白色。气香,味辛辣。

【商品规格】商品多为统货,不分等级。

【化学成分】果实含挥发油,油中主成分为 1'- 乙酰氧基胡椒酚乙酸酯(1'-acetoxychavicol acetate)、十五烷、金合欢醇(farnesol)、乙酸金合欢酯(farnesol acetate)及丁香醇(caryophyllenol)等。此外,还含有槲皮素、山奈酚、槲皮素 -3- 甲醚、高良姜素等。

【质量评价】

1. 经验鉴别　以粒大、饱满不破碎、气味浓者为佳。

2. 含量测定　照挥发油测定法测定,种子含挥发油不得少于 0.40%(ml/g)。

七画

苍术　Atractylodis Rhizoma

【来源】本品为菊科(Compositae)植物茅苍术 *Atractylodes lancea*(Thunb.)DC. 或北苍术 *Atractylodes chinensis*(DC.)Koidz. 的干燥根茎。

【产地】茅苍术主产于江苏茅山、湖山、小九华山,湖北罗田、麻山、英山,河南信阳、桐柏。安徽安庆、霍山,江西宁武,陕西汉中等地亦产。以江苏、河南、安徽的质量较好,湖北产量较大。北苍术主产于河北承德市围场县、秦皇岛市青龙六道河,山西大宁县、新绛县、和顺县,陕西丹凤县,辽宁建昌县,山东泰安岱岳,黑龙江通河县、逊克县等地亦产。

【采收】野生茅苍术春季、夏季、秋季均可采挖,以8月采挖的质量最佳。人工栽培的苍术需生长2~3年后起收,茅苍术多在秋季采挖,北苍术春、秋二季均可采挖,但以秋后至春初苗未出土前采挖质量较好。

【加工】

1. 茅苍术　挖出根茎,除去地上部分及泥土,晒干,揉掉须根,或晒至九成干时,用微火燎掉须毛,木棒稍微敲打,除去须毛。

2. 北苍术　挖出后,晒至半干,装入筐内,撞去部分须根,表皮呈黑褐色;晒至六七成干时,再次撞净表皮,晒至全干,如黑褐色表皮未净,应再撞1次,使表皮呈黄褐色时即可。

【性状特征】

1. 茅苍术　呈不规则连珠状或结节状圆柱形,略弯曲,偶有分枝,长3~10cm,直径1~2cm。表面灰棕色,有皱纹、横曲纹及残留须根,顶端具茎痕或残留茎基。质坚实,断面黄白色或灰白色,散有多数橙黄色或棕红色油室,习称"朱砂点",暴露稍久,可析出白色细针状结晶。气香特异,味微甘、辛、苦。

2. 北苍术　呈疙瘩块状或结节状圆柱形,长4~9cm,直径1~4cm。表面黑棕色,除去外皮者黄棕色。质较疏松,断面散有黄棕色油室。香气较淡,味辛、苦。

【商品规格】商品分为茅苍术、北苍术两个规格,均为统货。

出口商品分统货、大苍术、小苍术。统货不分等级、大小均有。大苍术每1 000g 50~60个。小苍术每1 000g 60个以下,均不得掺入毛须和碎末。

【化学成分】苍术中主要含有倍半萜及其苷类、三萜类、甾体类、烯炔类、糖类等化学成分。倍半萜及其苷类:主要有苍术素(atractylodin)、苍术苷A、B(atractyloside A、B)等。烯炔类:主要有(2Z,4E,10E)十二碳-2,4,10-三烯-6,8-二炔-1-醇-乙酸酯等。三萜及甾体类:主要有豆甾醇(stigmasterol)、西托糖苷(daucosterol)、β-谷甾醇(β-sitosterol)等。

【质量评价】

1. 经验鉴别　以个大饱满、断面朱砂点明显、香气浓者为佳。

2. 检查　水分:不得过13.0%。总灰分:不得过7.0%。

3. 含量测定　采用高效液相色谱法测定,药材按照干燥品计算,含苍术素($C_{13}H_{10}O$)不得少于0.30%。

杜仲　Eucommiae Cortex

【来源】本品为杜仲科(Eucommiaceae)植物杜仲 *Eucommia ulmoides* Oliv. 的干燥树皮。

杜仲

【产地】多为栽培,主产于贵州、四川、陕西、湖南、湖北、河南、云南。此外,江西、甘肃等地亦产。

【采收】多在春季发芽后剥皮,以年久皮厚者为佳。

1. 采集时间　杜仲生长10年以上方能开始采收树皮,各地气候不同,可以1~7月为采收期。此时树木生长旺盛,含水分多,树皮易于剥离,也易愈合再生。时间过迟则树皮水分减少,不易剥离,也不利于愈伤。采收时间因地区不同稍有差异,但气候特点都要求高温高湿,气温最好在

25~36℃之间,昼夜温差不大,相对湿度最好在80%左右。一般要求在多云或阴天采收,如为晴天则最好在下午16时以后,避免阳光直接照射。温度过高,易使形成层干枯死亡,温度低则形成层分裂不活跃,难以形成新皮;而湿度低了易干枯,高了易受到污染。

2. 采集方法

(1)局部剥皮法:为大多采用的传统方法。在离地面10cm以上的树干上切1/3~1/2圈,再用大钩刀划一直线,注意割至韧皮部时不能伤及形成层,然后交错剥取树围面积1/4~1/3的树皮,每年可更换不同部位采剥,2~3年后树皮可重新生长,继续剥取。为了使剥皮部位不受感染,要严格对剥皮工具和手进行消毒,以提高其成活率。剥皮后,多使用塑料薄膜包扎剥皮部位,提高温度和湿度,促使细胞分裂,避免暴晒和淋雨,从而防止树干细胞脱水和病虫害。

(2)大面积环剥法:先在树干分枝处的下面横切一刀,再纵割一刀,呈"T"字形,深度控制在只割断韧皮部而不伤及形成层,沿横割的刀痕,撬起树皮,把树皮向两侧撕裂,随时割断残连的韧皮部,绕树干一周全部割完,再向下撕至离地面10cm处,割断。注意把握横切的厚度,剥皮动作要轻柔,不能碰伤木质部外层幼嫩部分,更不能用手摸,否则会导致植株变黑死亡;要避免淋雨、暴晒,亦不可喷洒农药。天旱时在剥皮前3~5天可适当浇水,林缘的树木须遮阴。经3~4年后,新生树皮即可长成正常厚度,可再行剥皮。有实验证明再生皮与原生皮有效成分和药理作用完全相同。

(3)砍树剥皮法:对老树采皮而言,于齐地面绕树干锯一环状切口,按商品规格要求的长度向上再锯第二道切口,在两切口之间再纵割后环剥树皮,然后把树放倒,如法剥皮,不合长度及较粗的枝皮剥取后作碎皮药用。茎干的萌发能力很强,砍树后的树桩上可很快萌发新苗,育成新树。

【加工】将剥下的树皮搬回适当的场所,用开水烫后放置以稻草垫底的平地上,将杜仲皮紧密重叠铺上,上用木板加重物(石头)压平,四周用稻草盖严,使之"发汗",注意树皮间不能留有空隙,否则发汗不匀。1周后,从中间抽出一块检查,如呈黑褐色,即可取出晒干(期间一般不解捆,以免树皮卷曲),刮去粗糙表皮,使之平滑,把边缘切修整齐,然后再分成各档规格。

【性状特征】呈板片状或两边稍向内卷,大小不一,厚3~7mm。外表面淡棕色或灰褐色,有明显的皱纹或纵裂槽纹,有的树皮较薄,未去粗皮,可见明显的皮孔。内表面暗紫色,光滑。质脆,易折断,断面有细密、银白色、富弹性的橡胶丝相连,一般可拉至1cm左右才断。气微,味稍苦。

【商品规格】以宽度和厚度为确定等级的主要标准,长度只作参考,商品分特等、一等、二等、三等四个等级。

1. 特等 呈平板状,两端平齐,去净粗皮。表面呈灰褐色,内表面紫褐色,质脆。整张长70~80cm,宽50cm以上,厚7mm以上。碎块不超过10%。无卷形、杂质、霉变。

2. 一等 整张长40cm以上,宽40cm以上,厚5mm以上。碎块不超过10%,余同特等。

3. 二等 呈板片状或卷筒状,内表面青紫色。整张长40cm以上,宽30cm以上,厚3mm以上。碎片不超过10%,余同一等。

4. 三等 凡不符合特等及一、二等标准,厚度最薄不得小于2mm,包括枝皮、根皮、碎块,均属此等。

【化学成分】所含化学成分多达 130 余种，主要包括木脂素类、环烯醚萜类、苯丙素类、黄酮类、多糖类、杜仲胶、果胶、树脂、有机酸、维生素、杜仲苷等。其中木脂素类：是其化学成分中研究最多、结构最清晰、成分最明确的一类化合物，包括松脂醇二葡萄糖苷（pinores inoldiglucoside，PDG）、丁香脂素二葡萄糖苷（syringaresinoldiglucopyranoside，SDG）、杜仲素 A（eucommin A）、橄榄树脂素（olivil）等。环烯醚萜类：主要包括京尼平苷酸（eniposidic acid）、京尼平苷（geniposide）、桃叶珊瑚苷（aucubin）、筋骨草苷（ajugoside）、杜仲苷类和杜仲醇类。苯丙素类：是形成木脂素的前体，普遍存在于杜仲根皮、茎皮、绿叶和落叶中，包括咖啡酸（caffeic acid）、松柏酸（pinusolidic acid）、绿原酸（chlorogenic acid）、丁香苷（syrigin）等。黄酮类：是其主要有效成分之一，其量的高低是判断杜仲生药材及其产品质量的重要指标，包括山奈酚（kaempferol）、紫云英苷（astragalin）、陆地锦苷（hirsutin）、金丝桃苷（hyperoside）等。多糖类：主要包括杜仲多糖 A（eucomman A）和杜仲多糖 B（eucomman B）等。

【质量评价】

1. 经验鉴别　以皮厚、块大、去净粗皮、内表面暗紫色、断面银白色橡胶丝多者为佳。

2. 浸出物　醇溶性浸出物（热浸法，用 75% 乙醇作溶剂）不得少于 11.0%。

3. 含量测定　用高效液相色谱法测定，药材按干燥品计算，含松脂醇二葡萄糖苷（$C_{32}H_{42}O_{16}$）不得少 0.10%。

牡丹皮　Moutan Cortex

【来源】本品为毛茛科（Ranunculaceae）植物牡丹 *Paeonia suffruticosa* Andr. 的干燥根皮。

牡丹皮

【产地】主产于安徽、湖南、四川、山东等地。另陕西、河南、湖北、甘肃、贵州等地亦产。安徽是牡丹皮的主产区，产量大，品质佳，以铜陵及其周边各地区产的"凤丹"为道地药材；目前安徽亳州等地亦有大面积栽培。

【采收】牡丹种植 3~5 年即可采收。一般在秋季选择晴天采挖，7~8 月采收者称为"伏货"或"新货"，水分较多，加工后色白质韧，但是产量低，质量次。10 月采收者称"秋货"或"老货"，质地较硬，加工较困难，不易剥皮，但是产量较高，质量较优。采收时，先挖开植株四周的泥土，再将根部全部刨出，去掉泥土，将大、中根条自基部剪下，运回加工。细小的根条用作繁殖材料。牡丹皮不宜雨天采收，因接触水会变红，影响质量。

【加工】

1. 连丹皮　又称原丹皮。将剪下的大、中等的粗根置阴凉处堆放 1~2 天，待其失水变软后，去除须根，用刀剖皮深达木部，抽去木心（俗称抽筋），晒干。晒时趁其柔软时，将根条理直，捏紧刀缝，使刀缝闭合。

2. 刮丹皮　又称粉丹皮。趁鲜用竹刀或瓷片刮去外皮后，剥取皮部，晒干。

3. 丹须　根条细小，不易刮皮和抽心，直接晒干，为丹须。

【性状特征】

1. 凤丹皮　呈圆筒状，条均匀微弯，两端剪平，纵缝隙口紧闭，肉厚，长度 ≥ 11cm，中部直径 ≥ 1.1cm。表面褐色，较坚实，断面粉白色或淡粉红色，粉质足，内表面淡灰黄色或淡棕色，有明显的细纵纹,常见发亮的结晶。香气浓,味微苦而涩。

2. 连丹皮　多呈圆筒状或半筒状,略内卷曲,稍弯曲,表面灰褐色或棕褐色,栓皮脱落处呈粉棕色。厚0.1~0.4cm。质硬而脆,断面粉白或淡褐色,有粉性、有香气,味微苦涩。

3. 刮丹皮　多呈圆筒状或半筒状,略内卷曲,稍弯曲,表面淡棕色或粉红色,在节疤、皮孔根痕处,偶有未去净的栓皮,形成棕褐色的花斑。厚0.1~0.4cm。断面粉白色,有粉性、有香气,味微苦涩。

【商品规格】目前根据传统和实际,按照长度及直径进行等级划分。一级:除具凤丹皮的性状特征外,条均匀,长度≥11cm,中部直径≥1.1cm。二级:除具凤丹皮或连丹皮的性状特征外,条均匀,长度≥9cm,中部直径≥0.9cm。三级:除具连丹皮或刮丹皮的性状特征外,条均匀,长度≥7cm,中部直径≥0.5cm。

【化学成分】含酚及酚苷类、单萜及其苷类,其他还有三萜、甾醇及其苷类、黄酮、有机酸、香豆素等。酚及酚苷类:是牡丹皮中含量较高的一类化合物,主要是以丹皮酚为母核所衍生的一系列苷类化合物,如丹皮酚(paeonol)。单萜及其苷类化合物:该类化合物主要是芍药苷元及其类似物与葡萄糖缩合而成的单萜苷类,如芍药苷(paeoniflorin)、氧化芍药苷(oxypaeoniflora)等。

【质量评价】

1. 经验鉴别　以条粗长、皮厚、无木心、断面色白、粉性足、结晶多、香气浓者为佳。

2. 检查　水分:不得过13.0%。总灰分:不得过5.0%。

3. 浸出物　醇溶性浸出物(热浸法,用乙醇作溶剂)不得少于15.0%。

4. 含量测定　用高效液相色谱法测定,药材按干燥品计算,含丹皮酚($C_9H_{10}O_3$)不得少于1.2%。

【附注】由于传统用药的习惯,安徽省铜陵一带将比较粗大、质量上乘的牡丹皮抽去木质心;亳州等地则将粗大的根刮皮抽心。凤丹皮在产地加工中不刮皮,故凤丹皮不按是否去皮划分规格。市场上尚存在熏硫牡丹皮,表面色白,有酸味;另有切制成片的牡丹皮商品,且多数抽心率低。

据研究,牡丹皮木心及栓皮的化学成分与根皮基本相似,具有显著的抗炎、降压、促进血小板聚集及抗惊厥作用。

何首乌　Polygoni Multiflori Radix

【来源】本品为蓼科(Polygonaceae)植物何首乌*Polygonum multiflorum* Thunb.的干燥块根。

何首乌

【产地】主产于广东德庆(称德庆首乌)、郁南、罗定,河南嵩县、卢氏,广西南宁,湖北建始、恩施等地。此外,江苏、安徽、云南、贵州、浙江、湖南、四川等省亦产。

【采收】在秋末冬初,地上茎叶枯萎,至第二年春初地上部分未发芽前采收,采挖块根。

【加工】把块根洗净,按大小分档,用文火焙干为首乌个。可趁鲜加工,切成块;一般产地趁鲜加工较多,多由鲜个子直接切为厚片干燥,产地较少切小块,多自然晒干,少数晒干。

【性状特征】商品呈团块状或不规则纺锤形,长6~15cm,直径4~12cm。表面红棕色或红褐色,皱缩不平,有浅沟,并有横长皮孔样突起和细根痕。体重,质坚实,不易折断,断面浅黄棕色或浅红棕色,显粉性,皮部有4~11个类圆形异型维管束环列,形成云锦状花纹,中央木部较大,有的呈木心。气微,味微苦而甘涩。

【商品规格】商品药材分为"何首乌个""何首乌片""何首乌块"三个规格。何首乌个均为统货,何首乌片与块依据均匀与否划分等级,分为统货及选货。

何首乌片:选货形状规则,大小均匀,中心片多。统货形状不一、大小不一,边皮片多。

何首乌块:选货形状规则,大小均匀。统货形状不一、大小不一。

【化学成分】含卵磷脂(lecithin)、蒽醌衍生物、芪类和鞣质类。蒽醌衍生物:大黄酚(chrysophanic acid)、大黄素(emodin)、大黄酸(parietic acid)、大黄素甲醚(physcione)、大黄素 -8-*O*-*β*-D- 葡萄糖苷(emodin-8-*O*-*β*-D-glucoside)等;芪类:2,3,5,4′- 四羟基二苯乙烯 -2-*o*-*β*-D- 葡萄糖苷(tetrahydroxy stilbene-2-*O*-*β*-D-glucoside)等。鞣质类:儿茶素(catechin)、表儿茶素(epicatechin)、3-*O*- 没食子酰儿茶素(3-*O*-catechin)、3-*O*- 没食子酰表儿茶素(3-*O*-epigallocatechin)、3-*O*- 没食子酰原矢车菊素 B-1(3-*O*-notoacylcystin B-1)及 3,3′- 双 -*O*- 没食子酰原矢车菊素(triamcinolone-bis-*O*-propofol cornwort)。

【质量评价】

1. 经验鉴别 以个大、质坚实,粉性足,断面无裂隙,味甘微涩,苦味少为好;首乌片以切面黄棕色,有胶状光泽者为佳。

2. 检查 水分:不得过 10.0%。总灰分:不得过 5.0%。

3. 含量测定 用高效液相色谱法测定,药材按干燥品计算,含 2,3,5,4′- 四羟基二苯乙烯 -2-*O*-*β*-D- 葡萄糖苷($C_{20}H_{22}O_9$)不得少于 1.0%。含结合蒽醌以大黄素($C_{15}H_{10}O_5$)和大黄素甲醚($C_{16}H_{12}O_5$)的总量计,不得少于 0.10%。

辛夷 Magnoliae Flos

【来源】本品为木兰科(Magnoliaceae)植物望春花 *Magnolia biondii* Pamp.、玉兰 *Magnolia denudata* Desr. 或武当玉兰 *Magnolia sprengeri* Pamp. 的干燥花蕾。

辛夷

【产地】望春花产量大,为主流商品,主产于河南南召、卢氏、栾川、鲁山、嵩县、洛宁等,湖北、陕西、甘肃亦产。玉兰主产于安徽安庆市,称"安春花",浙江、江西亦产,现黄河流域以南地区多有栽培。武当玉兰主产于四川、湖北、陕西等省,多在产区习用。

【采收】冬末春初花未开放时采收,采收时间宜早不宜迟,以免花蕾开放影响质量。采收时连花梗采下,或逐朵齐花柄处摘下,勿伤树枝。

【加工】将采收后的花蕾,剪去枝梗,除去杂质,白天在日光下摊晒至半干,夜晚收回室内堆放 1~2 天,使其发汗后再晒,直至干透为止。

辛夷晒制时若遇雨天,可用烘房低温烘烤,也可用无烟煤或炭火烘烤,当烘至半干时堆放 1~2 天,再烘一次,直至花蕾内部全干为度。

【性状特征】

1. 望春花 呈长卵形,似毛笔头,长 1.2~2.5cm,直径 0.8~1.5cm。基部常具短梗,长约 5mm,梗上有类白色点状皮孔。苞片 2~3 层,每层 2 片,两层苞片间有小鳞芽,苞片外表面密被灰白色或灰绿色茸毛,内表面类棕色,无毛。花被片 9 片,棕色,外轮花被片 3 片,条形,约为内两轮长的 1/4,呈萼片状,内两轮花被片 6 片,每轮 3 片,轮状排列。雄蕊和雌蕊多数,螺旋状排列。体轻,质脆。气芳香,味辛凉而稍苦。

2. 玉兰 长 1.5~3cm,直径 1~1.5cm。基部枝梗较粗壮,皮孔浅棕色。苞片外表面密被灰白色或灰绿色茸毛。花被片 9,内外轮同型。

3. 武当玉兰 长 2~4cm,直径 1~2cm。基部枝梗粗壮,皮孔红棕色。苞片外表面密被淡黄色或淡黄绿色茸毛,有的最外层苞片茸毛已脱落而呈黑褐色。花被片 10~12(15),内外轮无显著差异。

【商品规格】根据不同基源,将辛夷药材分为"望春花""玉兰""武当玉兰"三个规格。

1. 望春花 一等:花蕾长度 ≥ 3cm,花蕾完整无破碎,含杂率 <1%。无虫蛀、霉变。二等:2cm ≤花蕾长度 <3cm,花蕾偶见破碎,含杂率 <1%。余同一等。三等:花蕾长度 <2cm,含杂率 <3%。余同一等。统货:花蕾长度 1.2~3cm,含杂率 <3%。无虫蛀、霉变。

2. 玉兰与武当玉兰 均为统货,不分等级。

【化学成分】

1. 望春花 含木兰脂素(magnolin),挥发油 3%~5%。挥发油中主成分为 β- 蒎烯(β-pinene)(约 6.1%)、樟脑(camphor)(14.8%)、桉油精(eucalyptol)(28.6%)、鹅掌楸树脂醇、望春花素(magnolin)、β- 二甲醚、法氏玉兰素(fargesin)、松脂素二甲醚(pinoresinol dimethylether)、d- 乌药碱、d- 网状番荔枝碱等。

2. 武当玉兰 挥发油主成分为 β- 蒎烯(β-pinene)、反式丁香烯、香桧烯、丁香烯氧化物、乙酸龙脑酯(bornyl acetate)、β- 桉油醇等。

3. 玉兰 挥发油主成分为橙花叔醇、桉油精(cineole)等 50 种成分。另含 6 种木脂素成分。

【质量评价】

1. 经验鉴别 以完整、内瓣紧密、无枝梗、香气浓者为佳。

2. 检查 水分:不得过 18.0%。

3. 含量测定 用挥发油测定法测定,药材按干燥品计算,含挥发油不得少于 1.0%(ml/g);含木兰脂素($C_{23}H_{28}O_7$)不得少于 0.40%。

【附注】辛夷内部具油,若内心不干,放置日久,极易发霉变黑,不堪入药,因此入库前,需检查内部花心是否干燥。一般花心干燥,勿受潮湿,在贮存时就不易变质。辛夷最好采用冷藏或气调密闭贮存,可防止桉油精、胡椒酚甲醚和柑醛等辛香成分挥发,同时也防止生虫。

沉香 Aquilariae Lignum Resinatum

【来源】本品为瑞香科(Thymelaeaceae)植物白木香 *Aquilaria sinensis* (Lour.) Gilg 含有树脂的木材。

【产地】主产于广东、海南、广西、福建等地。喜生于低海拔的山地、丘陵以及路边阳处疏林中。

沉香

【采收】沉香树遇到雷劈、大风、虫害侵袭等自然灾害或树木本身遭遇病变和腐烂受伤,树木会自行分泌出树脂堆积于伤口处进行自我保护,经过几十年乃至上百年的变化,最终形成黄白色木质部与黑色带有香气的油脂相间的集合体,叫"沉香"。当沉香树出现树叶生长不茂盛,外形凋黄,局部枯死等不正常现象,大多数已有结香的可能。全年均可采收,但以春季为宜。割取含树脂的木材,选取凝结黑褐色或棕褐色、带有芳香性树脂的树干部分,分割截取,除去不含树脂的部分。

目前野生沉香资源已枯竭，药材来源主要靠人工栽培。现代研究证明：物理化学伤害或真菌侵染能够诱导白木香产生具有抑菌活性的防御性物质——沉香倍半萜和2-(2-苯乙基)色酮类化合物(沉香的主要化学成分)，这些物质与细胞其他组分复合形成的导管填充物堵塞了次生木质部的导管，形成含有树脂的木材沉香。人工栽培白木香树，要人工结香，主要方法包括：物理伤害结香法、接菌结香法、化学伤害结香法、通体结香技术。

1. 物理伤害结香法

(1)砍伤法：一般用刀在距地面1.5~2m高处顺砍数刀，伤口深3~4cm，伤口附近的木质部则分泌树脂，逐渐变成棕黑色，经数年后割取有树脂的木部。此新伤口，经若干年后又继续生成沉香。

(2)半断干法：在离树干基部1~2m以上的树干上锯一伤口，深度为树干粗的1/3~1/2，亦可沿同一方向不同高度，锯几个伤口，伤口间距30~50cm，久之则能自行结香。

(3)凿洞法：在树干上沿同一方向不同高度凿数个宽和高均为3~4cm、深为3~4cm的方形洞，或直径2~3cm、深为干粗1/4~1/3的圆形小洞(俗称开香门)，伤口间距为30~50cm，并用泥土封闭，数年后便有可能结香。

(4)火烙法：在凿洞法基础上衍变出来的方法，楔子烧红后用锤子楔穿白木香树体，每隔20cm为1排，每排2~3个孔，这种方法的结香效率比凿洞法高，也能够整体结香，而且所得沉香质量较好，但处理工作量大。

2. 接菌结香法　在树干避风向阳面同侧自上向下，每隔40~50cm开一个宽1cm、长度和深度均为树干直径1/2的洞，用特别的菌种塞满小洞后，用塑料薄膜包扎封口，当上、下伤口都结香且相连接时，整株砍下采香。

3. 化学伤害结香法　根据香农经验得知，用甲酸、硫酸、乙烯利处理白木香，可刺激伤口，促使其提早结香。

4. 通体结香技术　在白木香离地50cm处钻1个到达木质部的很小的孔，将结香液通过输液装置缓缓输入孔中，利用植物的蒸腾作用，疏导至植物茎干、枝条、根等各器官，促使整个植株内部结香。

【加工】对割取的含有树脂的木材，再加工成块状、片状或小碎块状，放在室内阴干，即为商品。也可捣碎或研成细粉，即为沉香树末和沉香树粉。

【性状特征】呈不规则块、片状或盔帽状，有的为小碎块。表面凹凸不平，有刀痕，偶有孔洞，可见黑褐色树脂与黄白色木部相间的斑纹；孔洞及凹窝表面多呈朽木状。质较坚实，断面刺状。气芳香，味苦。

【商品规格】树脂占的比例越大，质量越好。一般分为人工栽培沉香和野生沉香。

人工栽培沉香分为一等、二等和统货。一等与二等的区别在于：

一等：干货，结香面颜色红褐色、褐色或黑褐色，黄白色木低于50%。

二等：干货，结香面颜色浅褐色、浅红褐色或浅色，黄白色木超过50%。

【化学成分】主要含挥发油及树脂，挥发油中主要成分为沉香螺萜醇、白木香酸、白木香醛、异白木香醇及苄基丙酮等。另含三萜类、黄酮类成分等。

沉香螺萜醇、白木香酸及白木香醛具有镇静作用。

【质量评价】

1. 经验鉴别　以色深、质坚实、油性足、香气浓者为佳。

2. 浸出物　按醇溶性浸出物热浸法测定,以乙醇为溶剂不得少于 10.0%。

3. 含量测定　按高效液相色谱法测定,含沉香四醇($C_{17}H_{18}O_6$)不得少于 0.10%。

补骨脂　Psoraleae Fructus

补骨脂

【来源】本品为豆科(Cornaceae)植物补骨脂 *Psoralea corylifolia* L. 的干燥成熟果实。

【产地】主产于四川新津、都江堰、金堂、广元,河南商丘、博爱、社旗、镇坪、新乡、信阳,安徽六安、阜阳,陕西兴平等地。产于四川者称"川故子",产于河南者称"怀故子"。

【采收】秋季果实成熟时采收果序。补骨脂花期较长,导致果实成熟时间不同,因此需分批次采收。第一次采收时间在 8 月中下旬,最后一次采收时间为植株枯萎后将植株割下。

【加工】割取果穗,晒干,搓出果实,除去杂质。

【性状特征】呈肾形,略扁,长 3~5mm,宽 2~4mm,厚约 1.5mm。表面黑色、黑褐色或灰褐色,具细微网状皱纹。顶端圆钝,有一小突起,凹侧有果梗痕。质硬。果皮薄,与种子不易分离;种子 1 枚,子叶 2 枚,黄白色,有油性。气香,味辛、微苦。

【商品规格】商品按产地分怀故子和川故子,川故子比怀故子小,一般为统货,不分等级。

【化学成分】含挥发油、香豆素、单萜酚、黄酮类、脂类化合物、树脂及豆甾醇等。香豆素衍生物:补骨脂素(psoralen)、异补骨脂素(isopsoralen)、异补骨脂定(isopsoralidin)、补骨脂定(psoralidin)、双羟异补骨脂定(corylidin),以及苯并呋喃香豆素。黄酮类:补骨脂甲素(coryfolin)、补骨脂乙素(corylifolinin)、补骨脂甲素甲醚(bavachinin)、异补骨脂甲素、异补骨脂乙素甲醚、补骨脂色烯素(bavachromene)、新补骨脂异黄酮、补骨脂宁(coryin),补骨脂查耳酮、新补骨脂查耳酮等。单萜酚类:补骨脂酚(bakuchiol)等。补骨脂素可以促进皮肤色素新生,治疗白癜风。

【质量评价】

1. 经验鉴别　以粒大、饱满、色黑者为佳。

2. 检查　杂质:不得过 5%。水分:不得过 9.0%。总灰分:不得过 8.0%。酸不溶性灰分:不得过 2.0%。

3. 含量测定　用高效液相色谱法测定,药材按干燥品计算,含补骨脂素($C_{11}H_6O_3$)和异补骨脂素($C_{11}H_6O_3$)的总量不得少于 0.70%。

灵芝　Ganoderma

灵芝

【来源】本品为多孔菌科(Polyporaceae)真菌赤芝 *Ganoderma lucidum*(Leyss. ex Fr.)Karst. 或紫芝 *Ganoderma sinense* Zhao,Xu et Zhang 的干燥子实体。

【产地】赤芝主产于四川安岳县、凉山彝族自治州会东县,云南迪庆、怒江、丽江、大理,贵州贵阳、江口、雷山、绥阳等地,另外吉林长白山地区,河南商城县、泌阳县、唐河县、南召县,河北安国市、广宗县,山西中条山林区(包括阳城、沁水、垣曲等)和太岳山林区(包括沁源、平遥、介休等),安徽霍山县,广西南丹县等地亦产。紫芝主产于浙江丽水市,江西会昌县、泰和县、永丰县,湖南吉首市、靖州县,广西田林县、金秀县等地。两者现均有人工繁殖,赤芝产量较大。

【采收】野生灵芝一年四季均可采收,但以夏、秋最宜。栽培灵芝,正常条件下从接种到采收通常需要40~60天,若条件不适则需要60~90天。当菌盖边缘的浅白色或淡黄色生长点基本消失,菌盖已经充分展开不再增大,表面色泽一致,边缘有同菌盖色泽一样的卷边圈、有大量褐色孢子飞散、菌盖下方色泽一致时采收。采收时从菌柄下端拧下整个子实体即可。

【加工】采下子实体后,除去附有朽木、泥沙或培养基质的下端菌柄,阴干或在40~50℃烘干。

【性状特征】

1. 赤芝 外形呈伞状,菌盖肾形、半圆形或近圆形,大小不等,直径10~18cm,厚1~2cm。皮壳坚硬,黄褐色至红褐色,有光泽,具环状棱纹和辐射状皱纹,边缘薄而平截,常稍内卷。下表面灰褐色或赤褐色,密有针状小孔。质坚硬不易折断,折断面红褐色,木质,木纹明显。菌柄生于菌体中间或一边,偏于圆柱形,常弯曲,长5~15cm,直径1~2.5cm,红褐色至紫褐色,光亮。孢子细小,黄褐色。气微香,味苦涩。栽培品子实体较粗壮、肥厚,直径12~22cm,厚1.5~4cm。皮壳外常被有大量粉尘样的黄褐色孢子。

2. 紫芝 子实体形状与赤芝相似,主要区别点为菌盖和菌柄。菌盖多呈半圆形,少数近肾形,大小不一,直径6~20cm,紫黑色具光泽,有环形同心环沟纹及辐射状棱纹,有时在菌盖边缘又生小菌盖。菌肉锈褐色。菌柄侧生,长5~15cm,直径1~3cm,有光泽。

【商品规格】根据不同基源,商品分为赤芝、紫芝两种规格;根据不同生长方式,分为"野生品""栽培品"两种规格;根据不同栽培方式,分为椴木灵芝、袋料灵芝两种规格;根据不同采收时间,将赤芝分为产孢灵芝、未产孢灵芝两种规格。根据灵芝菌盖直径大小,将椴木赤芝(未产孢)分为特级、一级两个等级,其他规格均为统货。

椴木赤芝(未产孢)特级:菌盖直径≥20cm,菌盖厚度≥2.0cm,菌柄长度≤2.5cm。一级:菌盖直径≥10cm,菌盖厚度≥1.0cm,菌柄长度长短不一。

【化学成分】灵芝中主要含有灵芝多糖类、三萜类、核苷类、氨基酸类、甾醇类以及生物碱类等多种成分。三萜类:主要有灵芝酸A(ganoderic acid A)、灵芝酸AM1(ganoderic acid AM1)、灵芝酸C2(ganoderic acid C2)、灵芝酸D(ganoderic acid D)、灵芝酸DM(ganoderic acid DM)、灵芝酸F(ganoderic acid F)等。核苷类:主要有腺嘌呤(adenine)、腺嘌呤核苷(adenosine)、尿嘧啶(uracil)、尿嘧啶核苷(uridine)等。甾醇类:主要有麦角甾醇(ergosterol)、麦角甾-7,22-二烯-3β-醇、麦角甾-7,22-二烯-3-酮(ergost-7,22-diene-3-ol)、过氧麦角甾醇(ergosterol-5,8-peroxide)、3,5-二羟基麦角甾-7,22-二烯-6-酮、β-谷甾醇(beta-sitosterol)等。生物碱类:主要有灵芝碱甲(ganodine)、灵芝碱乙(ganodine)等。多糖类:主要有灵芝多糖A、灵芝多糖B等。

【质量评价】

1. 经验鉴别 一般以色棕褐、个大均匀、油润光亮者为佳。

2. 检查 水分:不得过17.0%。总灰分:不得过3.2%。

3. 浸出物 照水溶性浸出物测定法(热浸法)测定,不得少于3.0%。

4. 含量测定 采用紫外-可见分光光度法,测定多糖的含量,按干燥品计算,含灵芝多糖以无水葡萄糖（$C_6H_{12}O_6$）计,不得少于0.90%。采用紫外 - 可见分光光度法,测定三萜及甾醇的含量,按照干燥品计算,含三萜及甾醇以齐墩果酸计,含量不得少于0.50%。

阿胶　Asini Corii Colla

阿胶

【来源】本品为马科（Equidae）动物驴 *Equus asinus* L. 的干燥皮或鲜皮经煎煮、浓缩制成的固体胶。

【产地】主产于山东东阿县、平阴县、济南市。浙江、河北、北京、河南、江苏亦产,以山东东阿阿胶最为著名。

【采收】人工饲养,全年均可采收,一般在10月至翌年5月为佳,此时驴皮较厚,质量较好。传统工艺将冬季剥取的驴皮叫"冬板",质量最好;春、秋季剥取的驴皮为"春秋板",质量次之;夏季剥取的驴皮称为"伏板",质量最差。现代生产由于驴的宰杀季节、品种各异,采购驴皮需制定质量标准。

【加工】生产工艺复杂,发展历史悠久,变化革新较多,《中国药典》2020年版简述之,将驴皮浸泡去毛,切块洗净,分次水煎,滤过,合并滤液,浓缩（可分别加入适量的黄酒、冰糖及豆油）至稠膏状,冷凝,切块,晾干,即得。

1. 传统工艺　将驴皮浸入清水2~3天,使其软化后取出,刮去驴毛,切成小块,用清水洗净,放入沸水中煮约15分钟,至皮卷起时取出,放入另一有盖锅中加水至浸没驴皮,熬煮约3天,随时添加水分,每2~3小时搅拌一次,待汁液稠厚时取出,加水再煮,如此反复5~6次,直至大部分胶质溶出。将所得汁液过滤,加入少量白矾搅拌,静置沉淀后取上层溶液加热浓缩。在出胶前2小时,加入矫味剂（500kg驴皮加黄酒3.75kg、冰糖7.5kg）,出胶前半小时加入豆油（500kg驴皮加7.5kg油）,以降低胶的黏性。熬至用铲挑取黏成一团不再落入锅中即可取出。放入盘中（预先涂抹豆油以免粘连）冷却凝固后切成小块,晾于网架上,每2~3天翻转1次,以免两面凹凸不平,7~8天后整齐排入木箱,密闭闷箱压平,待外皮回软时再摊晾,使胶心水分透出,反复几次,直至完全干燥。传统制胶中凝胶、晾胶这两个工艺,只有每年的10月至翌年3月才能进行,夏季不生产。

2. 现代加工工艺　第一步是洗皮,即把收来的驴皮洗干净;第二步是晾皮;第三步是泡皮;第四步是刮毛;第五步是铡皮,即把整张驴皮铡成小块,便于化皮;第六步是化皮,即把驴皮化成胶状物,这是阿胶生产的主要工序之一;第七步是打沫,即把熬胶过程中产生的杂质沫撇出来;第八步是浓缩,浓缩后的阿胶成糊状,褐色;第九步是凝胶,把阿胶做成块状;第十步是切胶,把阿胶切成小块;第十一步是晾胶;第十二步是擦胶,用干净的布把胶擦亮,主要是为了美观;第十三步是包装。

【性状特征】呈长方形块、方形块或丁状。棕色至黑褐色,有光泽。质硬而脆,断面光亮,碎片对光照视呈棕色半透明状。气微,味微甘。

【商品规格】一般为统货,不分等级。

【化学成分】主要为皮胶原,水解可得明胶、蛋白质及多种氨基酸,还有对人体有益的各种微量元素等。

【质量评价】

1. 经验鉴别　以色乌黑、断面光亮、质脆味甘、无腥气者为佳。

2. 检查　水分：不得过 15.0%。重金属及有害元素：铅不得过 5mg/kg；镉不得过 0.3mg/kg；砷不得过 2mg/kg；汞不得过 0.2mg/kg；铜不得过 20mg/kg。水不溶物：不得过 2.0%。

3. 含量测定　用高效液相色谱法测定，按干燥品计算，含 L- 羟脯氨酸不得少于 8.0%，甘氨酸不得少于 18.0%，丙氨酸不得少于 7.0%，L- 脯氨酸不得少于 10.0%。

【附注】阿胶为传统常用中药材，加工过程复杂，质量较难控制。现已实现工业化生产，生产资质需由国家主管部门审批。

陈皮　Citri Reticulatae Pericarpium

陈皮

【来源】本品为芸香科（Rutaceae）植物橘 *Citrus reticulata* Blanco 及其栽培变种的干燥成熟果皮。药材分为"陈皮"和"广陈皮"。

【产地】广陈皮（广皮、同州红皮、新会皮）主产于广东新会、江门、四会，为广东道地药材。陈皮主产于广东潮汕、广州地区，此外四川、福建、浙江、江西、安徽、湖北、湖南、广西、台湾等地有产。

【采收】冬季果实成熟时采摘，剥取果皮。广陈皮根据采收时间不同分为柑青皮（青皮）、微红皮（黄皮）、大红皮（红皮）。

1. 柑青皮（青皮）　鲜果皮未着熟色，呈纯青绿色，生理未成熟时（通常指农历立秋至寒露）采收果实所加工的皮。

2. 微红皮（黄皮）　鲜果皮开始着色，但未完全着色，呈黄绿或黄色，生理仍未充分成熟时（通常指农历寒露至小雪）采收果实所加工的皮。

3. 大红皮（红皮）　鲜果皮已基本着色，呈黄红或大红色，生理已基本成熟时（通常指农历小雪至小寒）采收果实所加工的皮。

【加工】

1. 广陈皮　剥时将果皮用刀开成三瓣或十字开成四瓣，每瓣与底部相连，晒干。

2. 陈皮　冬季果实成熟时采摘，剥取果皮，晒干。

【性状特征】

1. 广陈皮　果皮多剖成三瓣或四瓣，每瓣反卷，果瓤向外。每瓣近宽椭圆形，基部相连，间有单瓣。果皮较厚，1~2mm，表面棕红色或橙红色，放置日久者呈棕褐色，有干皱缩纹，密布大而均匀的凹孔状油室。内表面淡黄白色，粗糙，有麻点，较疏松，有分布不均匀的筋络，对光照视可见清晰透亮、排列紧密的油室孔。质柔软，富有弹性，不易折断。气清香，味甘微辛，嚼之稍有麻舌感。

2. 陈皮　常剥成数瓣，基部相连，有的呈不规则的片状，厚 1~4mm。外表面橙红色或红棕色，有细皱纹和凹下的点状油室；内表面浅黄白色，粗糙，附黄白色或黄棕色筋络状维管束。质稍硬而脆。气香，味辛、苦。

【商品规格】

1. 广陈皮　分选货和统货，选货分为两个等级。一等，外表面橙红色或棕紫色，显皱缩。内表面白色、略呈海绵状。二等，外表面橙红色或红棕色，内表面类白色、较光洁。

2. 陈皮　四川产的商品称"川果皮"，福建产的称"建橘皮"，浙江产的蜜橘称"台橘皮"，江西产的称"江西橘皮"，湖南产的称"湘橘皮"，广东潮州产的蕉柑称"潮橘皮"等。均为统货。

【化学成分】含挥发油和黄酮类成分。挥发油:主要成分为 *d*- 柠檬烯(*d*-limonene),还含 *β*- 月桂烯(*β*-myrcene)、*α*- 及 *β*- 蒎烯(*α*-、*β*-pinene)等。黄酮类:橙皮苷(hesperidin)、新橙皮苷(neohesperidin)、柑橘素(tangeretin-5,6,7,8,4′-pentamethoxyflavone)、二氢川陈皮素(citromitin-5,6,7,8,3′,4′-hexamethoxyflavanone)及 5- 去甲二氢川陈皮素(5-*O*-desmethyl-citromitin)等。

【质量评价】

1. 经验鉴别　广陈皮:对光透视油室点清晰明显,质柔而韧,气清香而纯,久煎不易溶烂。陈皮:对光透视油室点模糊不清,质硬脆,油性少,气香不清,煎之易溶烂。

2. 检查　水分:不得过 13.0%。有害物检查:本品每 1 000g 含黄曲霉毒素 B_1 不得超过 5μg;黄曲霉毒素 G_2、黄曲霉毒素 G_1、黄曲霉毒素 B_2 和黄曲霉毒素 B_1 的总量不得超过 10μg。

3. 含量测定　用高效液相色谱法测定,药材按干燥品计算,陈皮含橙皮苷($C_{28}H_{34}O_{15}$)不得少于 3.5%;广陈皮含橙皮苷($C_{28}H_{34}O_{15}$)不得少于 2.0%,含川陈皮素($C_{21}H_{22}O_8$)和橘皮素($C_{20}H_{20}O_7$)的总量不得少于 0.42%

附子　Aconiti Lateralis Radix Praeparata

【来源】本品为毛茛科(Ranunculaceae)植物乌头 *Aconitum carmichaelii* Debx. 的子根的加工品。

【产地】主产于四川江油、安县、北川、青川、平武、布拖,陕西汉中、兴平、西安市鄠邑区等。云南、湖南、湖北、河南等地亦产。四川江油栽培的附子质量优,产量大,是著名道地产区。

附子

【采收】6 月下旬至 8 月上旬采挖(高海拔地区在 9~11 月采挖)。

【加工】

1. 泥附子　除去母根、须根及泥沙,习称"泥附子",也叫"鲜附子"。

2. 盐附子　选择个大、均匀的泥附子,洗净,浸入胆巴溶液中过夜,再加食盐,继续浸泡,每日取出晾晒,逐渐延长晾晒时间,直至附子表面出现大量结晶盐粒(盐霜)、体质变硬为止,习称"盐附子"。

3. 黑顺片　取泥附子,按大小分别洗净,浸入胆巴的水溶液中数日,连同浸液煮至透心,捞出,水漂,纵切成厚约 0.5cm 的片,再用水浸漂,用调色液使附片染成浓茶色,取出,蒸至出现油面、光泽后,烘至半干,再晒干或继续烘干,习称"黑顺片"。

4. 白附片　选择大小均匀的泥附子,洗净,浸入胆巴的水溶液中数日,连同浸液煮至透心,捞出,剥去外皮,纵切成厚约 0.3cm 的片,用水浸漂,取出,蒸透,晒干,习称"白附片"。

【性状特征】

1. 泥附子(鲜附子)　鲜品。呈圆锥形,大小均匀。表面黄褐色,顶端肥满有芽痕,周围有瘤状突起的支根或支根痕。体重,断面类白色。气微,味麻,刺舌。

2. 盐附子　呈圆锥形,长 4~7cm,直径 3~5cm。表面灰黑色,被盐霜,顶端有印陷的芽痕,周围有瘤状突起的支根或支根痕。体重,横切面灰褐色,可见充满盐霜的小空隙和多角形形成层环纹,环纹内侧导管束排列不整齐。气微,味咸而麻,刺舌。

3. 黑顺片　为纵切片,上宽下窄,长 1.7~5cm,宽 0.9~3cm,厚 0.2~0.5cm。外皮黑褐色,切面暗黄色,油润具光泽,半透明状,并有纵向导管束。质硬而脆,断面角质样。气微,味淡。

4. 白附片　无外皮,黄白色,半透明,厚约 0.3cm。

【商品规格】商品有盐附子、白附片、黑顺片等规格。

1. 盐附子　商品按每 1 000g 的个数分为三个等级。一等:肥大,圆锥形,上部肥满有芽痕,下部有支根痕。表面黄褐色或黑褐色,附有结晶盐粒,体质沉重,断面黄褐色,味咸而麻、刺舌,每 1 000g 16 个以内,无空心、腐烂。二等:每 1 000g 24 个以内;余同一等。三等:每 1 000g 40 个以内;余同一等。

2. 白附片　为附子去外皮,纵切成 2mm 或 3mm 的薄片,片面白色,呈半透明体,味淡,无盐软片、霉变。商品按大小、切片均匀度分为三个等级。一等:干货,为一等盐附子去外皮纵切的薄片,片张大而均匀。二等:干货,为二等盐附子去外皮纵切的薄片,片张小而均匀。三等:干货,为三等盐附子去外皮纵切的薄片,片张小而均匀。

3. 黑顺片　统货。干货,为二、三等盐附子不去外皮,纵切成 2mm 或 3mm 的薄片。片边黑褐色,片面暗黄色,油润具光泽。片张大小不一,厚薄均匀,味淡,无盐软片、霉变。

【化学成分】根含总生物碱及甾体类成分。生物碱中主含剧毒的双酯类生物碱,附子因是加工品,原来生品中所含毒性很强的双酯类生物碱,在加工炮制的过程中易水解,失去一分子醋酸,生成毒性较小的单酯类生物碱苯甲酰乌头胺(benzoylaconine)、苯甲酰新乌头胺(benzoylmesaconine)和苯甲酰次乌头胺(benzoylhypaconine)。如继续水解,又失去一分子苯甲酸,生成毒性更小的不带酯键的胺醇类生物碱乌头胺(aconine)、新乌头胺(mesaconine)和次乌头胺(hypaconine)。因此,炮制品附子的毒性均较其生品为小。盐附子尚含有少量的新乌头碱及乌头碱、次乌头碱,因此,盐附子的毒性则较蒸煮过的黑顺片、白附片为大。中乌头碱为镇痛的主要活性成分。甾体类化合物包括强心成分氯化棍掌碱(coryneine chloride)、去甲猪毛菜碱(salsolinol)、去甲乌药碱(dl-demethylcoclaurine)及附子苷(fuzinoside)等。

【质量评价】

1. 经验鉴别　均以身干、肥大、坚实,无须根,无空心者为佳。盐附子以表面灰黑色,起霜者为佳;黑顺片以片大,均匀,表面具油润光泽者为佳;白附片以片大,色泽半透明者为佳。

2. 检查　水分:不得过 15.0%。双酯型生物碱:采用高效液相色谱法,本品含双酯型生物碱以新乌头碱($C_{33}H_{45}NO_{11}$)、次乌头碱($C_{33}H_{45}NO_{10}$)和乌头碱($C_{34}H_{47}NO_{11}$)的总量计,不得过 0.020%。

3. 含量测定　用高效液相色谱法测定,本品按干燥品计算,含苯甲酰新乌头原碱($C_{31}H_{43}NO_{10}$)、苯甲酰乌头原碱($C_{32}H_{45}NO_{10}$)和苯甲酰次乌头原碱($C_{31}H_{43}NO_9$)的总量,不得少于 0.010%。

【附注】生附子是毒性中药品种,需特殊管理。当前药品流通中附子和川乌二者混用状况比较普通,经常将小附子晒干当做川乌销售、应用,值得注意,应予以纠正;尚有一种伪品,疑似瓜叶乌头,需要注意。

八画

青蒿　Artemisiae Annuae Herba

【来源】本品为菊科(Compositae)植物黄花蒿 *Artemisia annua* L. 的干燥地上部分。

青蒿

【产地】全国各地均有分布,但药材多来源于南方地区,质量较好。主产于广东连州、阳山、英德,重庆酉阳,湖北汉阳、孝感、咸宁,浙江永嘉、乐清、兰溪,江苏苏州、常熟,安徽芜湖、安庆,以及海南和广西等地。

【采收】传统于秋季花盛开时期采收。若以青蒿素的含量为指标则于植株生长旺盛期至花(蕾)期之前采收,一般选择晴天的下午割取地上部分。割取后去除老茎。

【加工】采收后应及时送于干净的晒坪或晾垫上,晒干或阴干,以晒干者青蒿素含量高。应避免高温烘干,以防有效成分损失。

【性状特征】茎呈圆柱形,上部多分枝,长 30~80cm,直径 0.2~0.6cm。表面黄绿色或棕黄色,具纵棱线。质略硬,易折断,断面中部有髓。叶互生,暗绿色或棕绿色,卷缩易碎,完整者展开后为三回羽状深裂,裂片及小裂片矩圆形或长椭圆形,两面被短毛。气香特异,味微苦。

【商品规格】根据叶片和枝条的多少分为选货和统货。选货:叶片较多,枝条较少且以小枝居多。统货:叶片少,色泽不均匀,枝条大小不一。

【化学成分】含挥发油、倍半萜内酯、香豆素和黄酮等类成分。挥发油:含量 0.3%~0.5%,油中主含莰烯(camphene)、异青蒿酮(isoartemisia ketone)、L- 樟脑(L-camphor)、β- 蒎烯(β-pinene)、β-丁香烯(β-caryophyllene)等。倍半萜内酯:主要有青蒿素(artemisinin)、青蒿甲素(arteannuin A)、青蒿乙素(arteannuin B)、青蒿丙素(arteannuin C)、青蒿酸(artemisic acid)、青蒿醇(artemisinol)等。香豆素:主要有 6- 甲氧基香豆素(6-methoxycoumarin)、东莨菪内酯(scopoletin)、滨蒿内酯(scoparone)等。黄酮:主要有中国蓟醇(cirsilineol)、去甲中国蓟醇(cirsiliol)、泽兰黄素(eupatorin)、鼠李素(rhamnetin)等。

【质量评价】

1. 经验鉴别　以色绿、叶多、香气浓者为佳。

2. 检查　水分:不得过 14.0%。总灰分:不得过 8.0%。

3. 浸出物　醇溶性浸出物(冷浸法,无水乙醇作溶剂)不得少于 1.9%。

苦杏仁　Armeniacae Semen Amarum

【来源】本品为蔷薇科(Rosaceae)植物山杏 *Prunus armeniaca* L. var. *ansu* Maxim.、西伯利亚杏 *Prunus sibirica* L.、东北杏 *Prunus mandshurica*(Maxim.)Koehne 或杏 *Prunus armeniaca* L. 的干燥成熟种子。

苦杏仁

【产地】山杏主产于辽宁、河北、内蒙古、山东、甘肃庆阳、江苏等地,多野生,有栽培。西伯利亚杏主产于东北、华北地区,野生。东北杏主产于东北各地,野生。杏主产于内蒙古、吉林、辽宁、河北、陕西、山西、河南及西北等地,栽培。

【采收】7 月中旬至 8 月上旬果实成熟后采收,除去果肉和核壳,取出种子,晒干。

【加工】采摘成熟果实,除去果肉,得果核,用锤子敲果核侧面,使壳与种子分离,除去果壳,取出种子,选择通风干燥处及时摊开晾晒至干燥。或直接取果核,置通风干燥处,自然干燥,经过伏天后,待核仁水分蒸发后,击破果核,取出种子,阴干。大规模加工者先将杏核大小分档后用机械挤破核壳,再进行挑拣,注意调整机械的宽度,以免挤破种子。

【性状特征】呈扁心形,长 1~1.9cm,宽 0.8~1.5cm,厚 0.5~0.8cm。表面黄棕色至深棕色,一端尖,另端钝圆,肥厚,左右不对称,尖端一侧有短线形种脐,圆端合点处向上具多数深棕色的脉纹。种皮薄,子叶 2 枚,乳白色,富油性。气微,味苦。

【商品规格】过去商品有魁杏仁(又名白皮杏仁)、府杏仁或京杏仁(又名红皮杏仁)两种规格,各按大小肥瘦分为三个等级。现在商品分为选货和统货两种规格。

【化学成分】主含有苷类、苦杏仁酶类、脂肪油等成分。苷类主要有苦杏仁苷[D-(−)-amygdalin hydrate]约 3%。酶类主要有苦杏仁酶、β- 葡萄糖苷酶及 β-D- 半乳糖苷酶和 α-D- 甘露糖苷酶等。苦杏仁酶包括苦杏仁苷酶及樱苷酶,在热水或在醇中煮沸即被破坏。苦杏仁苷经水解后产生氢氰酸(hydrogen cyanide)+ 苯甲醛 + 葡萄糖。

【质量评价】

1. 经验鉴别　以身干、颗粒饱满、无虫蛀、不走油、不破碎、外皮棕红、味苦者为佳。

2. 检查　水分:不得过 7.0%。过氧化值:不得过 0.11。

3. 含量测定　用高效液相色谱法测定,药材按干燥品计算,含苦杏仁苷($C_{20}H_{27}NO_{11}$)不得少于 3.0%。

【附注】

1. 甜杏仁一般系杏的某些栽培品味淡的种子。较苦杏仁稍大,味不苦,多供副食品用。本品含苦杏仁苷约 0.11%、氢氰酸约 0.006 7%、脂肪油 40%~60%。

2. 苦杏仁极易生虫、泛油,贮藏中注意防虫。未除去果核的干燥苦杏仁核,可在常温下直接保存,可防虫、防泛油。炮制加工时再击破果核,取出种子。

枇杷叶　Eriobotryae Folium

【来源】本品为蔷薇科(Rosaceae)植物枇杷 *Eriobotrya japonica*(Thunb.)Lindl. 的干燥叶。

枇杷叶

【产地】主要分布在长江以南的华东、中南、西南地区。主产于广东连州、阳山、清远、连山等,广西临桂、平乐、恭城、苍梧等,江苏震泽、南通等,浙江萧山、永嘉等地。以江苏产量大,通称“苏杷叶”,广东的质量佳,通称“广杷叶”。多为栽培品。

【采收】全年皆可采收,以夏季枝叶茂盛期采收的药材为佳。直接从树上采摘青叶者,习称“青叶”,也可捡取地上的落叶,称“黄叶”。

【加工】将摘取或捡取的叶片摊开,也可刷去背面绒毛,晾晒至约七成干时,按 60 张左右顺叠整齐,扎成小把,再晒干,习称“杷叶张”。

【性状特征】本品呈长圆形或倒卵形,长 12~30cm,宽 4~9cm。先端尖,基部楔形,边缘有疏锯齿,近基部全缘。上表面灰绿色、黄棕色或红棕色,较光滑,无毛;主脉于下表面显著突起,侧脉羽状;叶柄极短,被棕黄色绒毛。革质而脆,易折断。气微,味微苦。

【商品规格】药材有青叶、黄叶两种商品规格,不分等级,为统货。

1. 青叶　除基本性状特征外,上表面灰绿色,带黄棕色或黄褐色;下表面密被黄色绒毛。

2. 黄叶　不同处在于叶片上表面为黄棕色或红棕色。

【化学成分】枇杷叶的化学成分结构多样,主要有挥发油、三萜酸类、倍半萜类、黄酮类、多酚类以及糖苷类等化合物。三萜酸类:乌苏酸(ursolic acid)、2α- 羟基 - 乌苏酸(2α-hydroxyursolic acid)、齐墩果酸(oleanolic acid);挥发油类:枇杷叶中含有多种挥发油,如橙花叔醇(nerolidol)、金合欢醇(farnesol)、α-蒎烯、β-蒎烯(α-pinene、β-pinene)、月桂烯、对聚伞花素、芳樟醇、反一氧化芳樟醇、金合欢烯、樟脑、橙花醇、牻牛儿醇、α-荜澄茄醇、顺-β-γ-己烯醇、芳樟醇氧化物等。倍半萜类:枇杷叶中的倍半萜类化合物主要以倍半萜与葡萄糖鼠李糖形成的苷存在,包括链状和单环倍半萜。黄酮类:从枇杷叶中还获得黄酮苷类成分,其苷元主要为山奈酚、槲皮素,糖苷由 1~3 个单糖组成,常见的为葡萄糖、鼠李糖、半乳糖、阿拉伯糖。

【质量评价】

1. 经验鉴别　以叶大完整、叶厚、色灰绿、不破碎者为佳。

2. 检查　水分:不得过 13.0%。总灰分:不得过 9.0%。

3. 浸出物　按醇溶性浸出物测定法(热浸法)测定,用 75% 乙醇作溶剂,不少于 18.0%。

4. 含量测定　用高效液相色谱法测定,药材按干燥品计算,含齐墩果酸($C_{30}H_{48}O_3$)和熊果酸($C_{30}H_{48}O_3$)的总量不得少于 0.70%。

【附注】枇杷叶可用麻袋、蒲包、竹篓或纸箱包装,包装后封闭。本品易受潮霉变,特别是蜜炙枇杷叶更易吸潮后引起霉变虫蛀,因此受潮后应及时摊晾,包装尽量密闭,置干燥阴凉处,防潮。

本品质脆易碎,在包装、运输、贮藏、堆垛等搬运过程中应轻拿轻放,不宜重压,以防破碎。不宜长期堆放,以防腐烂。

侧柏叶　Platycladi Cacumen

【来源】本品为柏科(Cupressaceae)植物侧柏 *Platycladus orientalis* (L.) Franco 的干燥枝梢和叶。

侧柏叶

【产地】除新疆、青海外,全国各地均有分布,大部分地区均产,主产于河北平山、迁安、唐县、滦州、武安、承德,山东安丘、淄川、费县、邹县,江苏苏州、徐州,广东番禺、南海等地区。山西、陕西、河南等地亦产。多为栽培品,也称香柏叶、柏叶、扁柏叶、丛柏叶。

【采收】全年均可采收,多在夏、秋二季,用剪刀剪取柔嫩枝叶。

【加工】将采收的鲜枝叶摊放在通风干燥处阴干,不宜晒干,否则颜色会变黄难以保持绿色。阴干后扎成小把。

【性状特征】本品多分枝,小枝扁平。叶细小鳞片状,交互对生,贴伏于枝上,深绿色或黄绿色。质脆,易折断。气清香,味苦涩、微辛。

【商品规格】统货,不分等级。

【化学成分】侧柏叶中的主要成分是挥发油、黄酮、鞣质等。挥发油:雪松烯(cedrene)、雪松醇(cypress camphor)、侧柏烯、侧柏酮、小茴香酮、蒎烯、石竹烯等。黄酮类化合物:槲皮素(quercetin)、香橙素、杨梅树皮素、扁柏双黄酮、穗花杉、双黄酮等。

【质量评价】

1. 经验鉴别　以质嫩、色深绿、无碎末者为佳。

2. 纯度检查　水分:不得过 11.0%。总灰分:不得过 10.0%。酸不溶性灰分:不得过 3.0%。杂质:不得过 6.0%。

3. 浸出物　醇溶性浸出物(热浸法,用乙醇作溶剂)不得少于 15.0%。

4. 含量测定　用高效液相色谱法测定,按干燥品计算,含槲皮苷($C_{21}H_{20}O_{11}$)不得少于 0.10%。

金银花　Lonicerae Japonicae Flos

金银花

【来源】本品为忍冬科(Caprifoliaceae)植物忍冬 *Lonicera japonica* Thunb. 的干燥花蕾或带初开的花,又称"二花""双花"。

【产地】主产于河南封丘、密县、新安、登封、原阳;山东平邑、费县、蒙阴、济宁,河北巨鹿等地,江苏省亦产。产于河南者俗称"密银花""怀银花";产于山东者俗称"济银花""东银花"。河南封丘通过"金银花原产地标记"认证,山东平邑县被农业农村部命名为"中国金银花之乡"。

【采收】夏初花开放前采收,花开放时间集中,一般于 5 月中旬开始采摘,一茬花期大约两周时间,可采三至四茬,第一茬产量最大,可占总产量的 60%~70%。根据花蕾发育阶段将其分为米蕾期、三青期、二白期、大白期、银花期及金花期等不同时期,以采摘二白期和大白期花蕾入药为佳,于每日清晨 9 点露水未干前采摘,当天采尽,否则过夜即开。

【加工】采摘后要及时进行加工,以摊晒晾干和烘干较常见,其他方法还有阴干法、硫熏法、蒸制干燥法、微波干燥法等。

1. 晒干法　是近代使用的传统干燥方法,方便简单、成本低。1963 年版《中国药典》首次收载金银花,为晒干。将新鲜花蕾摊开于竹席、晒筐中,厚 2~3cm,根据当日阳光强度调整厚度,忌在烈日下暴晒,初晒时一般不翻动,待晒至七八成干时用竹竿或戴手套翻动,不能用手直接触摸,以免发黑变色,以当天晒干为宜,如当天晒不干,晚上收回屋内要薄薄摊开,并注意留一定空隙,次日再晒,干燥时间和产品质量受天气影响较大。

2. 烘干法　该法干燥效率高,商品性状好,指标成分较高,售价较晒干药材高。一般用烘房或烘干机,常采用四段变温烘干。先 30~35℃低温去除水分,使花体变软,2~3 小时后升温至 40℃,2~3 小时后逐步升温至 45℃、50℃、55℃,不超过 60℃,24 小时即可干燥。烘干机烘干较烘房成本高,花置于烘盘上,烘盘分层排放,可一次烘干多盘,基本升温过程与烘房相似,初烘温度控制在 30~35℃,后逐步提高至 40℃,此时鲜花逐渐排出水汽,经 5~10 小时后,温度升至 45~50℃,花蕾大部分水分可被排出,最后温度升至 60℃,迅速干透,全过程 12~20 小时,烘干过程中要注意通风排湿,不能翻动,不能中途停烘以免发热变质。

3. 阴干法　阴干法为传统干燥方法,明代《本草纲目》载:"四月采花,阴干;藤叶不拘时节,阴干。"《炮炙大法》载:"花四月采,藤叶不拘时采,拘阴干,不见日火。"自梁代《名医别录》至清中晚期文献都要求花与藤叶须阴干。历史上金银花产量小,采用阴干法,但无法满足现代生产需求,因此生产基地基本见不到阴干干燥法。

4. 其他方法　1977 年版至 1995 年版《中国药典》均规定:"夏初花开放前采收,干燥;或用硫熏后干燥。"硫熏法可保证花长时间放置而不腐烂,但该法干燥的药材气味难闻,有效成分遭到破坏,产品质量差,故 2000 年以后取消了硫黄熏后干燥法。杀青烘干法采用蒸屉上蒸 5~6 分钟,取出,摊开晾干水汽,再烘干或晒干。

现代化加工设备联用,比如水蒸气干燥、鼓风干燥、杀青 - 热风联用、水蒸气 - 热风联用等。

【性状特征】本品呈棒状,上粗下细,略弯曲,长 2~3cm,上部直径约 3mm,下部直径约 1.5mm。

表面黄白色或绿白色(贮久色渐深),密被短柔毛。偶见叶状苞片。花萼绿色,先端 5 裂,裂片有毛,长约 2mm。开放者花冠筒状,先端二唇形;雄蕊 5 枚,附于筒壁,黄色;雌蕊 1 枚,子房无毛。气清香,味淡、苦。

【商品规格】多为统货,按产区可分为密银花、济银花两个规格。按照 2018 年中华中医药学会《中药材商品规格等级 金银花》(T/CACM 1021.10—2018)划分为晒货、烘货。

1. 晒货 一等:花蕾肥壮饱满、匀整,黄白色,开放花率 0%,枝叶率 0%,黑头黑条率 0%,无破碎。二等:花蕾饱满、较匀整,浅黄色,开放花率 ≤ 1%,枝叶率 ≤ 1%,黑头黑条率 ≤ 1%。三等:欠匀整,色泽不分,开放花率 ≤ 2%,枝叶率 ≤ 1.5%,黑头黑条率 ≤ 1.5%。

2. 烘货 一等:花蕾肥壮饱满、匀整,青绿色,开放花率 0%,枝叶率 0%,黑头黑条率 0%,无破碎。二等:花蕾饱满、较匀整,绿白色,开放花率 ≤ 1%,枝叶率 ≤ 1%,黑头黑条率 ≤ 1%。三等:欠匀整,色泽不分,开放花率 ≤ 2%,枝叶率 ≤ 1.5%,黑头黑条率 ≤ 1.5%。

【化学成分】主要含有机酸类、黄酮类、三萜皂苷类、环烯醚萜类、挥发油类以及微量元素等。有机酸:以绿原酸(chlorogenic acid)类化合物为主;黄酮类:以黄酮为基本母核的化合物有木犀草素(luteolin)、木犀草苷(luteoloside)、木犀草素 -7-*O*-*β*-D- 半乳糖苷等;三萜皂苷类:主要包括常春藤皂苷元型和齐墩果酸型两类;环烯醚萜类:马钱苷(loganin)、7- 表马钱素、8- 表马钱素、裂环马钱子苷 A 等;挥发油类:棕榈酸(palmitic acid)、亚油酸(linoleic acid)、二十九烷、十四酸甲酯等。

【质量评价】

1. 经验鉴别 以无开放花、花蕾饱满、色泽青绿微白、无霉、无蛀虫、无枝叶、无黑头、身干、气味清香者为佳。

2. 检查 水分:不得过 12.0%。总灰分:不得过 10.0%。酸不溶性灰分:不得过 3.0%。重金属及有害元素检查:铅不得过 5mg/kg;镉不得过 1mg/kg;砷不得过 2mg/kg;汞不得过 0.2mg/kg;铜不得过 20mg/kg。

3. 含量测定 用高效液相色谱法测定,药材按干燥品计算,绿原酸($C_{16}H_{18}O_9$)不得少于 1.5%;含酚酸类以绿原酸($C_{16}H_{18}O_9$)、3,5- 二 -*O*- 咖啡酰奎宁酸($C_{25}H_{24}O_{12}$)和 4,5- 二 -*O*- 咖啡酰奎宁酸($C_{25}H_{24}O_{12}$)的总量计,不得少于 3.8%。木犀草苷($C_{21}H_{20}O_{11}$)不得少 0.050%。

细辛 Asari Radix et Rhizoma

【来源】本品为马兜铃科(Aristolochiaceae)植物北细辛 *Asarum heterotropoides* Fr. Schmidt var. *mandshuricum* (Maxim.) Kitag.、汉城细辛 *Asarum sieboldii* Miq. var. *seoulense* Nakai 或华细辛 *Asarum sieboldii* Miq. 的干燥根和根茎。

细辛

【产地】北细辛主产于辽宁本溪、桓仁、凤城、宽甸、新宾,吉林抚松、临江、通化,黑龙江五常、尚志、阿城等地。山东、山西、河南等地亦产。汉城细辛主产于辽宁、吉林,产量较小。以辽宁产质量最优,习称"辽细辛"。

华细辛主产于陕西华阴、佛坪、咸阳、宁强、西乡、宁陕,四川广元、汶川、北川、青川、万源、南江等地。重庆、湖北、湖南、安徽、河南等地亦产。以陕西华阴产者质量最优。

【采收】野生者多于生长 5~6 年后,夏季 6~7 月果熟期采收;栽培者多于生长 4~5 年后,初秋 8~9 月叶尚未枯黄时采收。连根带叶全株挖起,除去茎叶和泥土,注意勿损伤须根。

【加工】采挖的细辛,摊于阴凉通风处阴干。避免水洗、日晒和烘烤。水洗后根条发白,日晒后根易变黑,都易引起挥发油散失,使气味降低,影响质量。

【性状特征】

1. 北细辛　常卷曲成团。根茎横生呈不规则圆柱状,具短分枝,长 1~10cm,直径 0.2~0.4cm;表面灰棕色,粗糙,有环形的节,节间长 0.2~0.3cm,分枝顶端有碗状的茎痕。根细长,密生节上,长 10~20cm,直径 0.1cm;表面灰黄色,平滑或具纵皱纹,有须根及须根痕。质脆,易折断,断面平坦,黄白色或白色。气辛香,味辛辣,麻舌。栽培品的根茎多分枝,长 5~15cm,直径 0.2~0.6cm。根长 15~40cm,直径 0.1~0.2cm。

2. 汉城细辛　根茎直径 0.1~0.5cm,节间长 0.1~1cm。

3. 华细辛　根茎长 5~20cm,直径 0.1~0.2cm,节间长 0.2~1cm。气味较弱。

【商品规格】按产地分为辽细辛和华细辛两种规格,辽细辛又有野生和家种之分,均为统货。

【化学成分】主要含挥发油和木脂素等类成分,另从细辛的地下部分分离得到少量硝基菲类化合物。挥发油:主要含有甲基丁香酚(methyl eugenol)、黄樟醚(safrole)、3,5-二甲氧基甲苯(3,5-dimethoxytoluene)、细辛醚(asaricin)、肉豆蔻醚(myristicin)和榄香脂素(elemicin)等。木脂素:主要分离得到细辛脂素(asarinin)、榄香脂素(elemicin)等。硝基菲类:含量较少,曾分离得到马兜铃酸Ⅳ(aristolochic acid Ⅳ)和马兜铃内酰胺Ⅰ(aristololactam Ⅰ)等。除此之外还含有卡枯醇(kakuol)、去甲乌药碱(higenamine)和 *N*-异丁基十四碳四烯酰胺(*N*-isobutyldodecatetraenamide)等。

【质量评价】

1. 经验鉴别　以根多、色灰黄、香气浓、味辛辣而麻舌者为佳。

2. 检查　水分:不得过 10.0%。总灰分:不得过 12.0%。酸不溶灰分:不得过 5.0%。马兜铃酸Ⅰ限量:用高效液相色谱法测定,药材按干燥品计算,含马兜铃酸Ⅰ($C_{17}H_{11}NO_7$)不得过 0.001%。

3. 浸出物　醇溶性浸出物(热浸法,乙醇作溶剂)不得少于 9.0%。

4. 含量测定　用挥发油测定法测定,药材按干燥品计算,含挥发油不得少于 2.0%(ml/g);用高效液相色谱法测定,药材按干燥品计算,含细辛脂素($C_{20}H_{18}O_6$)不得少于 0.050%。

九画

茵陈　Artemisiae Scopariae Herba

【来源】本品为菊科(Asteraceae)植物滨蒿 *Artemisia scoparia* Waldst. et Kit. 或茵陈蒿 *Artemisia capillaris* Thunb. 的干燥地上部分。春季幼苗期采收的习称"绵茵陈",秋季花蕾长成至花初开时采收的称"花茵陈"。

茵陈

【产地】滨蒿主产于陕西三原、铜川、蓝田、宝鸡,河北安国,河南三门峡;山西运城等地;茵陈蒿主产于安徽滁县、安庆,湖北黄冈、孝感,江西江宁、句容、江浦,浙江浦江、兰溪等地;此外,山东、江苏、四川、甘肃、福建等地亦产。以陕西产者质量最佳,习称"西茵陈"。

【采收】

1. 绵茵陈　于每年春季晴天,当幼苗生长苗壮,灰绿色,高 6~10cm 时采收;栽培者栽后第二年 3~4 月即可采收,连续收获 3~4 年。

2. 花茵陈 于秋季花蕾长成至花初开时采割,割取地上部分。

【加工】采收后,除去根部及老茎,晾干或晒干。所使用的编织袋或席子等应编织致密,因茵陈叶小,容易外漏或混入泥土杂物。

1. 绵茵陈 筛去灰屑、杂质,打包存放。

2. 花茵陈 捆成小把,然后将小把捆成大扎;或用打包机打捆,用编织袋、苇席、草席等包装。

【性状特征】

1. 绵茵陈 多卷曲成团状,灰白色或灰绿色,全体密被白色茸毛,绵软如绒。茎细小,长1.5~2.5cm,直径0.1~0.2cm,除去表面白色茸毛后可见明显纵纹;质脆,易折断。叶具柄;展平后叶片呈一至三回羽状分裂,叶片长1~3cm,宽约1cm;小裂片卵形或稍呈倒披针形、条形,先端锐尖。气清香,味微苦。

2. 花茵陈 茎呈圆柱形,多分枝,长30~100cm,直径2~8mm;表面淡紫色或紫色,有纵条纹,被短柔毛;体轻,质脆,断面类白色。叶密集,或多脱落;下部叶二至三回羽状深裂,裂片条形或细条形,两面密被白色柔毛;茎生叶一至二回羽状全裂,基部抱茎,裂片细丝状。头状花序卵形,多数集成圆锥状,长1.2~1.5mm,直径1~1.2mm,有短梗;总苞片3~4层,卵形,苞片3裂;外层雌花6~10个,可多达15个,内层两性花2~10个。瘦果长圆形,黄棕色。气芳香,味微苦。

【商品规格】商品分为绵茵陈和茵陈蒿两个规格,不分等级,均为统货。

【化学成分】滨蒿含具有利胆作用的有效成分滨蒿内酯(scoparone),即6,7-二甲氧基香豆素(6,7-dimethoxycoumarin),含量因部位和季节而异,花蕾中含0.5%,花头和瘦果含2%,花期全草含0.46%,花前期的花头中含1.52%。但幼苗不含6,7-二甲氧基香豆素而含绿原酸及对羟基苯乙酮(4-hydroxyacetophenone)。挥发油在花期高达0.95%,油中主要成分为侧柏醇(thujylalcohol)、正丁醇(butyladehyde)、α-蒎烯(α-pinene)、糠醛(furaldehyde)、甲基庚酮(methylheptane)等。花头及种子含滨蒿素0.92%~2%,从全草中分得对羟基苯乙酮及少量水杨酸、壬二酸、7-羟基香豆素、5,7-二甲基香豆素、7-羟基-8-甲基香豆素、7,8-二甲基香豆素等。

茵陈蒿亦含蒿属香豆素(开花期含量最高,达1.98%,花蕾中含2%~2.6%)、绿原酸(chlorogenic acid)、咖啡酸(caffeic acid)。全草含挥发油约0.27%,果穗较多,达1%。油中主要成分为茵陈二炔酮(capillin)、茵陈二炔(capillene)、茵陈炔醇(capillanol)、茵陈素(capillarin)、β-蒎烯(β-pinene)等。又据报道,分离到有利胆作用的茵陈色酮(capillarisin)、4′-甲基茵陈色原酮(4′-methylcapillarisin)、7-甲基茵陈色原酮(7-methylcapillarisin)、6-去甲氧基-4′-甲基茵陈色原酮(6-demethoxy-4′-methylcapillarisin)和6-去甲氧基茵陈色原酮(6-demethoxycapillarisin)等。并含黄酮类成分茵陈黄酮(arcapillin)、蓟黄素(cirsimaritin)、芫花黄素(genkwanin)等。

【质量评价】

1. 经验鉴别 以质嫩、绵软、色灰白、香气浓者为佳。

2. 检查 水分:不得过12.0%。

3. 浸出物 绵茵陈:水溶性浸出物(热浸法,用水作溶剂)不得少于25.0%。

4. 含量测定 用高效液相色谱法测定,按干燥品计算,绵茵陈含绿原酸($C_{16}H_{18}O_9$)不得少于0.50%;花茵陈含滨蒿内酯($C_{11}H_{10}O_4$)不得少于0.20%。

茯苓　Poria

【来源】本品为多孔菌科（Polyporaceae）真菌茯苓 *Poria cocos* (Schw.) Wolf 的干燥菌核。

茯苓

【产地】野生茯苓主产于云南丽江、普洱地区。栽种茯苓历史上集中在大别山区，主产于湖北罗田、英山、麻城，安徽金寨、霍山、岳西、太湖，河南商城、固始等地，云南普洱地区也有栽种。新产区主要在广东信宜、高州，广西岑溪、苍梧、福建尤溪、三明等地，贵州、湖南、浙江等地亦产。云南产茯苓质量最佳，习称"云苓"，安徽大别山区产量大，习称"安苓"。

【采收】野生茯苓一般于 7 月至次年 3 月间于松林中采挖。栽培的茯苓一般在接种后的第二年 7~9 月采挖。采挖时，应判断菌核是否成熟，如菌核表皮呈黄褐色，未出现白色裂缝，菌核柄部出现轻泡现象，表明菌核已成熟。如菌核表面发黑则过熟，色黄白则未成熟。采收时选择晴天，将菌核整个挖出。

【加工】茯苓采收后，洗净泥沙，擦干，置于密闭不通风处，四周用稻草围盖，使其发汗，析出水分。待发汗至表面有细小水珠时，将水珠擦去，摊放阴凉处，待其表面干燥后，再堆放发汗。如此反复 3~4 次，至外皮皱缩变黑褐色、内部水分大多散失后，置阴凉通风处晾至全干，称为"茯苓个"。削取菌核的外皮，称为"茯苓皮"；去皮后，近皮处或全部显淡红色的部分切制成的厚片或小方块，称为"赤茯苓"；中间白色部分或去皮后全白色者切成的薄片，称为"茯苓片"，亦称"白苓片"，切成方块状者，称为"茯苓块"，亦称"白苓块"；中间带有松根的茯苓片，称为"茯神"。

【性状特征】

1. 茯苓个　类球形、椭圆形、扁圆形或不规则团块，大小不一。外皮薄而粗糙，棕褐色至黑褐色，有明显的皱缩纹理。体重，质坚实，断面颗粒性，有的具裂隙，外层淡棕色，内部白色，少数淡红色，有的中间抱有松根。气微，味淡，嚼之粘牙。

2. 茯苓块　为去皮后切制的茯苓，呈立方块或方块状厚片，大小不一。白色、淡红色或淡棕色。

3. 茯苓片　为去皮后切制的茯苓，呈不规则厚片，厚薄不一。白色、淡红色或淡棕色。

【商品规格】

1. 茯苓个（个苓）　商品分为两个等级。一等：干货，呈不规则圆球形或块状，表面黑褐色或棕褐色，体坚实，皮细，断面白色，味淡，大小、圆扁不分，无杂质、霉变。二等：干货，呈不规则圆球形或块状，表面黑褐色或棕色，体轻泡，皮粗，质松，断面白色至黄赤色，味淡，间有皮砂、水锈、破块、破伤，余同一等。

2. 白苓片　商品按切片厚薄分为两个等级。一等：干货，为茯苓去净外皮切成的薄片，白色或灰白色，质细，毛边（不修边），厚度为 7 片 /cm，片面长、宽不得小于 3cm，无杂质、霉变。二等：厚度为 5 片 /cm，余同一等。

3. 白苓块　统货。干货，为茯苓去净外皮切成的扁平方块，白色或灰白色，厚 0.4~0.6cm，长、宽 4~5cm，边缘苓块可不成方形，间有长、宽 1.5cm 以上的碎块，无杂质、霉变。

4. 赤苓块　统货。干货，为茯苓去净外皮切成的扁平方块，赤黄色，厚 0.4~0.6cm，长、宽 4~5cm，边缘苓块可不成方形，间有长、宽 1.5cm 以上的碎块，无杂质、霉变。

5. 骰方　统货。干货,为茯苓去净外皮切成的立方形块,白色,质坚实,长、宽、厚在 1cm 以内,均匀整齐,间有不规则的碎块,但不超过 10%,无粉末、杂质、虫蛀、霉变。

6. 茯神块　统货。干货,为茯苓去净外皮切成的扁平方块,每块含松木心,白色或灰白色,厚 0.4~0.6cm,长、宽 4~5cm,边缘苓块可不成方形,间有长、宽 1.5cm 以上的碎块,无杂质、霉变。

7. 白碎苓　统货。干货,为加工茯苓时的白色或灰白色的大小碎块或碎屑,无粉末、杂质、虫蛀、霉变。

8. 赤碎苓　统货。干货,为加工茯苓时的赤黄色的大小碎块或碎屑,无粉末、杂质、虫蛀、霉变。

【化学成分】含多糖、三萜类等多种类型的成分。多糖类:为茯苓中的主要成分,包括:β- 茯苓聚糖(β-pachyman)、茯苓次聚糖(pachymaran)等。其中 β- 茯苓聚糖约占茯苓干重的 93%。三萜类:主要有乙酰茯苓酸(pachymic acid)、茯苓酸(pschymic acid)、3- 氢化松苓酸(trametenolic acid)、齿孔酸(eburicoic acid)、去氢齿孔酸(dehydroeburicoic acid)、茯苓新酸(poricoic acid)A、B、C、D 以及上述一些酸的甲酯,如茯苓酸甲酯(methyl pachymate)等。

【质量评价】

1. 经验鉴别　以体重、质坚实、外皮黑褐色、皮纹细、无裂隙、断面白色、细腻、粘牙力强者为佳。

2. 检查　水分:不得过 18.0%。总灰分:不得过 2.0%。

3. 浸出物　醇溶性浸出物(热浸法,用稀乙醇作溶剂)不得少于 2.5%。

枳壳　Aurantii Fructus

【来源】本品为芸香科(Rutaceae)植物酸橙 *Citrus aurantium* L. 及其栽培变种的干燥未成熟果实。

枳壳

【产地】主产于江西、浙江、湖南、四川等省。以江西的樟树、新干所产者称为“江枳壳”,质量最佳,樟树市的黄岗乡和新干县三湖州被誉为“枳壳之乡”,为传统道地药材。

【采收】一般在 7 月小暑至大暑采未成熟的果实。对一棵树应由里往外、从上到下,头伏开始,二伏收完,最迟不过大暑。过早影响产量,过迟肉薄瓤大影响品质。

【加工】将收摘的果实横切两半,晒干或低温干燥。江枳壳加工时切面向上,暴晒,夜间翻过来,外皮向上,夜露,至晒干为度。忌沾灰、淋雨、摊晒在石板或水泥地面上,这样可保持“青皮白肉、口面翻卷,囊小香浓”。若遇雨天可在无烟火上烘干。烘干火力不能过大,以避免烤焦。

【性状特征】呈半球形,直径 3~5cm。外果皮棕褐色至褐色,有颗粒状突起,突起的顶端有凹点状油室;有明显的花柱残迹或果梗痕。切面中果皮黄白色,光滑而稍隆起,厚 0.4~1.3cm,边缘散有 1~2 列油室,瓤囊 7~12 瓣,少数至 15 瓣,汁囊干缩呈棕色至棕褐色,内藏种子。质坚硬,不易折断。气清香,味苦、微酸。

【商品规格】分为“选货”“统货”两个规格。选货按切面中果皮厚度和气香浓郁程度划分等级。一等:0.6cm ≤中果皮厚≤ 1.3cm,气香浓郁;二等:0.4cm ≤中果皮厚 <0.6cm,香气淡。

【化学成分】含挥发油、黄酮类等成分。挥发油主要成分为右旋柠檬烯(D-limonene)约 90%,

枸橼醛及右旋芳樟醇等。果皮含橙皮苷(hesperidin)、柚皮苷(naringin)、新橙皮苷(neohesperidin)、川陈皮素(nobiletin)、5-邻-去甲基川陈皮素(5-O-desmethyl nobiletin)及苦味成分苦橙苷(aurantiamarin)、苦橙酸。此外，还含辛弗林及 N-甲基酪胺。辛弗林及 N-甲基酪胺有升压作用。

【质量评价】

1. 经验鉴别　一般以个大、果皮青绿色、切面呈盆口状外翻，果肉厚而呈白色、质坚实、气清香者为佳。通常认为江枳壳质优。

2. 检查　水分：不得过 12.0%。总灰分：不得过 7.0%。

3. 含量测定　用高效液相色谱法测定，药材按干燥品计算，含柚皮苷($C_{27}H_{32}O_{14}$)不得少于 4.0%，含新橙皮苷($C_{28}H_{34}O_{15}$)不得少于 3.0%。

【附注】

1. 酸橙的栽培变种尚有黄皮酸橙 Citrus aurantium L. 'Huangpi'、代代花 Citrus aurantium L. 'Daidai'、朱栾 Citrus aurantium L. 'Chuluan'、塘橙 Citrus aurantium L. 'Tangcheng'。

2. 枳壳的混淆品主要还有枸橘 Poncirus trifoliata (L.) Raf. 和香圆 Citrus wilsonii Tanaka 的果实，分别称为绿衣枳壳和香圆枳壳，要注意鉴别。

3. 枳实为芸香科植物酸橙 Citrus aurantium L. 及其栽培变种或甜橙 Citrus sinensis Osbeck 的干燥幼果。前者习称"酸橙枳实"，后者习称"甜橙枳实"。酸橙枳实主产于江西、四川、湖南等地，分别称为"江枳实""川枳实""湘枳实"。甜橙枳实主产于贵州、四川等局部地区，市场流通量较小。5~6 月拾取自然脱落在地上的幼小果实，除去杂质，晒干。略大者自中部横切为两半，先仰晒，后俯晒至全干。酸橙枳实呈半球形，少数为球形。外果皮黑绿色或暗棕绿色，具颗粒状突起和皱纹，有明显的花柱残迹或果梗痕。切面中果皮略隆起，黄白色或黄褐色，厚 0.3~1.2cm，边缘有 1~2 列油室，瓤囊棕褐色。质坚硬。气清香，味苦、微酸。不同产地的药材在外观上有细微差异。甜橙枳实外皮黑褐色，较平滑，有微小颗粒状突起，切面类白色，厚 3~5mm，瓤囊 8~13 瓣，味酸、甘、苦。"酸橙枳实"分为"选货"和"统货"两个规格。"选货"规格按直径大小分为一等、二等和三等三个等级。一等：0.5cm ≤直径 <1.5cm。间有未切的枳实个，但不得超过 30%。二等：对瓣，1.5cm ≤直径 <2.0cm。三等：对瓣，直径 2.0~2.5cm。

酸橙枳实与枳壳成分相似，分离出升压作用的辛弗林和 N-甲基酪氨，二者含量较枳壳为高。水分不得过 15.0%，总灰分不得过 7.0%，醇溶性浸出物(热浸法，用 70% 乙醇作溶剂)，不得少于 12.0%，用高效液相色谱法测定，药材按干燥品计算，含辛弗林($C_9H_{13}NO_2$)不得少于 0.30%。

栀子　Gardeniae Fructus

【来源】本品为茜草科(Rubiaceae)植物栀子 Gardenia jasminoides Ellis 的干燥成熟果实。

栀子

【产地】主产于江西樟树、新余、新干、萍乡，福建建瓯，湖南长沙、浏阳、湘潭，四川宜宾、渠县、万源，湖北宜昌、孝感。另外江苏、安徽、河南、贵州等省亦产。其中又以江西、湖南栽培最多，产量大，质量优。道地产区为江西樟树、新余、新干，福建建瓯，湖北江陵等地。

【采收】栽培 3~4 年后开始结果。9~11 月果实大部分由青色转成红黄色时采收。采摘时，选择晴天,分次将大小果实全部摘净,避免摘大留小影响来年的发芽抽枝。采收时间不宜过早,过早采收果实尚未成熟,加工出来的商品果皮呈黑色,质地轻泡,加工出品率低于40%。过晚采收,不仅被鸟虫吃食,且果实逐渐变软而自行脱落,加工的商品不易干燥,不便贮藏。

【加工】将采摘的果实除去果柄等杂质,置蒸笼内微蒸至上气或沸水中略烫,取出晒干或烘至七成干,放通风阴凉处堆放 2~3 天,再晒干或文火烘干。栀子果实不易干燥,在烘干时应随时轻轻翻动,以防外干内湿,出现"糖心"。烘时火势宜先大后小,以免灼伤果皮。

【性状特征】呈长卵圆形或椭圆形,长 1.5~3.5cm,直径 1~1.5cm。表面红黄色或棕红色,具 6 条翅状纵棱,棱间常有 1 条明显的纵脉纹,并有分枝。顶端残存萼片,基部稍尖,有残留果梗。果皮薄而脆,略有光泽;内表面色较浅,有光泽,具 2~3 条隆起的假隔膜。种子多数,扁卵圆形,集结成团,深红色或红黄色,表面密具细小疣状突起。气微,味微酸而苦。

【商品规格】按饱满程度、色泽,分为选货和统货两种规格,选货按色泽和果梗量分为两个等级。

1. 选货　一等:饱满,表面呈红色、棕红色、橙红色、橙色、红黄色。种子团与果壳空隙较小,种子团紧密充实,呈深红色、紫红色、淡红色、棕黄色。青黄个重量占比 ≤ 5%,果梗重量占比 ≤ 1%。无杂质、黑果、霉变或虫蛀。二等:较瘦小,表面呈深褐色、褐色、棕黄色、棕色、淡棕色、枯黄色。种子团与果壳空隙较大,种子团稀疏,呈棕红色、红黄色、暗棕色、棕褐色。青黄个重量占比 ≤ 10%,果梗重量占比 ≤ 2%。余同一等。

2. 统货　青黄个重量占比 ≤ 10%,果梗重量占比 ≤ 2%。

【化学成分】主要含有苷类、黄酮类等成分。苷类主要有栀子苷(geniposide)、羟异栀子苷(gardenoside)、山栀子苷(shanzhiside)、栀子新苷(gardoside)、京尼平 -1-β-D- 龙胆双糖苷(genipin-1-β-D-gentiobioside)等多种环烯醚萜苷类。黄酮类主要有栀子素(gardenin)、藏红花素(黄色)(crocin)、藏红花酸(crocetin)等色素类。另含有果胶、绿原酸、鞣质等成分。

【质量评价】

1. 经验鉴别　一般以个大、完整、仁饱满、内外色红者为佳。

2. 检查　水分:不得过8.5%。总灰分:不得过6.0%。重金属及有害物检查:铅不得过 5mg/kg;镉不得过 1mg/kg;砷不得过 2mg/kg;汞不得过 0.2mg/kg;铜不得过 20mg/kg。

3. 含量测定　用高效液相色谱法测定,药材按干燥品计算,含栀子苷($C_{17}H_{24}O_{10}$)计,不得少于 1.8%。

枸杞子　Lycii Fructus

【来源】本品为茄科(Solanaceae)植物宁夏枸杞 *Lycium barbarum* L. 的干燥成熟果实。

枸杞子

【产地】主产于宁夏、甘肃、青海、新疆、内蒙古、河北等地,以宁夏中宁、中卫所产质优。产于宁夏、甘肃、内蒙古、新疆等地的枸杞称为"西枸杞",产于河北、山西等地的枸杞称为"血枸杞"。山东、河南、浙江、江苏等省亦有引种栽培。

【采收】枸杞子采收分夏果和秋果,6月初至8月上旬采收的果实为夏果,9月下旬采收的果实为秋果。夏果通常每隔 5~7 天采摘 1 次,秋果一般 10~12 天采摘一次。当果实由绿变红或橙红色,果肉稍软,果蒂疏松时及时采摘。采摘宜在晴天早晨露水干后进行,连果柄摘下,注意轻摘、轻拿、轻放,防止压烂、挤伤,避免晒干后果实变黑(油果)降低药材品质。以夏果肉厚、味甜、果大、色鲜,质量佳。

【加工】

1. 晒干 采回鲜果摊放在果栈上,厚度不超过 3cm,一般以 1.5cm 为宜,置向阳、通风干燥处晾晒至半干果皮起皱纹(忌用手翻动),移至阳光下暴晒至果皮干韧、果肉柔软,放入布袋或簸箕内撞擦,除去果柄,即可。

2. 烘干 烘干法需要适宜的温度、相应的时间,才能保证枸杞子有效成分,以达到标准含水量和良好色泽。调节温度的电烘箱分三阶段烘干枸杞子,先将鲜果摊在果栈上,然后推入烘房,温度逐渐升高,第一阶段,温度 40~45℃,历时 24~36 小时,失水约占总含水量的 50% 左右,果实出现部分收缩皱纹;第二阶段,温度 45~50℃,历时 36~48 小时,失水占总含水量的 30%~40%,果实全部呈现收缩皱纹,呈半干状;第三阶段,温度 50~55℃,历时 24 小时左右即可干燥。

【性状特征】呈类纺锤形或椭圆形,长 6~20mm,直径 3~10mm。表面红色或暗红色,顶端有小突起状的花柱痕,基部有白色的果梗痕。果皮柔韧,皱缩;果肉肉质,柔润。种子 20~50 粒,类肾形,扁而翘,长 1.5~1.9mm,宽 1~1.7mm,表面浅黄色或棕黄色。气微,味甜。

【商品规格】分西枸杞、血枸杞两个规格。

1. 西枸杞 果实呈椭圆形或长卵形,色泽鲜红、暗红或红色。质柔软滋润,多糖质,味甜。无油果、破粒、杂质、虫蛀、霉变。一等:每 50g 370 粒以内,大小均匀。二等:每 50g 580 粒以内。三等:每 50g 900 粒以内,果实暗红色或橙红色,糖质较少。四等:每 50g 1 100 粒以内,果实红褐色或淡红色,糖质少,油果不超过 15%。五等:每 50g 1 100 粒以外,果实色泽深浅不一,糖质少,破子、油果不超过 30%。

2. 血枸杞 果实呈类纺锤形,略扁。果皮鲜红色或深红色。果肉柔软。味甜微酸。无油果、黑果、杂质、虫蛀、霉变。一等:每 50g 600 粒以内。二等:每 50g 800 粒以内,油果不超过 10%。三等:每 50g 800 粒以外,果实色泽深浅不一,有油果。

【化学成分】主要有多糖类、黄酮类、类胡萝卜素类、生物碱类等成分。枸杞多糖是宁夏枸杞中主要的化学成分,其分子量多在 8~241kDa,其中含有阿拉伯糖(arabinose)、鼠李糖(rhamnose)、木糖(xylose)、甘露糖(mannose)、半乳糖(galactose)和葡萄糖(glucose)6 种中性单糖和半乳糖醛酸(galacturonic acid),总糖含量高达 87.32%,半乳糖醛酸含量为 26.50%。枸杞子中含有多种黄酮类化合物,如槲皮素(quercetin)、山奈酚(kaempferol)及其糖苷类等化合物。枸杞子橘红色的物质基础是其中的类胡萝卜素类物质,包括游离类胡萝卜素和类胡萝卜素脂肪酸酯。游离类胡萝卜素包括:β- 胡萝卜素(β-carotene)、β- 隐黄素(β-cryptoxanthine)和玉米黄素(zeaxanthin)。类胡萝卜素脂肪酸酯主要是玉米黄素双棕榈酸酯(zeaxanthin dipalmitate)、玉米黄素单棕榈酸酯(zeaxanthin monopalmitate)和 β- 隐黄素棕榈酸酯(β-cryptoxanthin monopalmitate)。枸杞子中主要含有甘氨酸甜菜碱(glycin betaine),简称甜菜碱(betaine)。此外,枸杞子还含有大量营养成分,如粗脂肪、粗蛋白、维生素、微量元素等。枸杞籽约占整粒枸杞子的 3%,其出油率能达到 17%~20%,且油中含有大量的不饱和脂肪酸、维生素 E、磷脂等营养成分和生理活性物质。

【质量评价】

1. 经验鉴别　一般以粒大、色红、肉厚、质柔润、籽少、味甜者为佳。

2. 检查　水分:不得过 13.0%。总灰分:不得过 5.0%。重金属及有害物检查:铅不得过 5mg/kg;镉不得过 1mg/kg;砷不得过 2mg/kg;汞不得过 0.2mg/kg;铜不得过 20mg/kg。

3. 浸出物　水溶性浸出物(热浸法,用水作溶剂)不得少于 55.0%。

4. 含量测定　用紫外 - 可见分光光度法测定,药材按干燥品计算,含枸杞多糖以葡萄糖 ($C_6H_{12}O_6$)计,不得少于 1.8%;用双波长薄层扫描法测定,含甜菜碱($C_5H_{11}NO_2$)不得少于 0.50%。

【附注】冷冻干燥技术是现代较先进的干燥方法之一,是一项适用于蔬菜、水果、药品的护色、保鲜、保质、保营养成分的加工技术。其冻干方法如下:将枸杞鲜果用碱水浸泡除去蜡质,沥干。放入冷冻干燥机的真空室进行冻干,冷冻到 –30℃,一般控制真空室的真空度在 15~60Pa,每次干燥时将加热搁板的温度调至 –20~–10℃,冷阱温度 –50℃。冷冻干燥 10 小时后,再次将搁板温度调至 –30℃。整个冻干的时间约 24 小时。

厚朴　Magnoliae Officinalis Cortex

厚朴

【来源】本品为木兰科(Magnoliaceae)植物厚朴 *Magnolia officinalis* Rehd. et Wils. 或凹叶厚朴 *Magnolia officinalis* Rehd. et Wils. var. *biloba* Rehd. et Wils. 的干燥干皮、根皮及枝皮。

【产地】主产于四川万源、都江堰,重庆石柱,湖北恩施、宜昌、利川等地。四川、湖北等地产量大,质量优,其产品又称川朴、紫油厚朴。浙江、福建产者称温朴。此外,湖南、江西、贵州、安徽、云南、广西、广东等地也产。多为人工栽培品。

【采收】

1. 采收时间　剥取树龄 15 年以上的树干皮、根皮及枝皮。无论是一次性伐树剥皮还是环剥再生剥皮,都以在生长较快的 5~6 月最适宜,此时形成层细胞分裂较快,皮部组织发育旺盛,薄壁细胞富含水分,皮部与木质部之间疏松,易于剥皮。

2. 采收方法　一般有条形剥取法、环形剥取法和半环形剥取法等方法,但现在多采用砍树法,砍树留蔸,第二年可再生许多幼苗,利于扶植成树。

(1)环形剥取法:剥皮时多采用此方法,即在离地面 6~7cm 的茎基部环剥一圈,深至木质部,再向上距离 0.4~0.7m 处复切一环,两环之间顺干垂直切一刀,另用小刀挑开切口,将竹片插入垂直割线的左右,将树皮掀开,以双手左右插进,将树皮掀下,从下至上依次剥取干皮与枝皮。

(2)条形剥取法和半环形剥取法:其方法与环形剥取法大致相同,仅剥取树皮的形状不同,此两种方法在不砍树的情况下可连续几年割取,有利于树皮的再生,直到树龄达到 30 年左右后再砍树取皮,值得推广。剥皮过程中尽量不要污染形成层,被剥处用塑料薄膜包扎,以保护形成层。1个月左右后待新皮长出,即可去掉塑料薄膜。第二年又可按上述方法在其他部位剥皮。

3. 采割部位

(1)筒朴(也称干朴):在树干上,从下到上依次量 70cm 长,将树皮一段段切割剥皮,自然卷成筒状(单卷或双卷),以大套小,平放于容器中,以免汁液从切口处流失。

(2)蔸朴:在树基部 3~5cm 处向上 45~75cm 处,环切树皮至形成层,再纵切一刀剥皮,近根部的一端稍大,如喇叭口,习称"靴筒朴"。

(3)根朴:为树根的皮。多呈单筒或不规则块片状,弯曲似鸡肠者习称"鸡肠朴"。挖起全根后再剥皮。

(4)枝朴:为树枝的皮。采割方法同筒朴,多为单筒状。

(5)脑朴:在离地面60cm处锯断,再向地下挖3~6cm后锯断,再纵切一刀剥皮。

【加工】

1. 川朴 将采收的枝皮和根皮直接阴干,干皮则置沸水中略煮至柔软后取出,用青草塞住两端,直立堆置阴湿处,覆盖湿草、棉絮、麻袋等使之发汗2~4天,至内表面变为紫褐色或棕褐色后摊开,再蒸软后,卷成双筒或单筒状,再阴干或60℃以内烘干(不能暴晒,以免使有效成分挥发)。

2. 温朴 将采回的厚朴放于室内,离地0.3~1m高搭一架子,按不同规格分别堆放风干。在干燥过程中要经常翻动,以免发霉,忌暴晒。

3. 精加工

(1)出口厚朴:选外观完整、卷紧实、不破裂、长度符合要求、皮质厚的厚朴,刮净表面地衣与栓皮,将两头分别浸润软后,纵切成丝,宽0.2~0.3cm。用月牙形弯刀将朴丝修平整,用红线将两端扎紧。将扎紧的厚朴丝放于阴凉干燥通风处,自然干燥后分规格包装。

(2)"盘香片":为卷曲的筒朴经加工后横切的薄片,内径小于1cm,片厚0.2~0.3cm。一般用二等单筒或双筒厚朴,要求无裂缝,厚度为0.2~0.4cm。将厚朴置锅中水煮,一般为20小时,且加辅料。配料为鲜姜10%、青皮50%、紫苏5%。煮透后平推开,除去杂质,推卷结实,两头扎紧,凉风略干,再次煮软。第二次煮软后,边取边切,片厚0.2~0.3cm,切后卷成筒状后晾晒至六七成干,再烘干(不过60℃),干后用白纸包扎,装箱。

【性状特征】

1. 筒朴(干皮) 呈卷筒状或双卷筒状,长30~35cm,厚0.2~0.7cm;外表面灰棕色或灰褐色,粗糙,有粗糙栓皮呈鳞片状,较易剥落,有明显椭圆形皮孔和纵皱纹,有的可见灰白色的地衣斑。刮去粗皮者显黄棕色。内表面紫棕色或深紫褐色,较平滑,具细密纵纹,划之显油痕,有的可见多数小亮星。质坚硬,纵向折断可见断面分层,外层呈粗颗粒状,易折断,呈灰棕色,内层呈纤维状,不易折断,呈紫褐色或棕色,有油性。气香,味辛辣、微苦。

2. 蔸朴 近根部的干皮似靴形,习称"靴筒朴"。长13~25cm,厚0.3~0.8cm,一端呈卷筒状,另一端展开如喇叭口,表面与筒朴相似但较粗糙,内表面较油润,断面紫棕色,颗粒状纤维性不明显,气香较浓,辛辣味比筒朴浓。

3. 耳朴 为枝干的树皮。呈块片状或半卷形,长短不一,多似耳状,其余同筒朴。

4. 根朴(根皮) 呈单筒状或不规则块片;有的弯曲似鸡肠,扭曲不直,长50~80cm,习称"鸡肠朴"。表面土黄色或灰褐色,内表面深紫色,多有闪亮的小星点。质硬,较易折断,断面纤维性。

5. 枝皮(枝朴) 呈单筒状,长10~20cm,厚0.1~0.2cm。内外表面性状与筒朴相似,但气味较淡。质地同根朴。

【商品规格】按产区分为川朴(四川、湖北等)、温朴(浙江、福建等)等。以川朴质优,称"紫油厚朴"。其规格有根朴、筒朴、蔸朴(靴朴)和枝朴等。筒朴分为一至四等,根朴、枝朴分统货和一至二等。

1. 川筒朴　一等:卷成单筒或双筒状,两端平齐。表面黄棕色,有细密纵纹,内面紫棕色、平滑,划之显油痕。断面外侧黄棕色,内面紫棕色、显油润,纤维少。气香,味苦、辛。筒长40cm,不超过43cm,重500g以上。二等:筒长40cm,不超过43cm,重200g以上,余同一等。三等:筒长40cm,重100g以上,余同一等。四等:不符合一、二、三等的,以及碎片、枝朴,不分长短大小,均属此等。

2. 温筒朴　一等:半筒状或双卷筒状,两端平齐。表面灰棕色或灰褐色,有纵皱纹。内表面深紫色或紫棕色、平滑,质坚硬。断面外侧灰褐色,内面紫棕色、颗粒状。气香,味苦、辛。筒长40cm,重800g以上。二等:筒长40cm,每枝重500g以上,余同一等。三等:筒长40cm,每枝重200g以上,余同一等。四等:不符合一、二、三等的,以及碎片、枝朴,不分长短大小,均属此等。

3. 蔸朴　一等:块长70cm以上,重2 000g以上。二等:块长70cm以上,重2 000g以下,余同一等。三等:块长70cm以上,重500g以上,余同一等。

4. 耳朴　为统货,不分等级。

5. 根朴　一等:条长70cm,重400g以上。二等:长短不分,每条400g以下,余同一等。

6. 枝朴　一般为统货,不分等级。

【化学成分】主要含木脂素类和苯乙醇苷类化合物。木脂素类:有厚朴酚(magnolol)、异厚朴酚(isomagnolol)、和厚朴酚(honokiol)等含量较高的化合物;苯乙醇苷类:主要包括magnolosides系列的化合物。挥发油类:主要为桉叶醇(eudesmol);并含α-蒎烯(α-pinene)、β-蒎烯(β-pinene)、对聚伞花烯(p-cymene)等萜类化合物。生物碱类:主要有木兰箭毒碱(magnocura-rine)、木兰花碱(magnoflorine)等。此外,还含一些黄酮类:槲皮苷(quercitrin)、芦丁(rutin)等。

【质量评价】

1. 经验鉴别　均以皮厚肉细、内表面色紫褐、油性足、断面有小亮星、香气浓者为佳。

2. 检查　水分:不得过15.0%。总灰分:不得过7.0%。酸不溶性灰分:不得过3.0%。

3. 含量测定　用高效液相色谱法测定,药材按干燥品计算,含厚朴酚($C_{18}H_{18}O_2$)与和厚朴酚($C_{18}H_{18}O_2$)的总量不得少于2.0%。

砂仁　Amomi Fructus

【来源】本品为姜科(Zingiberaceae)植物阳春砂 *Amomum villosum* Lour.、绿壳砂 *Amomum villosum* Lour. var. *xanthioides* T. L. Wu et Senjen 或海南砂 *Amomum longiligulare* T. L. Wu 的干燥成熟果实。

砂仁

【产地】阳春砂(春砂仁)主产于广东,以阳春市产者最佳,为道地药材。绿壳砂(缩砂、缩砂蜜)主产于云南西双版纳、临沧、文山。海南砂主产于海南澄迈县、三亚市崖州区、儋州市等地。

【采收】夏、秋二季果实成熟时采收。

【加工】阳春砂:放在特制的烤具内,慢火熏焙,上面盖上一层鲜樟树叶,使熏后的砂仁香气较浓,要求熏三次,第一次称为"杀青",第二次称为"回炉",第三次称为"复炉",在回炉时焙至五六成干,取出趁热喷一次冷水,使其骤然冷却,果皮收缩,然后盖上稻草,以重物加压一夜,使砂仁果皮与种仁紧贴,再复焙至足干。海南砂和绿壳砂:晒干或用微火烘干。

【性状特征】

1. 阳春砂、绿壳砂　呈椭圆形或卵圆形,有不明显的三棱,长 1.5~2cm,直径 1~1.5cm。表面棕褐色,密生刺状突起,顶端有花被残基,基部常有果梗。果皮薄而软。种子集结成团,具三钝棱,中有白色隔膜,将种子团分成三瓣,每瓣有种子 5~26 粒。种子为不规则多面体,直径 2~3mm;表面棕红色或暗褐色,有细皱纹,外被淡棕色膜质假种皮;质硬,胚乳灰白色。气芳香而浓烈,味辛凉、微苦。

2. 海南砂　呈长椭圆形或卵圆形,有明显的三棱,长 1.5~2cm,直径 0.8~1.2cm。表面被片状、分枝的软刺,基部具果梗痕。果皮厚而硬。种子团较小,每瓣有种子 3~24 粒;种子直径 1.5~2mm。气味稍淡。

【商品规格】根据基源和产地不同,将砂仁药材分为"春砂仁""其他产区阳春砂""绿壳砂""海南砂"四个规格。其他产区阳春砂,根据每 100g 果实数、种子饱满度及其他商品外观性状划分等级,其他规格皆为统货。

其他产区阳春砂:干货可分为一等、二等和三等。一等:果皮与种子团紧贴无缝隙。种子团大小和颜色较均匀。种子表面棕红色或棕褐色,无瘪瘦果,籽粒饱满。每 100g 果实数 ≤ 170 粒。炸裂果数 ≤ 5%。二等:果皮与种子团之间多少有缝隙。种子表面棕红色或红棕色,有少量瘪瘦果。每 100g 果实数 170~330 粒。炸裂果数 ≤ 10%。三等:果皮与种子团之间多少有缝隙。种子表面棕红色至红棕色、橙红色或橙黄色,瘪瘦果较多(占 25% 以内)。每 100g 果实数 ≥ 330 粒。炸裂果数 ≤ 15%。

【化学成分】含挥发油,油中含乙酸龙脑酯(bornyl acetate)、樟脑(camphor)、樟烯(camphene)、柠檬烯(limonene)、β- 蒎烯(β-pinene)、苦橙油醇(bitter orange oil alcohol)及 α- 蒎烯(α-pinene)、莰烯(camphene)、桉油精(eucalyptol)、芳樟醇(linalool)、α- 胡椒烯(α-piperene)、愈创木醇(guaiol)等。另含黄酮类成分。

【质量评价】

1. 经验鉴别　砂仁以果实均匀,果皮紧贴种子团,种子团饱满、棕褐色、具油润性,气香浓,味辛凉浓厚者为佳。

2. 检查　水分:不得过 15.0%。

3. 含量测定　挥发油:使用挥发油测定法测定。阳春砂、绿壳砂种子团含挥发油不得少于 3.0%(ml/g);海南砂种子团含挥发油不得少于 1.0%(ml/g)。乙酸龙脑酯:使用气相色谱法测定,药材按干燥品计算,含乙酸龙脑酯($C_{12}H_{20}O_2$)不得少于 0.90%。

【附注】进口绿壳砂有三种不同的加工产品。

1. 砂头王　为在原砂仁中挑拣出质量佳者,呈类圆球形或卵圆形,颗粒大而均匀饱满。外披一层白粉霜。

2. 砂米　为砂仁的散粒种子,呈不规则马蹄形或多角形,直径约 0.3cm。表面暗棕色或棕红色,有多数细小皱纹。质坚硬,断面白色显油润。

3. 砂壳　为砂仁的果皮,多呈三瓣裂开。外表面棕色或棕褐色,密生刺片状突起,内表面淡棕色,平滑。质轻而韧,易纵向撕破,气味较砂仁为淡。

哈蟆油　Ranae Oviductus

哈蟆油

【来源】本品为蛙科(Ranidae)动物中国林蛙 *Rana temporaria chensinensis* David 雌蛙的干燥输卵管。

【产地】主产于东北地区。主要分布于吉林的桦甸、舒兰、蛟河、柳河、磐石、靖宇、白山等地;辽宁的桓仁、新宾、本溪、清原、宽甸等地;黑龙江的尚志、宁安、木兰、五常等地。目前采用人工辅助孵化、越冬结合天然放养的养殖方法,俗称封沟放养或半人工养殖。

【采收】9~10月霜降前后,为最适宜捕捉季节。林蛙多在9月下旬到10月下旬下山入水冬眠,可采用适宜的方法捕捉。

1. 传统捕捉方法　主要有:

(1)灯光诱捕法:在其下山回河冬眠时,于河岸边挖1m左右深的土坑,将麻袋或丝袋放入其中,与坑口相平。夜间在其中挂一盏灯,林蛙因灯光引诱而跳入其中,进行捕捉。

(2)草把诱捕法:在林蛙冬眠的河封冻前,将树枝、蒿草、瓜秧做成的草把放入河底,诱引林蛙钻进其中冬眠。每隔两天左右取出草把一次,进行诱捕。

(3)翻石捕捉法:林蛙回河后,会钻入石块下冬眠。河水封冻前在河中翻动石块,林蛙受到惊吓,便会逃出,可以捕捉。

(4)鱼篓捕捉法:林蛙回河后,会顺水下游。在其冬眠的河流中,选择坡度大、水流急处用石块、树枝筑成小坝,使水流集中从坝顶开口处形成瀑布流出,在瀑布下放置鱼篓,林蛙就会顺流进入鱼篓。每隔一段时间取出鱼篓,进行捕捉。

2. 现代捕捉方法　主要采用拦截捕捉法:在林蛙回河的必经之路(靠近河道的山脚下)设置障碍物,通常是建围栏,材料一般用塑料薄膜,高度一般30~50cm,将塑料薄膜固定在木桩上,塑料薄膜埋入土中30cm左右,向内倾斜60°~70°。林蛙在回河途中,因受到围栏阻拦,便会伏在围栏下(或者在围栏内侧每隔15m左右挖一陡坑,坑底铺上杂草,受到阻拦的蛙跳入坑内钻入杂草中),进行捕捉。尤其在雨后,林蛙会集中回河,捕获量很大。此外,个别地方也采用电捕法,但这种方法对资源破坏性较强,目前不提倡采用。

【加工】取活蛙,用铁线从双目或口额横穿,悬挂在通风阴凉处晾干,即为"蛙干"。加工过程中注意防止其受冻和雨淋。将蛙干利用软化箱进行软化,软化时将蛙干串架于软化箱内支架上,软化温度40~60℃,相对湿度90%,时间3~4小时(传统的方法是先将蛙干用水润湿,装入麻袋内闷一夜,进行软化)。将软化好的蛙剖开腹部,取出输卵管(俗称"油"),同时除去黑色子(卵粒),放在通风处阴干。

【性状特征】不规则块状,弯曲而重叠,长1.5~2cm,厚1.5~5mm。表面黄白色,呈脂肪样光泽,偶有带灰白色薄膜状干皮,手摸有滑腻感。在温水中浸泡体积可膨胀。气腥,味微甘,嚼之有黏滑感。

【商品规格】商品分为四个等级。一等:黄白色,块大整齐,有光泽,无皮膜、血筋、卵等杂质。二等:色黄,筋皮、卵等杂质不超过1%;其余同一等。三等:外表颜色较深,筋皮、卵等杂质不超过5%;其余同一等。四等:不符合一、二、三等者均属四等,但筋皮、卵等杂质不得过10%。

【化学成分】主含蛋白质、脂肪。另含1-甲基海因(1-methylhydantoin)。甾类成分,如雌酮

(estrone)、17β- 雌二醇（17β-estradiol）、17β- 羟甾醇脱氢酶（17β-hydroxy steroid dehydrogenase）。固醇类成分，如胆固醇及维生素 A、B、D、E 及磷脂类。

【质量评价】

1. 经验鉴别　以块大肥厚、色黄白、油润有光泽、皮膜少、无卵子者为佳。

2. 膨胀度检查　按照《中国药典》膨胀度测定法测定，本品膨胀度不得低于 55。

前胡　Peucedani Radix

【来源】本品为伞形科（Umbelliferae）植物白花前胡 *Peucedanum praeruptorum* Dunn 的干燥根。

前胡

【产地】主产于江西、浙江、江苏、湖南、湖北、广西、四川、安徽、福建等地，野生或栽培。

【采收】冬季至次春茎叶枯萎或未抽花茎时采挖，挖出主根，除去茎叶、须根、泥土。秋末冬初收的产品质坚实，品质佳。已开花的前胡，俗称"雄前胡"，其根瘪瘦，头部可见木质茎，质硬而脆，木质化，不符合药用要求。

【加工】取新鲜前胡晒干或炕干。在干燥过程中，边干燥边擦去须根，也可在主根未干、须根已干燥时，踩去须根及尾梢，然后干燥。如遇雨天，可用文火烘干。

【性状特征】呈不规则的圆柱形、圆锥形或纺锤形，稍扭曲，下部常有分枝，长 3~15cm，直径 1~2cm。表面黑褐色或灰黄色，根头部多有茎痕和纤维状叶鞘残基，上端有密集的细环纹，下部有纵沟、纵皱纹及横向皮孔样突起。质较柔软，干者质硬，可折断，断面不整齐，淡黄白色，皮部散有多数棕黄色油点，形成层环纹棕色，射线放射状。气芳香，味微苦、辛。

【商品规格】分为"选货"和"统货"两个规格。选货直径 ≥ 1.0cm，占比不少于 80%，下部分枝较少或去除。统货大小不分，下部多有分枝。当前药材市场主要为统货，并根据产地分为浙江、安徽、湖南、贵州等，由于不同产区在栽培过程常有互相引种现象，各产区前胡在性状上并无明显区别。

【化学成分】白花前胡含挥发油及多种香豆素类化合物。挥发油成分较多，α- 蒎烯、桧木醇、香木兰烯、萜品油烯、α- 金合欢烯和长叶烯 6 种为主要成分，占相对成分的 60% 以上。香豆素类主要有白花前胡甲素（praeruptorin A）、白花前胡乙素［(±)-praeruptorin B］、白花前胡丙素［(+)-praeruptorin A］、白花前胡丁素［(+)-praeruptorin B］、d- 白花前胡素 E、前胡香豆素（qianhucoumarin）A~F、白花前胡苷（praeroside）Ⅰ~Ⅶ、顺式 -3′,4′- 二千里光酰基 -3′,4′- 二氢邪蒿内酯、北美芹素（pteryxin）、3′- 白花前胡苷当归酰氧基凯琳内酯（3′-angeloyloxykhellactone）等；伞形花内酯（umbelliferone）、东莨菪内酯（scopoletin）等；补骨脂素（psoralen）、佛手苷内酯（bergapten）、欧前胡素（imperatorin）、5- 甲氧基补骨脂素（5-methoxypsoralen）、8- 甲氧基补骨脂素（8-methoxypsoralen）、异补骨脂素（angelicin）等。

【质量评价】

1. 经验鉴别　均以根粗壮、皮部肉质厚、质柔软、断面油点多、香气浓者为佳。

2. 检查　水分：不得过 12.0%。总灰分：不得过 8.0%。酸不溶性灰分：不得过 2.0%。

3. 浸出物　醇溶性浸出物（冷浸法，用稀乙醇作溶剂）不得少于 20.0%。

4. 含量测定　用高效液相色谱法测定，药材按干燥品计算，含白花前胡甲素（$C_{21}H_{22}O_3$）不得少于 0.9%，含白花前胡乙素（$C_{24}H_{26}O_7$）不得少于 0.24%。

【附注】紫花前胡为伞形科植物紫花前胡 *Peucedanum decursivum*（Miq.）Maxim. 的根。秋、冬二季地上部分枯萎时采挖，除去须根，晒干。多呈不规则圆柱形、圆锥形或纺锤形，主根较细，有少数支根，长 3~15cm，直径 0.8~1.7cm。表面棕色至黑棕色，根头部偶有残留茎基和膜状叶鞘残基，有浅直细纵皱纹，可见灰白色横向皮孔样突起和点状须根痕。质硬，断面类白色，皮部较窄，散有少数黄色油点。气芳香，味微苦、辛。质量要求：水分不得过 12.0%。总灰分不得过 8.0%。酸不溶性灰分不得过 4.0%，醇溶性浸出物（热浸法，用稀乙醇作溶剂）不得少于 30.0%；用高效液相色谱法测定，药材按干燥品计算，含紫花前胡苷（$C_{20}H_{24}O_9$）不得少于 0.90%。

十画

秦皮　Fraxini Cortex

【来源】本品为木犀科（Oleaceae）植物苦枥白蜡树 *Fraxinus rhynchophylla* Hance、白蜡树 *Fraxinus chinensis* Roxb.、尖叶白蜡树 *Fraxinus szaboana* Lingelsh.、宿柱白蜡树 *Fraxinus stylosa* Lingelsh. 的干燥枝皮或干皮。

秦皮

【产地】苦枥白蜡树主产于辽宁抚顺、本溪、丹东，吉林浑江等地；黑龙江、内蒙古、河北、山西、陕西、河南等地亦产。白蜡树主产于四川峨眉、夹江等地；辽宁、河北、山西、陕西、甘肃、贵州、云南、安徽、江西、浙江、江苏等地亦产。尖叶白蜡树和宿柱白蜡树主产于陕西渭南、华县、华阴、长武等地；山西、甘肃、湖北、四川、河南等地亦产。

【采收】栽后 5~8 年，树干直径达 15cm 以上时，于春季或秋季整枝时，剥取干皮或枝皮。

【加工】剥取的干皮或枝皮晒干，即得。

【性状特征】

1. 枝皮　呈卷筒状或槽状，长 10~60cm，厚 1.5~3mm。外表面灰白色、灰棕色至黑棕色或相间呈斑状，平坦或稍粗糙，密布圆点状灰白色的皮孔及细斜皱纹，有的具分枝痕，并可见马蹄形或新月形叶痕。内表面较平滑，黄白色或黄棕色。质硬而脆，断面纤维性，黄白色。气微，味苦。

2. 干皮　为长条状块片，3~6mm。外表面灰棕色，具龟裂状沟纹及红棕色圆形或横长的皮孔。质坚硬，断面纤维性较强，易成层剥离呈裂片状。

【商品规格】药材商品有选货和统货之分。

选货：选货根据皮的厚度分为两个等级。一等：主要为枝皮，呈筒状或槽状，厚 1.5~3mm。外表面光滑，灰白色、灰棕色至黑棕色或相间呈斑状，平坦或稍粗糙，并有灰白色圆点状皮孔及细斜皱纹，有的具分枝痕。二等：主要是干皮，为长条状块片或半筒状，厚 3~6mm。外表面灰棕色，具龟裂状沟纹及红棕色圆形或横长的皮孔。

【化学成分】苦枥白蜡树树皮中含有秦皮乙素（七叶树素 aesculetin，在碱液中呈蓝色荧光）及秦皮甲素（七叶树苷 aesculin，在 pH>5.8 的水液中呈蓝色荧光）等香豆素类成分，尚含鞣质、甘露醇及生物碱。宿柱白蜡树尚含丁香苷（syringin）、宿柱白蜡树苷（stylosin）。

【质量评价】

1. 经验鉴别　以条长、外皮薄而光滑者为佳。

2. 检查　水分：不得过 7.0%。总灰分：不得过 8.0%。

3. 浸出物　醇溶性浸出物（热浸法，用乙醇作溶剂）不得少于 8.0%。

4. 含量测定　用高效液相色谱法测定，本品按干燥品计算，含秦皮甲素（$C_{15}H_{16}O_9$）和秦皮乙素（$C_9H_6O_4$）的总量不得少于 1.0%。

桔梗　Platycodonis Radix

【来源】本品为桔梗科（Campanulaceae）植物桔梗 *Platycodon grandiflorum*（Jacq.）A. DC. 的干燥根。

桔梗

【产地】主产于安徽太和与亳州，内蒙古赤峰，山东淄博。河南、浙江、江苏、四川等省亦产。

【采收】春、秋二季采收。春季在惊蛰清明之间；秋季采收在地上部分枯萎前的 9 月中旬，桔梗营养生长中后期为最佳采收时期。采挖时，先将桔梗地上茎枝平地面割除，挖起根部，除去残留茎枝、侧根和须根。

【加工】挖出的桔梗，洗去泥沙，浸入水中，用小刀刮净外层粗皮至全根呈白色，刮皮时不要破伤中皮，以免内心黄水流出，影响质量。清洗后晾干水分。传统加工方法是放于硫黄炉内用硫黄熏 12~24 小时（熏至其身柔软可弯曲为度），取出摊在竹席上暴晒，边晒边翻动，待七成干，白天摊开暴晒，夜间堆积，使其内部水分往外渗出，如此反复晒至足干。如遇阴雨天气应及时烘干，否则易发霉变质和生黄色水锈。

现在多不用硫黄熏蒸，采用烘干法。在烘烤过程中，炉温保持在 50℃左右，每隔 1~2 小时翻动一次，烘至七成干后可白天烘，晚上停火，反复多次烘至足干。

【性状特征】本品呈圆柱形或略呈纺锤形，下部渐细，有的有分枝，略扭曲，长 7~20cm，直径 0.7~2cm。表面淡黄白色至黄色，不去外皮者表面黄棕色至灰棕色，具纵扭皱沟，并有横长的皮孔样斑痕及支根痕，上部有横纹。有的顶端有较短的根茎或不明显，其上有数个半月形茎痕。质脆，断面不平坦，形成层环棕色，皮部黄白色，有裂隙，木部淡黄色。气微，味微甜而后苦。

【商品规格】商品药材分为南桔梗和北桔梗。

1. 南桔梗　一等：上部直径 1.4cm 以上，长 14cm 以上，无杂质、虫蛀、霉变。二等：上部直径 1cm 以上，长 14cm 以上，余同一等。三等：上部直径 0.5cm 以上，长度不低于 7cm，余同二等。

2. 北桔梗　统货。

【化学成分】主要含皂苷、黄酮类、脂肪酸、无机元素等多种成分。皂苷：桔梗皂苷 A（platycodoside A）、桔梗皂苷 B（platycodoside B）、桔梗二酸（platcogenic acid）、远志酸（polygalacic acid），桔梗皂苷元 -3-*O*-β- 葡萄糖苷（3-*O*-β-D-glucopyranosyl platycodigenin）、桔梗皂苷 C（platycodoside C）。黄酮类：二氢黄酮。脂肪酸：亚油酸、软脂酸。无机元素：铁、锰、锌、铯等。此外，还含有 α- 菠菜甾醇（α-spinasterol）、α- 菠菜甾醇 -β-D- 葡萄糖苷（α-spinach sterol-β-D-glucosin）、桦木醇（betulin）、桔梗聚果糖（platycodinin）、氨基酸（amino acid）。

【质量评价】

1. 经验鉴别　以完整不碎、油润光亮肚瘪者为佳。

2. 检查　水分:不得过 15.0%。总灰分:不得过 6.0%。

3. 浸出物　醇溶性浸出物(热浸法,以乙醇作溶剂)不得少于 17.0%。

4. 含量测定　用高效液相色谱法测定,药材按干燥品计算,含桔梗皂苷 D($C_{57}H_{92}O_{28}$)不得少于 0.10%。

桃仁　Persicae Semen

桃仁

【来源】本品为蔷薇科(Rosaceae)植物桃 *Prunus persica* (L.) Batsch 或山桃 *Prunus davidiana* (Carr.) Franch. 的成熟种子。

【产地】全国大部分省区均有产。桃仁主产于四川、陕西、云南、河北、河南、山东、山西等地,产量大。山桃仁产于宁夏、河北、河南、山东、山西、陕西、四川等地,产量小,多与桃仁混装售用。

【采收】7 月中旬至 8 月上旬果实成熟后采收。或直接收集果品厂加工剜出来的果核。

【加工】秋季桃子成熟时,收集桃核,敲破,硬壳,取出种仁,晒干。

【性状特征】

1. 桃仁　呈长扁卵形,长 1.2~1.8cm,宽 0.8~1.2cm,厚 0.2~0.4cm。表面黄棕色至红棕色,密被颗粒状突起。一端尖,中部膨大,另端钝圆稍偏斜,边缘较薄。尖端一侧有短线种脐,圆端有颜色略深不甚明显的合点,自合点处散出多数纵向维管束。种皮薄,子叶 2 枚,类白色,富油性,气微,味微苦。

2. 山桃仁　呈类卵圆形,较小而肥厚,长约 0.9cm,宽约 0.7cm,厚约 0.5cm。

【商品规格】商品多为统货,不分等级。

【化学成分】桃仁中主要含有脂肪酸类、苷类、黄酮及黄酮苷类、蛋白质和脂肪酸类等。脂肪酸类:主要有棕榈酸(palmitic acid)、硬脂酸(stearic acid)、油酸(oleic acid)、亚油酸(linoleic acid)等。脂肪油类成分是使桃仁易乏油、表皮颜色逐渐加深,白色种仁逐渐变成黄白色或黄棕色,在表面产生油样物质,并有油哈气味的主要成分。甾醇:主要有豆甾烯醇乙酸酯、β- 谷甾醇乙酸酯(β-sitosterol acetate)、菜油甾醇乙酸酯、豆甾醇乙酸酯(stigmasterol acetate)和燕麦甾醇乙酸酯等。苷类:主要有苦杏仁苷(amygdalin)。黄酮及其苷类:主要有(+)- 儿茶酚(caulophyllogenin)、柚皮素(naringenin)、山柰酚(kaempferol)及其葡萄糖苷、二氢山柰酚、槲皮素葡萄糖苷等。蛋白质和氨基酸:主要含有相对分子质量为 2.13×10^4 的白色蛋白 PR-A、PR-B 等在内的多种蛋白质。还含有丝氨酸(DL-serine)、苏氨酸(L-threonine)、甘氨酸(glycine)、谷氨酸(L-glutamic acid)等常见氨基酸。

【质量评价】

1. 经验鉴别　以粒大、饱满、颗粒均匀完整、外皮棕红、种仁色白富油性者为佳。桃仁优于山桃仁。

2. 检查　水分:不得过 7.0%。酸败度:照酸败度检查法测定,酸值:不得过 10.0。羰基值:不得过 11.0。重金属及有害物质:铅不得过 5mg/kg;镉不得过 1mg/kg;砷不得过 2mg/kg;汞不得过 0.2mg/kg;铜不得过 20mg/kg。黄曲霉毒素:照真菌毒素测定法测定,本品每 1 000g 含黄曲霉毒素

B_1 不得过 5μg,含黄曲霉毒素 G_2、黄曲霉毒素 G_1、黄曲霉毒素 B_2 和黄曲霉毒素 B_1 的总量不得过 10μg。

3. 含量测定 用高效液相色谱法测定,药材按干燥品计算,含苦杏仁苷($C_{20}H_{27}NO_{11}$)不得少于 2.0%。

柴胡 Bupleuri Radix

柴胡

【来源】本品为伞形科(Umbelliferae)植物柴胡 *Bupleurum chinese* DC. 或狭叶柴胡 *Bupleurum scorzonerifolium* Willd. 的干燥根。

【产地】柴胡主产于辽宁、甘肃、河北、河南、山东等地,药材习称"北柴胡";狭叶柴胡主产于江苏、安徽、黑龙江、吉林、辽宁等地,药材习称"南柴胡"。

【采收】采收柴胡以二年生的质量为好,于春初植株发芽前或秋末落叶后挖起根部。采收时先割去地上部茎,再挖出根。为了提高效率、降低成本,产区多利用机械采挖。采挖根部时应注意勿伤根部和折断主根,抖去泥土,把残茎除净以备加工。

【加工】本品应随收获,随加工,不要堆积时间过长,以防霉烂。把采挖的根用水冲洗干净进行晒干即可;当晒至七八成干时,把须根去净,根条顺直,捆成小把再继续晒干。

【性状特征】

1. 北柴胡 呈圆柱形或长圆柱形,长 6~15cm,直径 0.3~0.8cm。根头膨大,顶端残留 3~15 个茎基或短纤维状叶基,下部分枝。表面黑褐色或浅棕色,具纵皱纹、支根痕及皮孔。质硬而韧,不易折断,断面显纤维性,皮部浅棕色,木部黄白色。气微香,味微苦。

2. 南柴胡 根较细,圆锥形,顶端有多数细毛状枯叶纤维,下部多不分枝或稍分枝。表面红棕色或黑棕色,靠近根头处多具细密环纹。质稍软,易折断,断面略平坦,不显纤维性。具败油气。

【商品规格】根据栽培和野生来源不同,将北柴胡药材分为"北柴胡家种""北柴胡野生"两个规格。又根据市场流通情况,将"北柴胡家种"分为"选货"与"统货"两个规格。在北柴胡药材各规格下,柴胡药材不分等级。南柴胡也为统货,不分等级。

北柴胡家种以直径大小、去茎多少划分"选货"和"统货"。

1. 选货 干货。中部直径 >0.4cm,无残茎、须毛、杂质、虫蛀、霉变。

2. 统货 除以上性状特征外,中部直径 >0.3cm,偶见残茎。

【化学成分】

包括皂苷类、黄酮类、挥发油类、多糖类及其他化学成分。皂苷类成分:目前主要有柴胡皂苷 a、b、c、d(saikosaponin a、b、c、d)等。黄酮类成分:柴胡中所含黄酮类主要是黄酮醇类物质,一般分为 3 个苷元:山奈酚(kaempferol)、槲皮素(quercetin)和异鼠李素(isorhamnetin)。挥发油类成分:目前已经大约有 150 个成分从挥发油中鉴定出来。从这些已知的挥发油成分中可以看出,柴胡挥发油含有较多的脂肪族化合物,特别是烷烃类化合物。其他类化学成分:北柴胡中除上述成分外还含有腺苷(adenosine)、尿苷(uridine)、木糖醇、色氨酸等化合物。皂苷类成分主要积累在根部,黄酮类成分主要积累于茎和叶。

【质量评价】

1. 经验鉴别 北柴胡以主根粗大、分枝少、黄褐色,微有香气者为佳;南柴胡以根条粗,红棕色,质松脆,油腥气味较浓者为佳。

2. 检查　水分:不得过 10.0%。总灰分:不得过 8.0%。酸不溶性灰分:不得过 3.0%。

3. 浸出物　醇溶性浸出物(热浸法,用乙醇作溶剂)不得少于 11.0%。

4. 含量测定　北柴胡:用高效液相色谱法测定,药材按干燥品计算,含柴胡皂苷 a($C_{42}H_{68}O_{13}$)和柴胡皂苷 d($C_{42}H_{68}O_{13}$)的总量不得少于 0.30%。

党参　Codonopsis Radix

【来源】本品为桔梗科(Campanulaceae)植物党参 *Codonopsis pilosula*(Franch.) Nannf.、素花党参 *Codonopsis pilosula* Nannf. var. *modesta*(Nannf.)L. T. Shen 或川党参 *Codonopsis tangshen* Oliv. 的干燥根。

党参

【产地】

1. 党参　主产于我国华北、东北、西北地区及河南、四川、云南、西藏等地,全国有多处引种,其中栽培于山西屯留、平顺、长治一带者称“潞党”或“上党党参”;栽培或野生于山西五台山地区者称为“台党”;产于东北者称“东党”,如黑龙江的尚志、五常,吉林延边、通化、抚顺,辽宁丹东、凤城、宽甸等地;产于甘肃陇西等地的党参色白条直,称为“白条党参”。山西的潞党、台党,产量较大,是商品党参的主要来源。

2. 素花党参　主产于甘肃定西、岷县、文县、临潭,以及及四川平武和陕西凤县等地。甘肃文县、四川平武产者又称“纹党”,陕西凤县产者又称“凤党”。

3. 川党参　主产于四川阿坝、重庆巫溪、贵州道真、湖北施恩、陕西定边等地。以湖北施恩、重庆巫溪为著名产地。

【采收】秋季地上部分枯萎后,一般在 10 月中上旬,土壤结冻之前进行采挖,或次年春季植株萌芽前进行采挖。野生党参一般 8~9 月采挖。栽培党参,种子直播 3 年后采挖,育苗移栽 2 年后采挖。栽种 3 年以上的党参,条粗肉厚,皮肉相连,芦头也大,横纹多而密,但不能超过 8 年。采挖时,先割去地上藤蔓,根部继续田间后熟一周,再起挖,收挖时先用三齿铁杈将党参一侧土壤挖空,再将党参挖出,抖去泥土。挖党参时要避免挖断或伤皮,否则汁液流失使其松泡,影响药材的质量。

【加工】将挖出的党参根除去茎叶,抖去泥土,用水洗净。先按大小、长短、粗细分为大条、中条、小条不同等级。大条的用麻绳从根头部串起来晾挂,中条、小条直接晾晒,晾晒至发软后,捆成小把。用手顺握或放在木板上用手搓揉,或用木板搓揉,握或搓后再晒,反复 3~4 次,至党参皮肉紧贴,充实饱满并富有弹性为止。日晒或挂晾于通风处,至七成干时,将捆解开摊平排直,以头压尾,露出 3~6cm,重叠排列,晒至九成干,即可收藏在阴凉干燥通风处,自然干透。

素花党参和川党参挖出后,用水洗净,在沸水中略烫,单只晾晒,边晒边搓揉。每次搓过后不可放在室内,应置室外摊晒,以防霉变,晒至八九成干后即可收藏。

南方多雨,产地加工可烘干,烘箱温度控制在 60℃左右,经常翻动,烘至根条柔软时,取出揉搓,再烘。同样反复数次直至烘干。应注意,搓的次数不宜太多,用力不宜过大,否则会变成油条,影响质量。

【性状特征】

1. 潞党　为植物党参的干燥根。呈圆柱形,芦头较小。表面黄褐色或灰黄色,体结实而柔软,断面棕黄色或黄白色,菊花心较明显,糖汁多,味甜。

2. 西党　为植物素花党参的干燥根。呈圆锥形,头大尾小,上端多横纹,外皮粗松。表面米黄色或灰褐色,断面黄白色,有放射状纹理,糖质多,味甜。

3. 条党　为植物川党参的干燥根。呈圆锥形,根头部茎痕较少而小,条较长,上端有横纹或无,下端有纵皱纹。表面糙米色,断面黄白色或白色,有放射状纹理。有糖质,味甜。

4. 东党　来源同潞党。呈圆锥形,芦头较大,芦下有横纹。体较松,质硬。表面土黄色或灰黄色,粗糙。断面黄白色,中心淡黄色,显裂隙,味甜。

【商品规格】党参分为潞党、西党、条党、东党四个规格。

1. 潞党　分为三个等级。一等:芦下直径 1cm 以上,无油条、杂质、虫蛀、霉变,糖质多,味甜。二等:芦下直径 0.8cm 以上;余同一等。三等:芦下直径 0.4cm 以上,油条不超过 10%;余同一等。

2. 西党　分三个等级。一等:芦下直径 1.5cm 以上,无油条、杂质、虫蛀、霉变。二等:芦下直径 1cm 以上;余同一等。三等:芦下直径 0.6cm 以上,油条不超过 15%;余同一等。

3. 条党　分三个等级。一等:芦下直径 1.2cm 以上,无油条、杂质、虫蛀、霉变。二等:芦下直径 0.8cm 以上;余同一等。三等:芦下直径 0.5cm 以上,油条不超过 10%;余同一等。

4. 东党　分两个等级。一等:长 20cm 以上,芦下直径 1cm 以上,无须毛、杂质、虫蛀、霉变。二等:长 20cm 以下,芦下直径 0.5cm 以上,无须毛、杂质、虫蛀、霉变。

【化学成分】党参中含有糖类、炔类及聚炔类、生物碱类、苯丙素类、甾体类、三萜类、黄酮类、木脂素类等多种类型的成分。糖类:主要有多糖、阿拉伯糖、葡萄糖、半乳糖、果糖、甘露醇等。炔类及聚炔类:主要有党参炔苷(lobetyolin)、党参炔苷宁(lobetyolinin)、党参炔醇(lobetyol)等。生物碱类:主要有党参碱(codonopsine)、党参次碱(codonopsinine)等。苯丙素类:主要有党参苷 V(tangshenoside V)、党参苷 VI(tangshenoside VI)、党参苷 A(codonoside A)、党参苷 B(codonoside B)等。甾体类:主要有 α- 菠菜甾醇(α-spinasterol)、豆甾醇(stigmasterol)、豆甾 -7- 烯 -3- 酮(stigmast-7-en-3-one)等。黄酮类:主要有金谷醇(chrysoeriol)、麦黄酮(tricin)、汉黄芩素(wogonin)、木犀草素(luteolin)等。

【质量评价】

1. 经验鉴别　以条粗长、皮松肉紧、狮子盘头较大、横纹多、味香甜、嚼之无渣者为佳。

2. 检查　水分:不得过 16.0%。总灰分:不得过 5.0%。二氧化硫残留不得过 400mg/kg。

3. 浸出物　照醇溶性浸出物测定法项下热浸法测定,用 45% 乙醇作溶剂,不得少于 55.0%。

海金沙　Lygodii Spora

【来源】本品为海金沙科(Lygodiaceae)植物海金沙 *Lygodium japonicum*(Thunb.) Sw. 的干燥成熟孢子。

【产地】主产于广东、浙江。江苏、江西、湖南、湖北、四川、广西、福建、陕西等地亦产。

海金沙

【采收】立秋前后孢子成熟时采收,过早过迟采收,孢子均易脱落。采收要在晴天清晨露水未干时,割下茎叶,放在衬有纸或布的筐内。

【加工】割下的茎叶,置于避风处晒干。晒干后,搓揉或用棍轻轻敲打、抖动,使孢子脱落,再用细孔筛筛去碎叶,所得的棕黄色或浅棕黄色粉末,就是海金沙。

【性状特征】为均匀的细微粉末。棕黄色或浅棕黄色。气微,味淡。质极轻,用手捻之有光滑感,置于掌中,可由指缝中滑落;撒在水中则浮于水面,加热后逐渐下沉;易着火燃烧而发出爆鸣及闪光,不留灰渣。

【商品规格】统货,一般不分等级。

【化学成分】主要为挥发油类(不同产地海金沙挥发油成分不同)、黄酮类、酚酸类和苯丙素类、萜类和酯类、脂肪酸类及其他成分。黄酮类:山柰酚(kaempferol)、香叶木苷(diosmin)、金合欢素(acacetin)。酚酸类和苯丙素类:对香豆酸(*p*-coumaric acid)、3- 甲氧基 -4- 羟基苯甲酸(vanillic acid)、原儿茶酸(protocatechuic acid)。萜类和酯类:胡萝卜苷(daucosterol)、*β*- 谷甾醇(*β*-sitosterol)等。脂肪酸类:正二十五烷酸(pentacosanoic acid)、正二十六烷酸(hexacosanoic acid)、油酸(oleic acid)、亚油酸(linoleic acid)、棕榈酸(palmitic acid)、硬脂酸(stearic acid)等。

【质量评价】

1. 经验鉴别　以干燥,黄棕色、质轻光滑,能浮于水,无泥沙杂质,引燃时爆响者为佳。

2. 检查　总灰分:不得过 16.0%。

海藻　Sargassum

【来源】本品为马尾藻科(Sargassaceae)植物海蒿子 *Sargassum pallidum*(Turn.)C. Ag. 或羊栖菜 *Sargassum fusiforme*(Harv.)Setch. 的干燥藻体。前者习称"大叶海藻",后者习称"小叶海藻"。

海藻

【产地】海蒿子主产于山东、辽宁等沿海地区;羊栖菜主产于浙江、福建、广东、海南等沿海地区。

【采收】全年均可采收,但以立秋前后采收者佳。采收时,从海中直接捞取。

【加工】捞取后,去除盐砂等杂质,洗净,稍晾,晒干。

【性状特征】

1. 大叶海藻　皱缩卷曲,黑褐色,有的被白霜,长 30~60cm。主干呈圆柱状,具圆锥形突起,主枝自主干两侧生出,侧枝自主枝叶腋生出,具短小的刺状突起。初生叶披针形或倒卵形,长 5~7cm,宽约 1cm,全缘或具粗锯齿;次生叶条形或披针形,叶腋间有着生条状叶的小枝。气囊黑褐色,球形或卵圆形,有的有柄,顶端钝圆,有的具细短尖。质脆,潮润时柔软;水浸后膨胀,肉质,黏滑。气腥,味微咸。

2. 小叶海藻　较小,长 15~40cm,分枝互生,无刺状突起。叶条形或细匙形,先端稍膨大,中空,气囊腋生,纺锤形或球形,囊柄较长。质较硬。

【商品规格】统货,分为咸统和淡统,一般不分等级。

【化学成分】大叶海藻和小叶海藻中均含有藻胶酸(alginic acid)、粗蛋白、甘露醇(mannitol)、钾、碘和马尾藻多糖(sargassan),上述各成分的含量以小叶海藻中较高。大叶海藻中还含有磷脂酰乙醇胺(phosphatidyl ethanolamine)、维生素 C(vitamin C)和多肽等,小叶海藻中还含有 ATP- 硫酸化酶等。

【质量评价】

1. 经验鉴别　以身干、色黑褐、盐霜少、枝嫩、无砂石者为佳。

2. 检查　水分:不得过 19.0%。重金属及有害元素:铅不得过 5mg/kg;镉不得过 4mg/kg;汞不得过 0.1mg/kg;铜不得过 20mg/kg。

3. 浸出物　醇溶性浸出物(热浸法,乙醇作溶剂)不得少于 6.5%。

4. 含量测定　用分光光度法测定,药材按干燥品计算,含海藻多糖以岩藻糖($C_6H_{12}O_5$)计,不得少于 1.70%。

十一画

黄芩　Scutellariae Radix

黄芩

【来源】本品为唇形科(Labiatae)植物黄芩 *Scutellaria baicalensis* Georgi 的干燥根。

【产地】主产于河北承德、内蒙古赤峰。栽培黄芩主要分布在山东、山西、陕西、甘肃四大产区。

【采收】人工栽培黄芩产量高峰期为 3 年生,9 月的有效成分含量高。因此,起收年限以 3 年生为宜,采收时期以 9 月中、下旬为佳。采收分为人工和机械两种方法。人工采收多用镐刨或铁锹挖。机械采收多用犁或专用机械收获。起收时要注意深刨细挖,避免主根过度伤断,影响产量和商品质量。刨出后,及时去掉茎叶,抖净泥土,运至晒场晾晒。

【加工】晾晒加工时,先将黄芩主根按大、中、小分开,选择向阳、通风、干燥处晾晒。晒至半干时,每隔 3~5 天,用铁丝筛、竹筛、竹筐或撞皮机撞一遍老皮,连撞 2~3 遍,至黄芩根形体光滑、外皮黄白色或黄色时为宜。撞下的根尖及侧根单独收藏,其黄芩苷的含量较粗根更高。晾晒过程中应避免水洗或雨淋,否则,使根变绿变黑,丧失药用价值。

【性状特征】本品呈圆锥形,扭曲,长 8~25cm,直径 1~3cm。表面棕黄色或深黄色,有稀疏的疣状细根痕,上部较粗糙,有扭曲的纵皱纹或不规则的网纹,下部有顺纹和细皱纹。质硬而脆,易折断,断面黄色,中心红棕色;老根中心呈枯朽状或中空,暗棕色或棕黑色。气微,味苦。

栽培品:较细长,多有分枝。表面浅黄棕色,外皮紧贴,纵皱纹较细腻。断面黄色或浅黄色,略呈角质样。味微苦。

【商品规格】

1. 黄芩　分为枝芩(条芩)、枯芩等规格。

2. 条芩　一等:条长 10cm 以上,中部直径 1cm 以上。二等:条长 4cm 以上,中部直径 1cm 以下,但不小于 0.4cm。

3. 枯芩　统货,即老根多中空的枯芩。

4. 碎芩　统货,即老根块片黄芩,以及碎断的细根。

5. 出口黄芩　按芩王、枝芩和中条芩分为三等。一等:长 14cm 以上,中部直径 1.8cm 以上。二等:长 10cm 以上。有头有尾,无芩尖和疙瘩头掺入。三等:包括芩片、芩尖、断条等。

【化学成分】含黄酮及黄酮苷类、挥发油等多种类型成分。黄酮及黄酮苷类:黄芩苷(baicalin)、黄芩素(baicalein)、汉黄芩苷(wogonoside)、汉黄芩素(wogonin)、黄芩酮Ⅰ、Ⅱ(skullcapflavone Ⅰ、Ⅱ)、千层纸素 A（oroxylin A）及菜油甾醇。黄芩苷水解后生成的黄芩素易被氧化为醌类衍生物而成绿色，是黄芩因保存或炮制不当变绿色的原因。挥发油类：β- 广藿香烯（β-patchoulene）、异戊二烯（isoprene）。此外，还含有 β- 谷甾醇、豆甾醇、谷甾醇、黄芩多糖等。

【质量评价】

1. 经验鉴别　以条长、质坚实、色黄者为佳。

2. 检查　水分：不得过 12.0%。总灰分：不得过 6.0%。

3. 浸出物　醇溶性浸出物（热浸法，用稀乙醇作溶剂）不得少于 40.0%。

4. 含量测定　照高效液相色谱法测定，药材按干燥品计算，含黄芩苷（$C_{21}H_{18}O_{11}$）不得少于 9.0%。

黄芪　Astragali Radix

黄芪

【来源】本品为豆科（Leguminosae）植物蒙古黄芪 *Astragalus membranaceus*（Fisch.）Bge. var. *mongholicus*（Bge.）Hsiao 或膜荚黄芪 *Astragalus membranaceus*（Fisch.）Bge. 的干燥根。

【产地】主产于甘肃陇西县、渭源县、漳县、岷县，山西浑源县、沁源县，内蒙古武川县。产于山西浑源县者，称为道地药材，习称"绵芪"；产于黑龙江和内蒙古者，统称"北黄芪"。宁夏固原市、陕西铜川市亦产。主要以山西、甘肃、内蒙古等地栽培的蒙古黄芪质量为佳。仿野生黄芪的主流种植区域是山西（浑源及周边县市）、陕西（子洲县）、内蒙古（武川县）等地，由于生长年限长，药材个体明显大于移栽黄芪，总产量也远低于移栽黄芪。传统认为仿野生黄芪品质较移栽芪为佳。

【采收】栽培黄芪移栽后 1~2 年秋季采挖，仿野生黄芪 5 年以上，产量高、质量好，但超过 7 年，会从根头部逐渐枯朽变黑心，质量降低。野生黄芪，春、秋二季采挖，以秋季采挖者质量最佳。栽培黄芪秋季地上部分枯萎时采挖，先割去地上部分，挖出根，黄芪根深，采收时注意不要将根挖断和损伤外皮，以免造成减产和商品质量下降。

【加工】黄芪根挖出后，去净泥土、残茎，晒至半干，堆积 1~2 天发汗，搓揉 2~3 次。边晒边切去黄芪药材芦头、空心部分及须根。待晒至七八成干时，将根理直，按粗细、长短不同分等，分别扎成小捆，晒干。

【性状特征】呈圆柱形，有的有分枝，上端较粗，直径 1~3.5cm。表面淡棕黄色或淡棕褐色，有不整齐的纵皱纹或纵沟。质硬而韧，不易折断，断面纤维性强，并显粉性，皮部黄白色，木部淡黄色，有放射状纹理和裂隙。气微，味微甜，嚼之微有豆腥味。

1. 仿野生黄芪　表皮粗糙，根皮绵韧，断面皮部有裂隙，木心黄，质地松泡，老根中心的呈枯朽状，黑褐色或呈空洞。

2. 栽培黄芪　表皮平滑，根皮较柔韧，断面致密，木心中央黄白色，质地坚实。

【商品规格】按栽培及采收方式分为仿野生黄芪和栽培黄芪两种规格。仿野生黄芪按长短和头部斩口下 3.5cm 处直径分为特等、一等、二等、三等四个等级；栽培黄芪按长短和头部斩口下 3.5cm 处直径分为大选、小选和统货。栽培黄芪除蒙古黄芪占主流外，还存在一定量膜荚黄芪，其等级划分同移栽黄芪一致，主产区在东北、山东、河北等地。此外，膜荚黄芪较蒙古黄芪质地坚硬，柴性大,不易折断,表皮呈棕褐色,俗称"黑皮芪"。

1. 仿野生黄芪 特等:长≥40cm,头部斩口下3.5cm处直径≥1.8cm,末端直径不小于0.6cm。无须根、老皮、虫蛀、霉变。一等:长≥45cm,头部斩口下3.5cm处直径1.4~1.7cm,末端直径不小于0.5cm;余同特等。二等:长≥45cm,头部斩口下3.5cm处直径1.2~1.4cm,末端直径不小于0.4cm,间有老皮;余同特等。三等:长≥30cm,头部斩口下3.5cm处直径1.0~1.2cm,间有破短节子;余同特等。

2. 栽培黄芪 大选:长≥30cm,头部斩口下3.5cm处直径≥1.4cm。小选:长≥30cm,头部斩口下3.5cm处直径≥1.1cm。统货:长短不分,粗细不均匀,头部斩口下3.5cm处直径≥1.0cm。

【化学成分】主含有三萜皂苷类、黄酮类及多糖类等成分。皂苷类主要有黄芪皂苷(astragaloside)Ⅰ、Ⅱ、Ⅲ、Ⅳ、Ⅴ、Ⅵ、Ⅶ、Ⅷ,乙酰黄芪皂苷Ⅰ(acetylastragaloside Ⅰ),异黄芪皂苷Ⅰ、Ⅱ,大豆皂苷Ⅰ及膜荚黄芪皂苷Ⅰ、Ⅱ,特别是黄芪甲苷(astragaloside Ⅳ)常用作质量控制的主要指标。黄酮类主要有山柰酚(kaempferol)、槲皮素(quercetin)、异鼠李素(isorhamnetin)、芒柄花素(formononetin)和毛蕊异黄酮(calycosin-7-glucoside)、毛蕊异黄酮葡萄糖苷(calycosin-7-glucoside)其他还有8,2′-二羟基-7,4′-二甲基异黄烷及7,2′,3′-三羟基-4′-甲氧基异黄烷。多糖主要有黄芪多糖(astragalan)Ⅰ、Ⅱ、Ⅲ,黄芪多糖Ⅱ、Ⅲ均为葡聚糖,其中黄芪多糖Ⅰ、Ⅱ有增强免疫活动性的作用。

【质量评价】

1. 经验鉴别 以条粗长、质地坚而绵软不易折断,有菊花心,无虫蛀,味甜,粉性足者为佳。

2. 检查 水分:不得过10.0%。总灰分:不得过5.0%。有害物检查:照铅、镉、砷、汞、铜测定法,铅不得过5mg/kg;镉不得过1mg/kg;砷不得过2mg/kg;汞不得过0.2mg/kg;铜不得过20mg/kg。有机氯农药残留量:五氯硝基苯不得过0.1mg/kg。

3. 浸出物 水溶性浸出物(冷浸法,用水作溶剂)不得少于17.0%。

4. 含量测定 用高效液相色谱法测定,药材按干燥品计算,含黄芪甲苷($C_{41}H_{68}O_{14}$)不得少于0.080%;含毛蕊异黄酮葡萄糖苷($C_{22}H_{22}O_{10}$)不得少于0.020%。

黄连 Coptidis Rhizoma

【来源】本品为毛茛科(Ranunculaceae)植物黄连 Coptis chinensis Franch.、三角叶黄连 Coptis deltoidea C. Y. Cheng et Hsiao 或云连 Coptis teeta Wall. 的干燥根茎。药材分别习称"味连""雅连""云连"。

黄连

【产地】味连主产于重庆石柱、南川,湖北恩施、建始、巴东等地,产量大,因其位于长江南岸,称"南岸连";主产于重庆巫山、巫溪及湖北房县、秭归、巴东北部等地称"北岸连",质量好。雅连主产于四川峨眉、洪雅、乐山、雷波等地。云连主产于云南德钦、维西、腾冲等地。

【采收】栽培味连,移苗定植后5年可采收;雅连移苗定植后低海拔4年可采,高海拔需5年可采;云连移苗定植3年后才能形成根茎,一般7年以上方可采收。一般在11月立冬以后至下雪前采挖。采挖黄连,先拆除围篱边棚,然后用黄连抓子(或钉耙、二齿耙)将全株小心挖起,抖去泥土,齐根茎部剪去须根,齐苞芽剪去叶片,即得鲜黄连(泥团货)。

【加工】

1. 味连 鲜黄连不能水洗,宜直接干燥。先将鲜黄连风干1~2天,再用柴草或无烟煤加热炕干。用柴草作燃料的,常在住宅旁或黄连地附近,选地面平坦,外壁直立,土层较厚的土台,于土台上挖长方形平坑;用无烟煤作燃料的,通常于室内筑成斜炕。

2. 雅连 在栽培地附近,构建简易土炕,上面横铺竹竿,密度以能漏下泥沙而不漏雅连为宜。摊放于炕床上,边烘边用钉耙翻动,除去部分须、叶、泥土,减少水分,再运回室内用火炕烘烤。烘至皮干心湿,须和叶干焦时取出,筛簸除去须、叶、杂质后,再烘至全干。然后,装入竹编槽笼,撞去须根、泥沙,剪去残余连秆和过长的"过桥"即可。

3. 云连 晒干或炕干,然后放入槽笼内来回撞击,撞净泥沙、须根及残余叶柄;亦可将云连和碎石装入麻袋内,两人抬起来回拉动,使云连与碎石撞击摩擦,使外表面色黄光洁,筛净泥沙、须根、残余叶柄及碎石。

【性状特征】

1. 味连 多集聚成簇,常弯曲,形如鸡爪,习称"鸡爪黄连",单枝根茎长 3~6cm,直径 0.3~0.8cm。表面灰黄色或黄褐色,粗糙,有不规则结节状隆起、须根及须根残基,有的节间表面平滑如茎秆,习称"过桥"。上部多残留褐色鳞叶,顶端常留有残余的茎或叶柄。质硬,断面不整齐,皮部橙红色或暗棕色,木部鲜黄色或橙黄色,呈放射状排列,髓部有的中空。气微,味极苦。

2. 雅连 多为单枝,略呈圆柱形,微弯曲,长 4~8cm,直径 0.5~1.0cm。"过桥"较长。顶端有少许残茎。

3. 云连 弯曲成钩状,多为单枝,较细小。

【商品规格】

1. 味连 分为两个等级。一等:干货。多聚集成簇,分枝多弯曲,形如鸡爪或单支,肥壮坚实,间有过桥,长不超过 2cm。表面黄褐色,簇面无毛须。断面金黄色或黄色。味极苦。无不到 1.5cm 的碎节、残茎、焦枯、杂质、霉变。二等:条较一等瘦小,有过桥。间有碎节、碎渣、焦枯,无残茎、霉变。余同一等。

2. 雅连 分为两个等级。一等:干货。单枝,呈圆柱形,略弯曲,条肥壮,过桥少,长不超过 2.5cm。质坚硬。表面黄褐色,断面金黄色。味极苦。无碎节、毛须、焦枯、杂质、霉变。二等:干条较一等瘦小,过桥较多,间有碎节、毛须、焦枯,无杂质、霉变。余同一等。

3. 云连 分为两个等级。一等:干货。单枝,呈圆柱形,略弯曲,顶端微有褐绿色鳞片、叶残留。条粗壮、质坚实,直径在 0.3cm 以上。表面黄棕色,断面金黄色,味极苦。无过桥、毛须、杂质、霉变。二等:干货。微弯曲,条较瘦小,直径在 0.3cm 以下,间有过桥。表面深黄色,极苦。余同一等。

【化学成分】含生物碱类、有机酸类、香豆素类等。生物碱类:均含多种异喹啉类生物碱,包括:小檗碱(berberine)、黄连碱(coptisine)、表小檗碱(epiberberine)、巴马汀(palmatine)。有机酸类:主要有阿魏酸(ferulic acid)、乳酸(lactate)、龙胆酸(gentisic acid)。香豆素类:主要有杂香豆素(coumarin)等。

【质量评价】

1. 经验鉴别 味连以身干、肥壮、连珠形,质坚实,"过桥"短,无残茎、毛须,断面红黄色、有菊花心,味极苦者为佳;雅连以身干、肥壮,质坚实,断面色黄者为佳;云连以身干、坚实,曲节多,须根少,色黄者为佳。

2. 检查　水分:不得过 14.0%。总灰分:不得过 5.0%。

3. 浸出物　醇溶性浸出物(热浸法,用稀乙醇作溶剂)不得少于 15.0%。

4. 含量测定　用高效液相色谱法测定,味连按干燥品计算,以盐酸小檗碱($C_{20}H_{18}ClNO_4$)计,含小檗碱($C_{20}H_{17}NO_4$)不得少于 5.5%,表小檗碱($C_{20}H_{17}NO_4$)不得少于 0.80%,黄连碱($C_{19}H_{13}NO_4$)不得少于 1.6%,巴马汀($C_{21}H_{21}NO_4$)不得少于 1.5%。雅连按干燥品计算,含小檗碱($C_{20}H_{17}NO_4$)不得少于 4.5%。云连按干燥品计算,含小檗碱($C_{20}H_{17}NO_4$)不得少于 7.0%。

黄柏　Phellodendri Chinensis Cortex

黄柏

【来源】本品为芸香科(Rutaceae)植物黄皮树 *Phellodendron chinense* Schneid 的干燥树皮。

【产地】主产于四川、贵州、陕西、湖北等地。习称"川黄柏"。

【采收】选择生长 10 年以上的树,在 4~6 月采收。先在树干枝下 15cm 处横割一圈,并且按照商品规格需要向下再横割一圈,在两环间纵切一刀,深度恰好割断皮部,以不伤及木质部为宜,在纵横切口交界处撬起树皮,轻轻剥下树皮。在剥皮的过程中要注意勿以手接触剥面,以防病菌感染而影响新皮的形成。树皮剥下后,可用 10μg/g 萘乙酸溶液加 10μg/g 赤霉素溶液喷在创面上,以加速新皮形成的速度,并用塑料薄膜包裹,要注意上紧下松,有利于积水排出,并可以减少薄膜与木质部的接触面积,每隔一周松开薄膜透风一次。当剥皮处由乳白色变为浅褐色时,可以去掉薄膜,让其自然生长。一般 7~16 天树皮可以重新再生,2~3 年后生成的再生皮可以重新剥离。

【加工】将树皮晒至半干,刮净粗皮至黄色,不可伤及内皮,压成板片状,刷净晒干;也可将树皮剥下后先压平、晾干,再刮去粗皮。加工时不可遇水,否则黏液易渗出,影响药材质量。

【性状特征】呈板片状或浅槽状,长宽不一,厚 1~6mm。外表面黄褐色或黄棕色,平坦或具纵沟纹,有的可见皮孔痕及残存的灰褐色粗皮;内表面暗黄色或淡棕色,具细密的纵棱纹。体轻,质硬,断面纤维性,呈裂片状分层,深黄色。气微,味极苦,嚼之有黏性。

【商品规格】商品药材分为两个等级。一等:干货。呈平板状,去净粗栓皮。表面黄褐色或黄棕色。内面暗黄或淡棕色。体轻,质较坚硬。断面鲜黄色。味极苦。长 40cm 以上,宽 15cm 以上,无枝皮、粗栓皮、杂质、虫蛀、霉变。二等:干货。树皮呈板片状或卷筒状。表面黄褐色或黄棕色。内表面暗黄色或黄棕色。体轻,质较坚硬,断面鲜黄色。味极苦。长宽大小不分,厚度不得薄于 0.2cm。间有枝皮。无粗栓皮、杂质、虫蛀、霉变。

【化学成分】含有生物碱类、甾醇类、黄酮类、酚类及萜类等多种类型的成分。生物碱类:是黄柏中的主要成分,包括小檗碱(berberine)、药根碱(jatrorrhizine)、巴马汀(palmatine)、小檗红碱(berberubine)、四氢药根碱(tetrahydrojiatrorrhizine)、黄柏碱(phellodendrine)、四氢小檗碱(tetrahydroberberine)、四氢掌叶防己碱(tetrahydropalmatine)、氧化小檗碱(oxyberberine)等。黄酮类:主要有黄柏苷(phellamurin)、去氢黄柏苷(amuresin)、黄柏新苷(phellochinin A)、异黄柏苷(phellavin)、去氢异黄柏苷(phellatin)、黄酮金丝桃(hyperin)、黄柏兹德(phellozide)等。

【质量评价】

1. 经验鉴别　以色鲜黄、粗皮去净、皮厚、皮张均匀、纹细、断面色黄者为佳。

2. 检查　水分：不得过 12.0%。总灰分：不得过 8.0%。

3. 浸出物　醇溶性浸出物（冷浸法，用稀乙醇作溶剂）不得少于 14.0%。

4. 含量测定　用高效液相色谱法测定，药材按干燥品计算，含小檗碱以盐酸小檗碱（$C_{20}H_{17}NO_4 \cdot HCl$）计，不得少于 3.0%；含黄柏碱以盐酸黄柏碱（$C_{20}H_{23}NO_4 \cdot HCl$）计，不得少于 0.34%。

【附注】关黄柏（Phellodendri Amurensis Cortex）为芸香科（Rutaceae）植物黄檗 *Phellodendron amurense* Rupr. 的树皮。主产于吉林、辽宁等地。以辽宁产量最大。一般 7 月采剥为宜，趁鲜刮去粗皮，至显黄色为度，晒至半干，重叠成堆，用石板压平，晒干即可。药材呈板片状或浅槽状，厚 2~4mm。外表面黄绿色或淡棕黄色，较平坦，有不规则纵裂纹，皮孔痕小而少见，时有灰白色栓皮残留；内表面黄色或黄棕色。体轻，质较硬，断面纤维性，有的呈裂片状分层，鲜黄色或黄绿色。气微，味极苦，嚼之有黏性。

黄精　Polygonati Rhizoma

【来源】本品为百合科（Liliaceae）植物滇黄精 *Polygonatum kingianum* Coll. et Hemsl.、黄精 *Polygonatum sibiricum* Red. 或多花黄精 *Polygonatum cyrtonema* Hua 的干燥根茎。按形状不同，分别习称"大黄精""鸡头黄精""姜形黄精"。

黄精

【产地】滇黄精主产于云南曲靖、保山、大姚，贵州罗甸、兴义，广西德保、靖西等地。鸡头黄精主产于河北、内蒙古。此外，辽宁、黑龙江、吉林、河南、山东、山西、陕西等地均产。以河北、内蒙古产量大。姜形黄精主产于湖南、广东、贵州、广西、四川、湖北、安徽、浙江等地。此外，福建、江西亦产。以湖南、贵州产量大。

【采收】滇黄精全年均可采挖，鸡头黄精与姜形黄精为春、秋二季采挖。

【加工】

1. 滇黄精　挖取后，除去地上部分及须根，洗净，稍煮，晒干，或趁鲜切开，晒干。

2. 鸡头黄精　除去地上部分及须根，洗净，稍煮，晒干。或洗净后，先晾干表面水分，再边晒边揉搓，使之柔软，晒至干。

3. 姜形黄精　挖取后，除去地上部分及须根，洗净，直接晒干或略烫水后晒干，或用沸水略煮片刻晒干。湖南加工方法是将新鲜黄精洗净，60~70℃烘至六七成干，置特制转筒内揉制除净须根，再切片或直接干燥至全干。

【性状特征】

1. 滇黄精　根茎较大，呈肥厚团块状或不规则串珠状，有的压扁呈扁块形，似蝶状。长 5~12cm，宽 3~6cm，厚 2~3cm，表面淡黄色至灰黄色，微透明或不透明，具有较大的皱缩纹及环节纹，每结节处的顶端有一明显的圆盘形茎痕，全体有较多的须根残痕，圆周凹入，中部突出。质坚硬而韧，不易折断，断面淡黄色至黄棕色，略呈角质样。气微，味甜而有刺喉感，嚼之有黏性。

2. 鸡头黄精　根茎类圆锥形，常一端较膨大，另一端较细，有时具有粗短的分枝，呈鸡头形。

长 4~10cm,膨大处直径达 3~4cm。表面棕黄色至灰黄色,有点状环节须根痕及细纵皱纹,略呈半透明状,在膨大处有一圆形的茎痕。质坚实或稍柔软,断面淡黄白色,有深色的点状筋脉散在。气微,味甜。嚼之有黏性,微有刺喉感。

3. 姜形黄精　根茎呈不规则条形结节,长短不等,常数个块状结节相连,似姜形,稍弯曲而略扁平,肉质肥厚,单枝或有短分枝,长 5~15cm,宽 2~3cm。表面黄棕色至暗棕色,有皱缩纹,具 2~5个圆盘状茎节痕,茎痕凹陷,粗大明显,直径 1~1.5cm,全体有细点状须根痕。质坚实,折断面淡棕色,微呈角质样,可见点状筋脉散在。气微,味微甜。嚼之有黏性,并感到刺喉不适。味苦者不可药用。

【商品规格】分黄精个、黄精片等规格,均为统货。

【化学成分】富含蛋白质、淀粉、还原糖及多种矿物质、氨基酸、维生素等成分,还包含多种活性成分,如黄精多糖、黄酮、生物碱、甾体皂苷等。黄精多糖类:主要有黄精多糖 A、黄精多糖 B、黄精多糖 C、黄精低聚糖、淀粉等;黄酮类:甘草素(liquiritigenin)、异甘草素(isoliquiritigenin)等;甾体皂苷:如呋喃甾烷类皂苷、螺旋甾烷类皂苷等。

【质量评价】

1. 经验鉴别　黄精个以块大、色黄、饱满、体糯,断面角质,半透明,味甜者为佳。以瘦小,糖性少,色暗者为次。习惯认为姜形黄精质量最好,其次为鸡头黄精,滇黄精质较次。

2. 检查　水分:不得过 18.0%。总灰分:不得过 4.0%。重金属及有害物质:铅不得过 5mg/kg;镉不得过 1mg/kg;砷不得过 2mg/kg;汞不得过 0.2mg/kg;铜不得过 20mg/kg。

3. 浸出物　醇溶性浸出物(热浸法,用稀乙醇作溶剂)不得少于 45.0%。

4. 含量测定　用紫外 - 可见分光光度法测定,药材按干燥品计算,含黄精多糖以无水葡萄糖($C_6H_{12}O_6$)计,不得少于 7.0%。

菊花　Chrysanthemi Flos

【来源】本品为菊科(Compositae)植物菊 *Chrysanthemum morifolium* Ramat. 的干燥头状花序。

菊花

【产地】我国大部分地区有栽培,主产于安徽、浙江、河南等省,四川、河北、山东等省亦产。因产地和加工方法不同分为亳菊(安徽亳州、涡阳)、滁菊(安徽滁州、全椒)、贡菊(安徽歙县,又称"徽菊")、杭菊(浙江桐乡,分杭白菊、杭黄菊)、怀菊(河南温县、沁阳、武陟、博爱、禹州等地)、川菊(四川中江、达县、梁县、开江等地)。

【采收】根据各地气候,当年 10 月下旬霜降前至 11 月上旬立冬前采收。一般花冠怒放、花瓣平展、中央花管基本散开即可采摘。采花要选择晴天,早晨露水干后或下午采摘。

1. 亳菊　种植当年 11 月中、下旬花盛开时(要求一块田里花基本开齐、花瓣普遍洁白时)第一次采摘,约占总产量的 50%,隔 5~7 天采摘第二次,约占产量的 30%,再过 7 天采摘第三次。采花标准为:花瓣平直,有 80% 的花心散开,花色洁白。通常于晴天露水干后或午后,将花头摘下。边采收边把花朵用稻草扎成小把,以利干燥。湿花采下容易腐烂、变质,根据天气情况,随采随加工。

2. 滁菊　滁菊 10 月底至 11 月初开始采花,要根据开花先后,逐朵采摘。以中央的黄色管状花已有2/3散开为采摘标准。即待花瓣平展,由黄转白而心略带黄时,选择晴天露水干后或午后分批采收,此时采的花水分少,易干燥,色泽好,品质佳。11月中、下旬采完,一般分3次采摘。

3. 贡菊　于11月立冬前后采收,花瓣平直,花蕊散开60%~70%时,根据花开先后,分批采摘。

4. 杭菊　花瓣雪白、花蕊散开为适宜采收期。江南大部分地区引种的杭菊在10月下旬(即霜降后),于每天露水干后采收。田间管理好、生长整齐的杭菊一般采三次,分头水花、二水花、三水花。

【加工】菊花品种繁多,各地均有独特的加工方法。根据天气情况,随采随加工。采下鲜花,切忌堆放,需及时干燥或薄摊于通风处。

1. 亳菊　阴干,切忌暴晒。将摘下的花枝扎成小捆,倒挂于通风干燥处晾晒3~4周,至八成干时,将花头剪下,再置通风干燥处晾干。现产地亦有低温烘干。过去的加工方法是菊花晾晒至八成干时,将花头剪下置熏房内用硫黄熏1个昼夜。熏房内设熏蒸架或用篓子装花熏蒸,摊花或装花要疏松,硫黄用量每100kg菊花约2kg。熏后再摊晒1天即可干燥。

2. 滁菊　现多采用低温烘干,传统的加工方法是直接摘下花序,晾晒1~2小时后,用硫黄熏蒸2~3小时,100kg鲜花用硫黄1kg,以花瓣"出汗"、变柔软、出现细微皱纹为宜。熏蒸不足,干燥后花瓣呈灰黄色,容易散瓣;熏蒸过头,花瓣易粘连结块,形成"并条",且不易干透。熏好的花瓣要及时晾晒,晒至六成干时,用竹筛将花头筛成圆球形,再晒至全干即可。晾晒时忌用手翻动。

3. 贡菊　直接摘下花序,置烘房内烘焙干燥。以无烟木炭作燃料,或用热风式菊花烘干机烘焙。①烘烤法:在相对密闭的烘花房内进行,以木炭为燃料,竹制"花焙"为工具。先将刚采回的鲜花上"花焙"进行第一"嫩焙",此过程约需2.5~3小时,如果含水量过多,则需5~6小时,每20分钟翻动一次。待烘至七成干时,转入第二轮"老焙",时间约3小时,约30分钟翻动一次,温度应适当降低。至花表面呈象牙色时,取出晾冷后包装。②热风式菊花烘干机烘焙:温度控制在60℃以内,时间2~3小时。当花色烘至象牙白时即可取出,再置通风干燥处阴干。此法加工菊花,清香而有甘味,花色鲜艳而洁白,且挥发油损失甚少,较硫熏、蒸法加工质量好。贡菊加工方法独特,花的品质优良,加工的药材花白、蒂绿、味香,色味俱佳,最适宜茶饮。

4. 杭菊　鲜花序采回后,薄薄地摊晾半天,将晒瘪的菊花铺放在蒸花盘内(竹篾编成),花心向着两面,中间夹乱花,厚约3cm(3朵花),不宜过厚。然后放在盛水的铁锅上蒸,蒸时火力要猛而均匀,锅内水不宜过多,以免沸水漫浸药材形成"潽汤花"。保持笼内温度90℃左右,蒸3~5分钟后取出。过熟香味减弱,不易晒干,过生则花色不白,影响质量。蒸好的菊花放在竹帘上晾晒或烘干。初晒时不能翻动,晚上收入室内平放,不能堆压,3天后翻动1次,晒6~7天后收起,返潮数天,再晒1~2天,花心完全变硬即可贮藏。

5. 怀菊　将花带梗摘下,倒挂绳上晾微干,然后摘去花梗,放竹帘上晒干;或是连秧割下,打捆倒挂晾微干,剪下花头,再放蒲席上晒干。现在产地也采用低温烘干的方法。

【性状特征】

1. 亳菊　呈倒圆锥形或圆筒形,有时稍压扁呈扇形,直径1.5~3cm,离散。总苞碟状;总苞片3~4层,卵形或椭圆形,草质,黄绿色或褐绿色,外面被柔毛,边缘膜质。花托半球形,无托片或托毛。舌状花数层,雌性,位于外围,类白色,劲直,上举,纵向折缩,散生金黄色腺点;管状花多数,两性,位于中央,为舌状花所隐藏,黄色,顶端 5 齿裂。瘦果不发育,无冠毛。体轻,质柔润,干时松脆。气清香,味甘、微苦。

2. 滁菊　呈不规则球形或扁球形,直径 1.5~2.5cm。舌状花类白色,不规则扭曲,内卷,边缘皱缩,有时可见淡褐色腺点;管状花大多隐藏。

3. 贡菊　呈扁球形或不规则球形,直径 1.5~2.5cm。舌状花白色或类白色,斜升,上部反折,边缘稍内卷而皱缩,通常无腺点;管状花少,外露。

4. 杭菊　呈碟形或扁球形,直径 2.5~4cm,常数个相连成片。舌状花类白色或黄色,平展或微折叠,彼此粘连,通常无腺点;管状花多数,外露。

5. 怀菊　呈不规则球形或扁球形,直径 1.5~2.5cm。多数为舌状花,舌状花类白色或黄色,不规则扭曲,内卷,边缘皱缩,有时可见腺点;管状花大多隐藏。

【商品规格】按产地和加工方法不同,分为贡菊、滁菊、亳菊、杭菊、怀菊五个规格,根据市场流通情况,将每种菊花分为"选货"和"统货"两个规格。

1. 亳菊花　选货:除亳菊性状特征外,花朵均匀,碎朵率 ≤ 10%,花梗、枝叶 ≤ 1%。统货:除亳菊性状特征外,花朵欠均匀,碎朵率 ≤ 30%,花梗、枝叶、霜打花 ≤ 3%。

2. 杭菊　选货:除杭菊性状特征外,花朵均匀,碎朵率 ≤ 5%,潽汤花、花梗、枝叶 ≤ 1%。统货:花朵欠均匀,碎朵率 ≤ 30%。潽汤花、花梗、枝叶 ≤ 3%。

3. 贡菊　选货:花朵均匀,碎朵率 ≤ 5%,花梗、枝叶 ≤ 1%。统货:花朵欠均匀,碎朵率 ≤ 50%,花梗、枝叶 ≤ 3%。

4. 怀菊　统货:除具怀菊性状特征外,碎朵率 ≤ 50%。花梗、枝叶 ≤ 3%。

5. 滁菊　统货。

【化学成分】菊花的化学成分比较复杂,其中黄酮类化合物、挥发油和三萜类化合物是其主要有效成分。除上述三大成分外,菊花中还含有有机酸、氨基酸、微量元素、多糖、常量元素、鞣花酸、胆碱、腺嘌呤、菊苷和维生素等。菊花因品种、产地,甚至采摘期不同,其主要化学成分的种类和含量有一定的差异。

【质量评价】

1. 经验鉴别　以花朵完整、颜色新鲜、气清香、少梗叶者为佳。

2. 纯度检查　水分:不得过 15.0%。

3. 含量测定　用高效液相色谱法测定,药材按干燥品计算,含绿原酸($C_{16}H_{18}O_9$)不得少于 0.20%;含木犀草苷($C_{21}H_{20}O_{11}$)不得少于 0.08%;含 3,5-O- 二咖啡酰基奎宁酸($C_{25}H_{24}O_{12}$)不得少于 0.70%。

【附注】菊花在采摘前若遭遇早霜危害,造成花瓣颜色变紫红的花,也称"霜打花";在加工过程中,若蒸制时锅中水过多,造成水烫花,晒后呈褐色的花,也称"潽汤花"。

菊花含挥发油,易虫蛀、发霉、变色、散味。受潮后,颜色变暗、香气散失、花序结团,甚至霉变。危害的仓虫有印度谷螟、地中海粉螟、烟草甲、药材甲等,主要蛀蚀花序,使花朵散碎,有的粘连成团,因此药材应先进先出,不宜久贮。高温高湿季节,宜放置生石灰、木炭、无水氯化钙等吸潮。发现轻度霉变、虫蛀,及时晾晒。贮于干燥、阴凉、避光处,密闭保存,温度 30℃以下,相对湿度 65%~70%,安全水分为 10%~14%。

猪苓 Polyporus

猪苓

【来源】本品为多孔菌科（Polyporaceae）真菌猪苓 *Polyporus umbellatus*（Pers.）Fries 的干燥菌核。

【产地】主产于陕西、云南、河南、山西、河北等地。此外，四川、甘肃、青海、辽宁、吉林、黑龙江、内蒙古、湖北等地也产。人工栽培已获成功，以陕西、云南产量较大。以野生为主。

【采收】野生猪苓全年可采挖，但以秋后、春初采挖为宜。栽培品应在栽后 2~3 年采挖为宜，春季 4~5 月或秋季 9~10 月采挖，去掉菌核上的泥沙及杂物。野生品在雨后到林中寻找，若发现地面雨后先干处，或发现土面疏松而凸起，青草枯黄或有子实体生出地面处，可试挖 30cm 深坑，若挖到猪苓，应继续下挖，同一处通常有 2~3 层猪苓。坡度大于 50° 的山坡若发现有子实体，应沿着山坡向上下寻找采挖。

【加工】将挖到的猪苓，除去泥沙、碎石，摊在太阳下晒至全干，晒时经常翻动；或低温烘干，温度应控制在 50℃ 以下。因猪苓属菌类药材，干燥温度不宜过高。

【性状特征】本品呈不规则条形、类圆形或扁块状，有的有分枝，长 5~25cm，直径 2~6cm。表面黑色、灰黑色或棕黑色，皱缩或有瘤状突起。体轻，质硬，断面类白色或黄白色，略呈颗粒状。气微，味淡。

【商品规格】商品分猪屎苓和鸡屎苓两种规格。

1. 猪屎苓　统货：多呈类圆形或扁块状、少有条形，离层少，分枝少或无分枝。长 5~25cm，直径 2~6cm。表面黑色、灰黑色或棕黑色，皱缩或有瘤状突起。大小不等，形如猪屎。选货：按每千克猪苓个数分三个等级。一等：每千克 <160 个，杂质少于 3%。二等：每千克 160~340 个，余同一等。三等：每千克 >340 个，余同一等。

2. 鸡屎苓　统货：呈条形，离层多，分枝多。长 3~9cm。表面黑色、灰黑色或棕黑色，皱缩或有瘤状突起。形如鸡屎。

【化学成分】含水溶性多聚糖化合物猪苓聚糖 I（0.12%~0.61%）、粗蛋白（约 7.8%）、麦角甾醇（ergosterol）、α - 羟基二十四碳酸、维生素 H、猪苓酮（polyporusterone A~G）等。猪苓多糖有抗肿瘤作用，对细胞免疫功能的恢复有明显的促进作用。

【质量评价】

1. 经验鉴别　以个大、皮黑、肉白、体较重，质坚实而细腻，无黑心或空心者为佳。

2. 检查　水分：不得过 14.0%。总灰分：不得过 12.0%。酸不溶性灰分：不得过 5.0%。

3. 含量测定　用高效液相色谱法测定，本品按干燥品计算，含麦角甾醇（$C_{28}H_{44}O$）不得少于 0.070%。

麻黄 Ephedrae Herba

麻黄

【来源】本品为麻黄科（Ephedraceae）植物草麻黄 *Ephedra sinica* Stapf、中麻黄 *Ephedra intermedia* Schrenk et C. A. Mey. 或木贼麻黄 *Ephedra equisetina* Bge. 的干燥草质茎。

【产地】主产于山西、内蒙古、新疆、陕西、宁夏等地。青海、河北、甘肃、吉林、辽宁、黑龙江等地亦产。

【采收】麻黄采收过早产量和生物碱含量均会降低;过迟产量虽高,但木质化程度亦高,致生物碱含量降低。因此,过早或过迟采收都会影响麻黄的品质和效益。人工种植的麻黄,一般生长3年即可采收,采收时间一般在9~10月,采收时用镰刀或剪刀采割绿色草质茎,留茬高度以离根茎2cm左右为宜。收获后长出的再生植株每两年轮采一次最佳,采收时应注意保护根茎,否则影响生长,造成死亡或第二年减产。

【加工】采收后除去木质茎,阴干,或晾至五至六成干,扎成小把,晒干即可。麻黄不宜暴晒或高温烘干,否则色泽变黄,麻黄碱的含量降低。

【性状特征】

1. 草麻黄　呈细长圆柱形,少分枝,直径1~2mm。有的带少量棕色木质茎。表面淡绿色至黄绿色,有细纵脊线,触之微有粗糙感。节明显,节间长2~6cm。节上有膜质鳞叶,长3~4mm;裂片2片(稀3片),锐三角形,先端灰白色,反曲,基部联合成筒状,红棕色。体轻,质脆,易折断,断面略呈纤维性,周边绿黄色,髓部红棕色,近圆形。气微香,味涩、微苦。

2. 中麻黄　多分枝,直径1.5~3mm,有粗糙感。节上膜质鳞叶长2~3mm,裂片3片(稀2片),先端锐尖。断面髓部呈三角状圆形。

3. 木贼麻黄　较多分枝,直径1~1.5mm,无粗糙感。节间长1.5~3cm。膜质鳞叶长1~2mm;裂片2片(稀3片),上部为短三角形,灰白色,先端多不反曲,基部棕红色至棕黑色。

【商品规格】不分等级,均为统货。

【化学成分】含多种有机胺类生物碱,主要成分为l-麻黄碱(l-ephedrine),其次为d-伪麻黄碱(d-pseudoephedrine),以及微量的l-N-甲基麻黄碱(l-N-methylephedrine)、d-N-甲基伪麻黄碱(d-N-methylpseudoephedrine)、l-去甲麻黄碱(l-norephedrine)、d-去甲伪麻黄碱(d-norpseudoephedrine),麻黄次碱(ephedine)等。三种麻黄所含成分相似,但含量不同,草麻黄的总生物碱含量为0.48%~1.38%;中麻黄为1.06%~1.56%;木贼麻黄为2.09%~2.44%。其中草麻黄和木贼麻黄中l-麻黄碱占总碱约80%,中麻黄中占总碱的30%~40%。麻黄的生物碱主要存在于草质茎的髓部,木质茎几乎不含麻黄碱。此外,本品尚含有麻黄噁唑酮(ephedroxane)及少量挥发油,油中含有平喘成分2,3,5,6-四甲基吡嗪(2,3,5,6-tetramethylpyrazine)和l-α-松油醇(l-α-terpineol)等多种成分。

【质量评价】

1. 经验鉴别　以干燥、茎粗、淡绿色、内心充实、味苦涩者为佳。

2. 检查　杂质:不得过5.0%。水分:不得过9.0%。总灰分:不得过10.0%。

3. 含量测定　用高效液相色谱法测定,本品含盐酸麻黄碱($C_{10}H_{15}NO \cdot HCl$)和盐酸伪麻黄碱($C_{10}H_{15}NO \cdot HCl$)总量不得少于0.80%。

鹿茸　Cervi Cornu Pantotrichum

【来源】本品为鹿科(Cervidae)动物梅花鹿 *Cervus nippon* Temminck 或马鹿 *Cervus elaphus* Linnaeus 的雄鹿未骨化密生茸毛的幼角。前者习称"花鹿茸"或"黄毛茸",后者习称"马鹿茸"或"青毛茸"。

鹿茸

【产地】花鹿茸主产于吉林、辽宁、黑龙江、河北等地。马鹿茸主产于黑龙江、吉林,内蒙古等地者,又称为"东马鹿茸",品质较优;主产于四川、云南、青海、新疆等地者,又称为"西马鹿茸",品质较次。药材来源主要是人工饲养。

【采收】鹿茸的采收一般有两种方法,即锯茸和砍茸。

1. 锯茸　一般从三岁的鹿开始锯取。二杠茸每年采收两次,第一次在清明后,即脱盘后45~50天,习称"头茬茸",采后50~60天锯第二次,习称"二茬茸"。三岔茸只收一次,约在7月下旬。

锯茸时先将产茸鹿拨入鹿圈内的保定器内,保定器有半自动夹板式保定器、抬杠式保定器、吊索式保定器等,一般要8~10人操作,各有分工。或用麻醉药将其麻醉后固定。锯茸时用特制的茸锯在珍珠盘上侧1.5~2.0cm处下锯,迅速将茸锯下,锯口平面与珍珠盘平行,切勿损伤角基,进而导致生茸基础破坏。伤口敷"七厘散"与"氯化锌"等量混合物或其他止血药,用绷带缠扎即可。锯下的茸,须立即加工。

2. 砍茸　此法现已少用,一般用于老鹿或病鹿、伤残鹿。先将鹿头砍下,再将茸连脑盖骨锯下,刮除残肉、筋膜。

【加工】可加工成"排血茸"或"带血茸"。

1. 排血茸　具体加工方法如下:

(1)排血:目前一般采用真空泵抽滤排血,排血至锯口处冒白沫,茸血不再滴出时为止。

(2)洗涮茸皮:用30~40℃温水或2%碱水,以软毛刷轻轻刷洗鹿茸表面除去污物,为避免碱水进入锯口内,造成腐蚀变质,需将根部朝上。

(3)煮炸与烘烤:煮炸的目的是使其蛋白质变性,增加茸体通透性,便于干燥。在煮炸时,将茸上手操作架固定或采用机械上茸架,将全茸插入沸水中,只露锯口,先烫5~10秒,取出检查无暗伤,进入第一排水煮炸,煮炸时间视鹿种、大小和老嫩程度而定。第一排煮炸的1~5次反复入水出水的过程,一般随着下水次数的增加而逐渐延长每次煮炸时间,炸至出现血沫,结束第一次排水。待茸体冷凉以后,再进行第二次排水煮炸。直至茸头富有弹性、茸毛矗立,散发蛋黄香味时结束。煮炸结束以后,放入烘箱中烘烤,一般温度在60~70℃,烘烤40~60分钟。一般来说,收茸后前4天,每天煮炸1~2次,烘烤两次。从第五天起,连日或隔日回水、煮头或烘烤一次。至八成干时,可视情况进行不定期的煮头、烘烤。

(4)风干:指风干室自燃干燥。现多用电风扇辅助通风。锯口朝上进一步吊挂风干。

(5)登记装箱:将干透的鹿茸用软毛刷沾温稀碱水刷洗表面,除去污垢,使茸体清洁、色泽艳丽。刷洗时防止锯口、伤口进水,随刷随擦干。最后称重登记,装箱。

2. 带血茸　带血茸加工时不排血,收茸后锯口向上立放,勿使茸血流出,采用烙铁烧烙锯口的方法封口,主要目的是保血。其他加工方法同排血茸。

3. 砍茸　加工方法与排血茸基本相同,但由于重量大,排血较难,所以煮炸时间长、干燥缓慢。先绷紧脑皮,然后固定于架上,如上法反复用沸水烫6~8小时。烫后掀起脑皮,将脑骨浸煮1小时,彻底挖净筋肉,用沸水烧烫脑皮至七八成熟,再阴干及修整。

此外,可采用微波及远红外线法或冷冻干燥法等新工艺进行加工。

【性状特征】

1. 花鹿茸　呈圆柱状分枝,具一个分枝者习称"二杠",主枝习称"大挺",长17~20cm,锯口直径 4~5cm,离锯口约 1cm 处分出侧枝,习称"门庄",长 9~15cm,直径较大挺略细。外皮红棕色或棕色,多光润,表面密生红黄色或棕黄色细茸毛,上端较密,下端较疏,分岔间具 1 条灰黑色筋脉,皮茸紧贴。锯口黄白色,中部密布细孔,外围无骨质。具两个分枝者,习称"三岔",主枝长 23~33cm,直径较"二杠"细,略呈弓形,微扁,枝端略尖,下部多有纵棱筋及突起疙瘩。皮红黄色,茸毛较稀而粗。体轻,气微腥,味微咸。

2. 二茬茸(再生茸) 与头茬茸相似,但主枝长而不圆或下粗上细,下部有纵棱筋。皮灰黄色,茸毛较粗糙,锯口外围多已骨化。体较重。无腥气。

3. 马鹿茸 较花鹿茸粗大,分枝较多,侧枝一个者习称"单门",两个者习称"莲花",三个者习称"三岔",四个者习称"四岔"或更多。按产地分为"东马鹿茸"和"西马鹿茸"。

(1)东马鹿茸:"单门"大挺长 25~27cm,直径约 3cm。外皮灰黑色,茸毛灰褐色或灰黄色,锯口面外皮较厚,灰黑色,中部密布细孔,质嫩;"莲花"大挺长可达 33cm,下部有棱筋,锯口面蜂窝状小孔稍大;"三岔"皮色深,质较老;"四岔"茸毛粗而稀,大挺下部具棱筋及疙瘩,分枝顶端多无毛,习称"捻头"。

(2)西马鹿茸:大挺多不圆,顶端圆扁不一,长 30~100cm。表面有棱,多抽缩干瘪,分枝较长且弯曲,茸毛粗长,灰色或黑灰色。锯口色较深,常见骨质。气腥臭,味咸。

【商品规格】商品分花鹿茸和马鹿茸;又可分为锯茸和砍茸。现多为锯茸。

1. 花鹿茸

(1)二杠:呈圆柱形,具有八字分岔一个,以大挺、门庄相称,短粗、嫩,顶头钝圆。皮毛红棕或棕黄色。锯口黄白色,有蜂窝状细孔,无骨化圈。无拧嘴、无抽沟、无破皮、无悬皮、无乌皮、无折、无臭、无虫蛀。按外观性状及重量分为四个等级。一等:锯口黄白色,有蜂窝状细孔。每支重 85g 以上。二等:存折不超过一处,虎口以下稍显棱纹。每支重 65g 以上,其余同一等。三等:枝杆较瘦,兼有悬皮、乌皮,破皮不露茸,存折不超过两处,虎口以下有棱纹。每支重 45g 以上,其余同一等。四等:兼有独挺、怪角,不符合一、二、三等者,均属此等。

(2)三岔:呈圆柱形,具两个分岔,挺圆,茸质松嫩,嘴头饱满。皮毛红棕或棕黄色。无乌皮(黑皮茸除外)、无抽沟、无拧嘴、无破皮、无悬皮、无折、无怪角、无臭、无虫蛀。按外观性状及重量分为四个等级。一等:下部稍有纵棱筋,骨豆不超过茸长的 30%。每支重 250g 以上。二等:存折不超过一处,骨豆不超过茸长的 40%。每支重 200g 以上,其余同一等。三等:存折不超过一处,纵棱纹、骨豆较多。每支重 150g 以上,其余同一等。四等:体畸形成怪角,顶端不窜尖,皮毛色乌暗,凡不符合一、二、三等者,均属此等。

2. 马鹿茸

(1)锯茸:体呈支岔,类圆柱形,皮毛灰黑色或灰黄色,枝杆粗壮,嘴头饱满。质嫩的三岔、莲花、人字等茸,无骨豆、无拧嘴、无抽沟、无破皮、无偏头、无发头、无骨折、无臭、无虫蛀。商品分五个等级。一等:干货。质嫩的三岔、莲花等茸,无骨豆、无拧嘴、无抽沟。每支重 275~450g。二等:干货。质嫩的四岔茸,不足 275g 的三岔茸、人字茸等。三等:干货。嫩五岔和三岔老茸。骨豆不超过主干长度的 60%,破皮长度不超过 4cm。四等:干货。老五岔、老毛杠和嫩再生茸,破皮长度不超过 4cm。五等:干货。茸皮不全的老五岔、老毛杠、老再生茸。

(2)锯血茸:茸内含血充分,分布均匀。分三个等级。一等:茸头饱满,不空、不瘪,无骨化。肥嫩的莲花、三岔茸,每支重不低于500g。二等:茸头饱满,不空、不瘪,不足一等的莲花、三岔茸及肥嫩的四岔茸、人字茸,每支重300g以上。三等:不足一、二等的莲花、三岔茸、四岔茸及肥嫩的畸形茸。每支重不低于250g。

【化学成分】含神经酰胺(ceramide)、溶血磷脂酰胆碱(lysophosphatidyl choline,LPC)、次黄嘌呤(hypoxanthine)、尿嘧啶(uracil)、磷脂类、多胺类,少量雌酮、PGE_2等多种前列腺素。酸水解液含甘氨酸等17种氨基酸,其中含有胶原、肽类、多种生长因子和多种微量元素。

【质量评价】经验鉴别 花鹿茸以粗壮、挺圆、质嫩、顶端丰满、毛细柔软、皮色红棕、有油润光泽者为佳。马鹿茸以饱满、体轻、毛色灰黑或灰黄、下部无棱线者为佳。

十二画

斑蝥 Mylabris

【来源】本品为芫青科(Meloidae)昆虫南方大斑蝥 *Mylabris phalerata* Pallas 或黄黑小斑蝥 *Mylabris cichorii* Linnaeus 的干燥体。

斑蝥

【产地】主产于河南信阳、新乡及广西贵港。另外安徽、湖南、江苏、贵州等地亦产。

【采收】5~10月均可捕捉,以6~8月最盛。常在清晨露水未干,斑蝥翅湿不易起飞时捕捉。日出后可用纱兜捕捉。斑蝥对皮肤有刺激性,捕捉时注意戴手套或使用工具,避免直接用手接触。

【加工】将捕捉到的斑蝥闷死或用沸水烫死,取出晒干或低温烘干。

【性状特征】

1. 南方大斑蝥 呈长圆形,长1.5~2.5cm,宽0.5~1cm。头及口器向下垂,有较大的复眼及触角各1对,触角多已脱落。背部具革质鞘翅1对,黑色,有3条黄色或棕黄色的横纹;鞘翅下面有棕褐色薄膜状透明的内翅2片。胸腹部乌黑色,胸部有足3对。有特殊的臭气。

2. 黄黑小斑蝥 体型较小,长1~1.5cm。

【商品规格】一般为统货,不分等级。

【化学成分】南方大斑蝥主含斑蝥素(斑蝥酸酐,cantharidin)0.427%~1.452%。还含羟基斑蝥素、脂肪油12%、蚁酸、树脂、色素等。黄黑小斑蝥含斑蝥素0.564%~2.163%。两种斑蝥均含无机元素钾、镁、钙、铁、锌、铜等,以钾含量最高。斑蝥素是抗癌有效成分,但毒性大,临床用其半合成品羟基斑蝥胺(hydroxylcantharidine),疗效类似,但毒性只有斑蝥素的1/500。

斑蝥素是芫青科动物特有的防御或攻击物质。具强臭和发疱性,一部分游离,一部分以镁盐形式存在,主要分布在生殖腺、血液和内脏中,以胸腹部含量最高,而头、翅、足含量较低。

【质量评价】

1. 经验鉴别 以个大、完整、颜色鲜明、无败油气味者为佳。

2. 含量测定 用高效液相色谱法测定,药材按干燥品计算,含斑蝥素($C_{10}H_{12}O_4$)不得少于0.35%。

【附注】斑蝥素毒性大。已研究出减小毒性的衍生物有斑蝥酸钠、羟基斑蝥胺、甲基斑蝥胺及去甲斑蝥素。临床研究表明,从斑蝥素到去甲斑蝥素的抗肝癌作用依次增强,而泌尿系统副作用正好相反。如羟基斑蝥胺的毒性为斑蝥素的 1/500,去甲斑蝥素几乎无泌尿系统副作用。但半合成的衍生物原料靠野生斑蝥虫体资源。因此,资源动物的寻找很重要。

款冬花　Farfarae Flos

款冬花

【来源】本品为菊科(Asteraceae)植物款冬 *Tussilago farfara* L. 的干燥花蕾。

【产地】栽培品主产于山西广灵县、河北阳原县、蔚县、甘肃灵台县、甘谷县、陇西县,另外四川、陕西、山西、湖北、河南等地亦有栽培。野生品主产于甘肃天水、庆阳、平凉、定西,陕西府谷县、山西静乐县、临县等地,宁夏、新疆、内蒙古、河南、四川等地也有分布。产于甘肃灵台县及周边的灵台冬花,品质最优。

【采收】栽种后次年或当年 11~12 月地冻前为采收期,当花蕾尚未出土、呈紫红色时挖出花蕾(过早,因花蕾较小颜色较淡;过迟花蕾已出土开放,质量较次)。采挖时从茎基上连花梗一起摘下花蕾,放入筐内,不能重压。商品有少量野生,主流商品为栽培。

　　款冬花蕾最适宜采收时期应根据各地气候和花蕾的生长发育情况而定。一般在冬季地冻前半个月左右,或早春地解冻后 10 天左右采收最为合适。冬季采挖可适当晚些,尽量延长生长期,让花蕾充分发育,以达到最佳产量和质量。早春采挖则应适当提前,才能保证优质高产。因早春地解冻后,低温回升,冬花对低温的适应性较强,花蕾在较低温度下可缓慢生长,所以早春采挖不宜太晚,如太晚花蕾继续长大伸长,超过 3cm 以上,生药质量下降,开花后不作为药用。

【加工】采收的新鲜花蕾散放在竹席上,至通风干燥处晾干,阴干色泽最好;如花蕾带有少量泥土,经 3~4 天晾至半干时用木板轻轻搓压,筛去泥沙,拣去花梗等杂质,然后再至通风干燥处晾干。采收后的花蕾忌露、霜及雨淋,切勿水洗、搓擦,否则会变色影响质量。在晾晒过程中不能用手直接翻动,否则花蕾易变黑。鲜花蕾不宜烈日暴晒,经日晒后会吐絮露蕊,影响质量。若遇阴雨天气,也可以用微火烘干,温度控制在 40~50℃,烘至半干时要筛去泥土,拣去花梗等杂质,再继续烘干。

【性状特征】呈长圆棒状。单生或 2~3 个基部连生,长 1~2.5cm,直径 0.5~1cm。上端较粗,下端渐细或带有短梗,外面被有多数鱼鳞状苞片。苞片外表面紫红色或淡红色,内表面密被白色絮状茸毛。体轻,撕开后可见白色茸毛。气香,味微苦而辛。

【商品规格】商品分为选货和统货两种规格。选货按花蕾大小和色泽、总花梗长短等分为两个等级。

　　1. 选货　一等:呈长圆形,单生或 2~3 个基部连生,花蕾肥大,个头均匀,色泽鲜艳。表面红色或粉红色,体轻,气微香,味微苦。黑头 ≤ 3%,总花梗长度 ≤ 0.5cm,无开头、枝秆、杂质、虫蛀、霉变。二等:个头较瘦小,不均匀,表面紫褐色或暗褐色,间有绿白色。开头、黑头 ≤ 10%,总花梗长度 ≤ 1cm;余同一等。

　　2. 统货　花蕾大小不均匀,表面紫红色、紫褐色,间有白绿色。开头 ≤ 10%、黑头 ≤ 10%,总花梗长度 ≤ 2cm。

【化学成分】主要含有醇类、苷类等成分。醇类主要有款冬二醇(faradiol)、山金车二醇(arnidiol)(以上二者为异构体)、降香醇等。苷类主要有金丝桃苷(hyperin)、芦丁等。其他还有款冬酮(tussilagone)、植物甾醇(phytosterols)、蒲公英黄色素(taraxanthin)、千里光碱(senecionine)、鞣质(tannin)及黏液质(muciliage)等。

【质量评价】

1. 经验鉴别　款冬花以三朵连生者习惯称之谓上品。以蕾大、肥壮、色紫红、无土、花梗短者为佳。木质老梗及已开放花不可供药用。

2. 浸出物　醇溶性浸出物(热浸法,用乙醇作溶剂)不得少于20.0%。

3. 含量测定　用高效液相色谱法测定,药材按干燥品计算,含款冬酮($C_{23}H_{34}O_5$)计,不得少于0.070%。

葛根　Puerariae Lobatae Radix

葛根

【来源】本品为豆科(Leguminosae)植物野葛 *Pueraria lobata* (Willd.) Ohwi 的干燥根。习称"野葛"。

【产地】主产于湖南邵阳、怀化、益阳,江西上饶,河南南阳、信阳,湖北神农架,浙江杭州、湖州,四川宜宾、绵阳,重庆涪陵,陕西商洛等地。

【采收】葛根在3月中下旬开始萌芽生长,5、6月上部藤蔓生长旺盛,开花期在7月中下旬至8月上旬,荚果成熟期则在9月下旬至10月中旬,11月至12月进入休眠期,基本停止生长,此时养分积累多,品质较优,因此多在秋季叶枯萎至次年春季芽萌发前采挖。采收时多先拔除支架,去除地上藤蔓,并将植株周围的土挖开,见到块根后,注意避免损伤块根,小心挖出块根,除去泥土,不能用水清洗,否则会加快葛根溃烂。

【加工】将采挖的葛根,洗净泥沙,修除芦头、尾梢、细根,刮去粗皮,趁鲜纵切成0.5~1cm厚的片或1cm骰形小方块,切后即放入水中漂浸4~5小时,然后晒干或微火烘干。

【性状特征】本品呈纵切或斜切的长方形厚片或小方块,长5~35cm,厚0.5~1cm。外皮淡棕色至棕色,有纵皱纹,粗糙。切面黄白色至淡黄棕色,有的纹理明显。质韧,纤维性强。气微,味微甜。

【商品规格】商品有"葛根丁""葛根片"两个规格。不分等级,葛根丁有选货和统货之分。

1. 葛根丁选货　干货。具有较多纤维;气微,味微甜,口尝无酸味。大部分呈规则的边长为0.5~1.0cm的方块。切面整齐,切面颜色浅灰棕色,外皮颜色灰棕色至棕褐色;微具粉性,质坚实。无杂质、虫蛀、霉变。

2. 葛根丁统货　干货。具有较多纤维;气微,味微甜,口尝无酸味。呈规则或不规则块状,切面平整或不平整,粉性较差。表面黄白色或棕褐色。无杂质、虫蛀、霉变。

【化学成分】葛根中富含淀粉、膳食纤维、黄酮类化合物等,其含量因产地、品种而略有差别。黄酮类化合物:是葛根的主要有效活性成分,占葛根总量的5%~12%,其主要包括葛根素(puerarin)、大豆苷元(daidzein)、大豆苷(daidzin)。葛根素的含量最高,也是特有成分。三萜及其皂苷类:葛根中三萜大多是齐墩果烷型,主要包括黄豆皂苷元A、B,葛根皂苷元A、B、C。除以上成分外,还含有生物碱、香豆素类、蛋白质、氨基酸、糖、钙、铁、硒等矿物质及其他化合物。

【质量评价】

1. 经验鉴别　以块大、质坚实、粉性足、无虫蛀者为佳。

2. 检查　水分:不得过 14.0%。总灰分:不得过 7.0%。重金属及有害物质:铅不得过 5mg/kg;镉不得过 1mg/kg;砷不得过 2mg/kg;汞不得过 0.2mg/kg;铜不得过 20mg/kg。

3. 浸出物　醇溶性浸出物(热浸法,稀乙醇作溶剂)不得少于 24.0%。

4. 含量测定　用高效液相色谱法测定,本品按干燥品计算,含葛根素($C_{21}H_{20}O_9$)不得少于 2.4%。

【附药】粉葛为豆科植物甘葛藤 *Pueraria thomsomii* Benth. 的干燥根。主产于广西、广东,四川、云南等地也产。秋、冬二季采挖,挖出的块根,洗净泥土,除去外皮,截段(长 13~17cm),过粗的再纵切两瓣,也有切成长方形纵切片。切后用浓盐水腌渍 3~4 小时,加足清水浸泡 7 天,捞出后洗净,置淡水中浸漂 3~4 小时,然后捞出晒 2~3 天,约六七成干时,用硫黄熏两昼夜,使块根软透,内外粉白色时取出,反复堆晒至完全干燥。本品圆柱形、类纺锤形或半圆柱形,长 12~15cm,直径 4~8cm,有的为纵切或斜切的厚片,大小不一。横切面可见由纤维形成的同心性环纹,纵切面可见由纤维形成的数条纵纹。体重,质硬,富粉性。气微,味微甜。以块大、质坚实、色白、粉性足、纤维少、无虫蛀者为佳。一等品:干货,鲜时去皮、去两端后,纵剖两瓣,全体粉白色,断面显环纹,粉性足,纤维很少,气微,味甘,剖瓣长 13~17cm,中部宽 5cm 以上,无杂质、虫蛀、霉变。二等品:干货,鲜时刮去外皮,不剖瓣,表皮黄白色,有环纹、纤维多,有粉性。气微,味甘,中部直径 1.5cm 以上,间有断根、破碎、小块,无杂质、虫蛀、霉变。贮藏与养护同葛根,水分不得过 14.0%,总灰分不得过 5.0%,二氧化硫残留量不得过 400mg/kg,热浸法测定浸出物含量不得少于 10.0%。照高效液相色谱法测定,本品按干燥品计算,含葛根素($C_{21}H_{20}O_9$)不得少于 0.30%。

紫苏叶　Perillae Folium

【来源】本品为唇形科(Labiatae)植物紫苏 *Perilla frutescens*(L.)Britt. 的干燥叶(或带嫩枝)。

【产地】全国多个省区均有生产。

【采收】紫苏挥发油从 5~9 月含量逐渐增高,10 月又开始下降,高含量时期是 9 月,因此,9 月是较适宜的采收期。茎叶生长茂盛,种子开始成熟时,选择晴天收割,香气足,质量好。若蒸馏紫苏油时,可于 8 月上旬至 9 月上旬花序初现时收割,出油率最高。

紫苏叶

【加工】全株收获后直接晒干,即成全紫苏;摘下叶片,除去杂质,晒干,称苏叶;无叶的茎枝,趁鲜切片,晒干,称苏梗。

【性状特征】紫苏叶多皱缩卷曲、破碎,完整者展平后呈卵圆形,长 4~11cm,宽 2.5~9cm。先端长尖或急尖,基部圆形或宽楔形,边缘具圆锯齿。两面紫色或上表面绿色,下表面紫色,疏生灰白色毛,下表面有多数凹点状的腺鳞。叶柄长 2~7cm,紫色或紫绿色。质脆。带嫩枝者,枝的直径 2~5mm,紫绿色,断面中部有髓。气清香,味微辛。

【商品规格】一般不分等级,均为统货。

【化学成分】含挥发油、黄酮类化合物、花青素类、酚酸类、苷类、三萜类等多种化合物。挥发油:紫苏醛(perilla aldehyde)、紫苏醇(perillyl alcohol)、芳樟醇(linalool)、薄荷脑(menthol)、丁香烯(caryophyllene)等。黄酮类:紫苏苷(perilla glycosides)、木犀草素(luteolin)等。花青素类:紫苏素(shisonin)、紫苏宁(shisolanin)。酚酸类:迷迭香酸(rosmarinic acid)、肉桂酸(cinnamic acid)。此外,还

含有香薷酮[3-methyl-1-(3-methylfuran-2-yl)butan-1-one]、肉豆蔻醚(myristicin)等。

【质量评价】

1. 经验鉴别　以叶大、色紫、不碎、香气浓、无枝梗者为佳。

2. 检查　水分：不得过12.0%。

3. 含量测定　照挥发油测定法测定,药材含挥发油不得少于0.40%(ml/g)。

蛤蚧　Gecko

蛤蚧

【来源】本品为壁虎科(Gekkonidae)动物蛤蚧 *Gekko gecko* Linnaeus 除去内脏的干燥体。

【产地】分布于江西、福建、广东、广西、贵州、云南等地。

【采收】蛤蚧长到13cm 以上时即可采收,全年均可捕捉,但冬季蛤蚧活动少不便于捕捉,因此除冬季外,其他三个季节都是蛤蚧的活动期便于捕捉,5~8 月为主要捕捉季节。

捕捉方法　①光照法:晚间趁蛤蚧外出觅食时,用较强的灯光照射,蛤蚧见强光立即不动,便可捕获。②引逗法:用小竹竿一端扎上头发,伸向石缝中引触,蛤蚧见发咬住不放,旋即迅速拉出竹竿,捕入笼中。③针刺法:在竹竿上扎上铁针,趁蛤蚧夜出时刺之捕获。

【加工】用力猛敲击蛤蚧头后部致死,使其仰卧,剖开腹部,取出内脏,拭净血液(不可水洗),再以竹片撑开使全体扁平顺直,使之呈"车"字形,低温干燥,将大小相近的两只合成1 对,扎好,即可。

【性状特征】全体呈扁平状,头颈部及躯干部长9~18cm,头颈部约占1/3,腹背部宽6~11cm,尾长6~12cm。头略呈扁三角形,两眼多凹陷成窟窿,无眼睑,口内角质细齿密生于颚的边缘,无异型大齿。吻部半圆形,吻鳞不切鼻孔,与鼻鳞相连,上鼻鳞左右各一片,上唇鳞12~14 对,下唇鳞(包括颏鳞)21 片。腹背部呈椭圆形,腹薄。背部灰黑色与银灰色,有黄白色或灰绿色斑点(进口蛤蚧多为砖红色斑点)散在或密集呈不显著的斑纹,脊椎骨及两侧肋骨突起。四足均有五趾,除第一指趾外,均具爪;趾间仅具蹼迹,足趾底面具吸盘。尾细而坚实,几与体长相等,微现骨节,与背部颜色相同,有明显的6~7 根银灰色环带,有的再生尾较原生尾短,且银灰色环带不明显。全身密被圆形或多角形微有光泽的细鳞。

【商品规格】由于蛤蚧原生尾部有效成分含量最高,蛤蚧以对出售,不以重量出售。等级是由前足锁骨对合处至肛孔的距离而定。特装:执中横量8.6cm 以上。五装:执中横量7.7~8.5cm。十装:执中横量7.2~7.6cm。二十装:执中横量6.8~7.1cm。三十装:执中横量6~6.7cm。断尾蛤蚧:再生尾不足6cm 均作下一等级处理。

【化学成分】含肌肽;生物碱类:如胆碱、肉毒碱、鸟嘌呤等;磷脂类:磷脂酰乙醇胺含量达77%以上,其次为磷脂酸、溶血磷脂酰胆碱和磷脂酰胆碱;蛋白质及多种氨基酸,氨基酸中以甘氨酸为主;其他:多种脂肪酸,钙、磷、镁、锌等多种无机元素。有文献报道,蛤蚧尾所含氨基酸和锌的量均较躯干部高。

【质量评价】

1. 经验鉴别　以体大、肥壮、尾粗而长、色鲜明、无烘焦、无破裂、无虫蛀者为佳。

2. 浸出物　参照醇溶性浸出物测定法冷浸法测定,用稀乙醇作溶剂,不得少于8.0%。

十三画及以上

蜈蚣 Scolopendra

蜈蚣

【来源】本品为蜈蚣科（Scolopendridae）动物少棘巨蜈蚣 *Scolopendra subspinipes mutilans* L. Koch 的干燥全体。

【产地】主产于湖北宜昌、随州、应山、钟祥、京山，浙江岱山、普陀、定海，江苏盱眙、宜兴、江浦，安徽滁县、六安，河南新县、光山、罗山等地。江西、湖南、陕西、广西、广东、四川、贵州、云南等地亦产。湖北、浙江产量最大。

【采收】一般 4~5 月间捕捉，清明以前捕捉最好，清明后腹腔含泥，质差。最好弄清各地蜈蚣由复苏期进入一般活动期的时间，因为此时大部分蜈蚣已移至地表或地浅层，但活动较迟缓，容易捕捉。此外，虫体尚未进食或少食，易于加工干燥。立夏后一般禁止捕捉，以保证蜈蚣正常繁殖，不致破坏药源。

捕捉蜈蚣，可根据其活动特点进行，方法是：①蜈蚣是食肉性动物，在晚上 8 点至次日凌晨 3 点为其觅食时间。此时，可在它隐栖的场所，用电筒或避风油灯寻找，发现蜈蚣即用竹夹或镊子夹起，放入准备好的竹篓或布袋内。②选择蜈蚣隐栖的场所，用尖嘴锄或钉耙翻挖土层，掀起石头、砖块，发现蜈蚣即用上述方法捕捉。③挖窝诱捕。在蜈蚣经常活动的栖息地，于立春前后选择阴湿山野处，挖一"十"字形长坑，坑长 1~2m，宽 0.5m，深 15~20cm，内放鸡毛、杂骨、马粪或鸟粪及一些腐败草类，上面覆盖树枝、土块或砖瓦片，引诱蜈蚣爬进缝隙，翌晨检查，若有蜈蚣入坑即可捕捉。蜈蚣有毒液，在捕捉的过程中若不慎被其螫伤，应及时用手挤压螫伤处，使毒液不致扩散到皮下组织。随后尽快在被螫伤处敷 3% 氨水或 5%~10% 小苏打水；或用新鲜桑叶、蒲公英叶或洋葱捣烂，涂搽或外敷。

【加工】将捕来的蜈蚣用沸水烫过，把尾端剪去，挤出粪尿，再用两端削尖的长竹片插入头尾两端，晒干或烘干，称为"蜈蚣条"。无竹签插入干燥者，称为"蜈蚣皮"。

【性状特征】

1. 蜈蚣条 为竹签串起的完整虫体，呈扁平长条形，宽 0.5~1cm。由头部和躯干部组成，全体共 22 个环节。头部暗红色或红褐色，略有光泽，有头板覆盖，头板近圆形，前端稍突出，两侧贴有颚肢一对，前端两侧有触角一对。躯干部第一背板与头板同色，其余 20 个背板为棕绿色或墨绿色，具光泽，自第四背板至第二十背板上常有两条纵沟线；腹部淡黄色或棕黄色，皱缩；自第二节起，每节两侧有步足一对；步足黄色或红褐色，偶有黄白色，呈弯钩形，最末一对步足尾状，故又称尾足，易脱落。质脆，断面有裂隙。气微腥，有特殊刺鼻的臭气，味辛、微咸。

2. 蜈蚣皮 无竹签，全体呈皱缩卷曲状或呈扁平长条形，头部暗红色或红褐色，躯干部为棕绿色或墨绿色，步足黄色或红褐色。气微腥，有特殊刺鼻的臭气。长度不等。

【商品规格】商品分为蜈蚣条和蜈蚣皮两个规格。蜈蚣条"选货"按长度划分"一等""二等"和"三等"三个等级。一等：≥ 14cm；二等：12~14cm。三等：9~12cm。蜈蚣皮均为统货，不分等级。

【化学成分】含组胺（histamine）样物质及溶血性蛋白质、多种肽及氨基酸。蜈蚣油中含油酸、亚油酸、亚麻酸、棕榈酸、十六碳 - 烯酸等脂肪酸。蜈蚣外皮含有硫键的蛋白质及 δ- 羟基赖氨酸

（δ-hydroxylysine）。

【质量评价】

1. 经验鉴别　以身干、条长、头红、足红棕色、身黑绿、形体完整者为佳。颜色鲜艳且有光泽的"金头蜈蚣"在国内外享有盛誉。

2. 检查　水分:不得过15.0%。总灰分:不得过5.0%。黄曲霉毒素:每1000g含黄曲霉毒素B_1不得过5μg,黄曲霉毒素G_2、黄曲霉毒素G_1、黄曲霉毒素B_2和黄曲霉毒素B_1总量不得过10μg。

3. 浸出物　醇溶性浸出物(热浸法,用稀乙醇作溶剂)不得少于20.0%。

酸枣仁　Ziziphi Spinosae Semen

酸枣仁

【来源】本品为鼠李科(Rhamnaceae)植物酸枣 *Ziziphus jujuba* Mill. var. *spinosa* (Bunge) Hu ex H. F. Chou 的干燥成熟种子。

【产地】主产于河北邢台、山西长治、陕西万荣、辽宁朝阳、河南洛阳等地。山东潍坊、甘肃庆阳等地亦产。

【采收】一般在10月成熟。秋季9~10月,当果实呈枣红色、完全成熟时采收。

【加工】采摘后,将鲜枣晒至半干,再放到水池里泡4~5天,直至果肉稀松,去掉果肉,取出枣核。将枣核晒干,放到专用石磨上磨(此磨齿大、沟深),磨完后用筛子筛出种仁和碎皮,然后放入水缸内淘洗,用笊篱随搅随把种仁捞出,晒干即可。

还有一些产地,在冬末春初将酸枣冷冻,选择干燥天气,在日出前或日落后将已冻干的酸枣用石碾碾去果肉,吹干,过筛,去其枣肉,再碾第二遍,如此反复多次,直至核上大部分的枣肉除去为止。再将果核浸泡一日,用石磨反复研磨,随时过筛,然后放入水中,使碎枣核自然沉下,枣仁漂浮水面,及时捞出,晒至干燥。

采用水漂法取仁,不仅容易使色泽变乌暗,影响质量,而且还不容易保管,最好在过筛时用机械法将仁拣出。这样可保持色泽鲜亮,也有利于保管。

【性状特征】本品呈扁圆形或扁椭圆形,长5~9mm,宽5~7mm,厚约3mm。表面紫红色或紫褐色,平滑有光泽,有的有裂纹。有的两面均呈圆隆状突起;有的一面较平坦,中间有1条隆起的纵线纹;另一面稍突。一端凹陷,可见线形种脐;另端有细小突起的合点。种皮较脆,胚乳白色,子叶2枚,浅黄色,富油性。气微,味淡。

【商品规格】商品分为两个等级。一等:种仁饱满,表面深红色或棕褐色,有光泽,断面种仁浅黄色,有油性,味甘淡。核壳不超过2%,碎仁不超过5%,无黑仁、杂质、虫蛀、霉变。二等:果仁较瘪瘦,表面深黄色或棕黄色,核壳不超过5%,碎仁不超过10%,余同一等。

【化学成分】含生物碱、三萜类、黄酮类、氨基酸类和微量元素等多种成分。生物碱类:酸枣仁碱(sanjoinine)A、B、D、E、F、G_1、G_2、Ia、Ib、K,*N*-甲基巴婆碱(*N*-methylasimilo-bine),酸李碱(zizyphusine)等。三萜类:白桦脂酸(betulinic acid),白桦脂醇(betulin),美洲茶酸(ceanothic acid),麦珠子酸(alphitolic acid),酸枣皂苷A、B(jujubosideA、B),以及胡萝卜苷(daucosterol)。黄酮类:斯皮诺素(spinosin)、酸枣黄素(zivulgarin)、6‴-芥子酰斯皮诺素(6‴-sinapoylspinosin)、6‴-阿魏酰斯皮诺素(6‴-feruloylspinosin)等。氨基酸类:苏氨酸(threonine)、缬氨酸(valine)、蛋氨酸(methionine)、亮氨酸(leucine)、异亮氨酸(isoleucine)、赖氨酸(lysine)、苯丙氨酸(phenylalanine)等。微量元素:

钾、钠、钙、锌、铁、铜、锰等多种金属元素。此外,还含有阿魏酸(ferulic acid),维生素 C 及植物甾醇等。

【质量评价】

1. 经验鉴别　以粒大饱满、色紫红,无虫蛀、无核壳杂质者佳。

2. 检查　杂质(核壳等):不得过 5%。水分:得过 9.0%。总灰分:不得过 7.0%。重金属及有害物质:铅不得过 5mg/kg;镉不得过 1mg/kg;砷不得过 2mg/kg;汞不得过 0.2mg/kg;铜不得过 20mg/kg。黄曲霉毒素:每 1000g 含黄曲霉毒素 B_1 不得过 5μg,含黄曲霉毒素 G_2、黄曲霉毒素 G_1、黄曲霉毒素 B_2 和黄曲霉毒素 B_1 的总量不得过 10μg。

3. 含量测定　照高效液相色谱法测定,药材按干燥品计算,含酸枣仁皂苷 A($C_{58}H_{94}O_{26}$)不得少于 0.030%,含斯皮诺素($C_{28}H_{32}O_{15}$)不得少于 0.080%。

熊胆粉　Ursi Fellis Pulvis

熊胆粉

【来源】本品为脊索动物门熊科(Ursidae)动物黑熊 *Selenarctos thibetanus* G. Cuvier 经胆囊手术引流胆汁而得的干燥品。

【产地】广东、福建、黑龙江、广西、云南等地有人工饲养。

【采收】主要采用引流取胆的技术方法,分有管引流和无管引流。进行手术的黑熊一般应在 3 周岁以上,体重 100kg 以上,且健康状况良好。手术时使用 846 与氯胺酮混合麻醉。开腹后准确找到胆囊基底部,切开胆囊,插入引流管并缝合固定,闭合腹腔,逐层缝合好,一个月后拆线。当黑熊精神状态、食欲状况均恢复正常后,即可取胆汁。另一种无管引流法为穿刺法,又称无异物瘘管引流法。该法为手术造管,术后导管在 1 周左右人为排出,胆囊底瘢痕组织和瘘管形成。取胆汁时向手术部插入引流管,胆汁会自动流出,取完后抽出引流管即可。

【加工】将引流所得胆汁经二次过滤,或用减压过滤、低温离心方式除去熊胆汁中的异物,自然干燥或冻干干燥。

【性状特征】呈不规则块片、颗粒或粉末状。黄色至深棕色,有的黄绿色或黑褐色,半透明或微透明,有玻璃样光泽。质脆,易吸潮。气清香而微腥,味极苦,微回甜,有清凉感。

【商品规格】商品分散装、瓶装,统货,不分等级。

【化学成分】主要含有胆汁酸、胆色素、胆甾醇、黏蛋白、氨基酸、磷脂、无机盐、微量元素和水分等成分。胆汁酸:主要有牛磺熊去氧胆酸(tauro-ursodesoxycholic acid)、牛磺鹅去氧胆酸(tauro-chenodeoxycholic acid)及少量牛磺胆酸(tauro-cholic acid)、脱氧胆酸(deoxycholic acid)等。胆色素:主要有胆红素、胆黄素、胆黄褐素等。

【质量评价】

1. 经验鉴别　以棕黄色、具光泽、味甜者为佳。

2. 检查　干燥失重:减失重量不得过 9.0%。

3. 含量测定　用高效液相色谱法测定,本品含牛磺熊去氧胆酸($C_{26}H_{45}NO_6S$)不得少于 23.0%。

【附注】熊胆来源于熊科动物黑熊 *Selernactos thibetanus* Cuvier 或棕熊 *Ursus arctos* L. 的干燥胆。曾收载于《中国药典》1985 年版及以前各版,1985 年版后取消。熊类动物已列为世界及我国规定的保护动物,熊及相关产品列入《濒危野生动植物种国际贸易公约》,禁止其进出口贸易,我国亦禁止猎熊。主产于东北大小兴安岭、长白山;云南丽江、兰坪、维西、德钦;贵州黎平,罗甸;四川雅安、阿坝等地,青海、西藏、新疆、甘肃等地也产。其中以云南产者人工饲养质最优,习称"云胆",东北产量较大,习称"东胆"。四季均产,但一般以冬季胆汁较多。取出胆囊,用线扎住胆管口,用两块稍比胆大的木板夹扁扎住,挂阴凉通风处阴干,或放在石灰缸内干燥,以防腐臭,不宜晒干或烘干。

蕲蛇　Agkistrodon

蕲蛇

【来源】本品为蝰科(Viperidae)动物五步蛇 *Agkstrodon* acutus(Güenther)的干燥体。

【产地】主产于湖北蕲春,安徽祁门,江西上饶,浙江金华等地。贵州、湖南、福建、广西、广东等地亦产。现已有人工养殖。

【采收】多于夏、秋二季捕捉,以6月为多。捕捉时,用长2m左右的竹竿,打通竹节,内穿铁丝,铁丝上做一个圈套,在蛇静止不动时用铁丝圈套住蛇颈,用手拉紧上端的铁丝即可套住。或用长棍或专用工具压住蛇颈,再抓住蛇身,放入袋中或笼中。

【加工】捕后加工分"蕲蛇"与"蕲蛇鲞"两种,前者系将蛇腹剖开除去内脏,原条盘成盘状烘干;后者去净内脏,用竹片撑开盘成圆形,以炭火烘干,干燥后拆除竹片即可。

【性状特征】卷成圆盘状,盘径17~34cm,体长可达2m。头在中间稍向上,呈三角形而扁平,吻端向上,习称"翘鼻头"。上腭有管状毒牙,中空尖锐。背部两侧各有黑褐色与浅棕色组成的"V"形斑纹17~25个,其"V"形的两上端在背中线上相接,习称"方胜纹",有的左右不相接,呈交错排列。腹部撑开或不撑开,灰白色,鳞片较大,有黑色类圆形的斑点,习称"连珠斑";腹内壁黄白色,脊椎骨的棘突较高,呈刀片状上突,前后椎体下突基本同形,多为弯刀状,向后倾斜,尖端明显超过椎体后隆面。尾部骤细,末端有三角形深灰色的角质鳞片1枚。气腥,味微咸。

【商品规格】一般为统货,不分等级。

【化学成分】含有蛋白质和氨基酸类成分、磷脂类成分和核苷类成分。

【质量评价】

1. 经验鉴别　盘径在17~34cm之间,以头尾齐全、条大、花纹明显、内壁洁净者为佳。

2. 浸出物　醇溶性浸出物(热浸法,用稀乙醇作溶剂)不得少于10.0%。

僵蚕　Bombyx Batryticatus

僵蚕

【来源】本品为蚕蛾科(Bombycidae)昆虫家蚕 *Bombyx mori* Linnaeus 4~5 龄的幼虫感染(或人工接种)白僵菌 *Beauveria bassiana* (Bals.) Vuillant 而致死的干燥体。

【产地】主产于四川、广西、江苏、浙江、安徽、山东等地,且以四川省质量最好。

【采收】多于春、秋季生产。过去收集的僵蚕,均为自然病死者。近年来进行人工接种培养,方法是:在蚕4次蜕皮后,将白僵菌用温水或冷水调成菌液,用喷雾器均匀地喷到蚕体上,以蚕体见湿为度。接种后15~20分钟第1次给桑,以后每隔5~6小时给桑1次。饲养室的温度以24~26℃,湿度90%为宜。避免通风。接种后,蚕陆续发病死亡,要及时拣出,另行摊放,保持同样温度,待其充分发僵变白后,收集加工。

【加工】将感染白僵菌病死的蚕置通风处风干或弱光下晒干。

【性状特征】本品略呈圆柱形,多弯曲皱缩。长2~5cm,直径0.5~0.7cm。表面灰黄色,被有白色粉霜状的气生菌丝和分生孢子。头部较圆,足8对,体节明显,尾部略呈二分歧状。质硬而脆,易折断,断面平坦,外层白色,中间有亮棕色或亮黑色的丝腺环4个。气微腥,味微咸。

【商品规格】根据市场流通情况,对药材是否进行等级划分,将僵蚕分为"选货"和"统货"两个规格。根据单体重量(或头数)、单体长度、单体直径及断面丝腺环,将僵蚕选货规格分为"一级"和"二级"两个等级。

1. 选货 一等:干货。无形体不饱满、干瘪、无丝腺环者。每50g ≤ 70头(或单体重量 ≥ 0.7g,长度 ≥ 3.8cm,直径 ≥ 0.6cm),抽样检测断面亮黑色丝腺环比例数 ≥ 85%。无黄僵、无绿僵、无虫蛀、无霉变,杂质少于3%。二等:干货。无形体不饱满、干瘪、无丝腺环者。每50g 70~110头(或单体重量0.5~0.7g,长度3.3~3.8cm,直径0.5~0.6cm),抽样检测断面亮黑或棕黑色丝腺环比例数 ≥ 80%。无黄僵、无绿僵、无虫蛀、无霉变,杂质少于3%。

2. 统货 干货。不分大小。腹部断面丝腺环多呈浅棕色或棕色。形体不饱满、干瘪、无丝腺环者 ≤ 5%。无黄僵、无绿僵、无虫蛀、无霉变,杂质少于3%。

【化学成分】主要含蛋白质类、脂肪、草酸铵(ammonium oxalate)、白僵菌黄色素(bassianin)、白僵菌素(beauvericin)、羟基促蜕皮甾酮(crustecdysone)及色素3-羟基犬尿素(3-hydroxy kynurenine)等。

【质量评价】

1. 经验鉴别 以条粗、质硬、色白、断面光亮者为佳。表面无白色粉霜、中空者不可入药。

2. 检查 杂质:不得过3%。水分:不得过13.0%。总灰分:不得过7.0%。酸不溶性灰分:不得过2.0%。黄曲霉毒素:本品每1 000g含黄曲霉毒素 B_1 不得过5μg,含黄曲霉毒素 G_2、黄曲霉毒素 G_1、黄曲霉毒素 B_2 和黄曲霉毒素 B_1 的总量不得过10μg。

3. 浸出物 醇溶性浸出物(热浸法,稀乙醇作溶剂),不得少于20.0%。

【附注】由于僵蚕的生产严重威胁养蚕业,人们不断在寻找僵蚕的代用品。有将蚕蛹和柞蚕蛹接种白僵菌制成僵蛹,代替僵蚕药用。

薏苡仁 Coicis Semen

【来源】本品为禾本科(Gramineae)植物薏米 Coix lacryma-jobi L. var. ma-yuen (Roman.) Stapf 的干燥成熟种仁。

薏苡仁

【产地】全国大部分地区均产,人工栽培。主产于广西、贵州、云南、浙江、福建、辽宁、河北等地。

【采收】秋季果实成熟时连茎秆一同割下。薏苡花期长,果实成熟期不一致,可待80%果实成熟时开始采割,为使尚未完全成熟的种子继续灌浆成熟,割下的植株集中立放3~4天后再开始加工。

【加工】打下果实或用打谷机脱粒,晒干;碾去硬壳及种皮,筛净,收集种仁,晒干。

【性状特征】呈宽卵形或长椭圆形,长4~8mm,宽3~6mm。表面乳白色,光滑,偶有残存的黄褐色种皮;一端钝圆,另端较宽而微凹,有1个淡棕色点状种脐;背面圆凸,腹面有1条较宽而深的纵沟。质坚实,断面白色,粉性。气微,味微甜。

【商品规格】均为统货,不分等级。

【化学成分】种仁含薏苡仁酯(coixenolide),薏苡素(coixol),薏苡多糖(coixan)A、B、C,酸性多糖CA-1、CA-2及葡聚糖等。尚含亚油酸(linoleic acid),α-单油酸甘油酯,棕榈酸(palmitic acid),顺、反-阿魏酰豆甾醇,顺、反-阿魏酸菜油甾醇及P、Ca、Fe等。种子挥发油含甘油三油酸酯(olein)、甘油三亚油酸酯(linolein)、γ-壬内酯、己醛、亚油酸甲酯、棕榈酸乙酯(palmitic acid ethyl ester)等60余种成分。

【质量评价】

1. 经验鉴别 以粒大、饱满、色白、完整者为佳。

2. 检查 杂质:不得过2%。水分:不得过15.0%。总灰分:不得过3.0%。黄曲霉毒素:用真菌毒素测定法测定,本品每1 000g含黄曲霉毒素 B_1 不得过5μg,含黄曲霉毒素 G_2、黄曲霉毒素 G_1、黄曲霉毒素 B_2 和黄曲霉毒素 B_1 的总量不得过10μg。玉米赤霉烯酮:用真菌毒素测定法,本品每1 000g含玉米赤霉烯酮不得过500μg。

3. 浸出物 醇溶性浸出物(热浸法,用无水乙醇作溶剂)不得少于5.5%。

4. 含量测定 用高效液相色谱法测定,药材按干燥品计算,含甘油三油酸酯($C_{57}H_{104}O_6$),不得少于0.50%。

薄荷　Menthae Haplocalycis Herba

【来源】本品为唇形科(Labiatae)植物薄荷 *Mentha haplocalyx* Briq. 的干燥地上部分。

薄荷

【产地】主产于江苏太仓、南通,以及安徽、浙江、江西等地,南北各地均产。道地产区在江苏苏州及其周边各地区,所产薄荷为"苏薄荷"。

【采收】一般栽植1次可连续2~3年采收。在江浙地区每年可采收两次,夏、秋二季茎叶茂盛或花开至三轮时选晴天分次采割。华北采收1~2次,四川可采收2~4次。一般头刀收割在7月,二刀在10月,选晴天中午前后,早晚不宜收割,用镰刀贴地将植株割下,收割第一次时,割茬不宜过高,摊晒两天。注意翻动,晾晒至七八成干时扎成小把,再晾至全干。薄荷茎叶晒至半干,即可蒸馏,得薄荷油。

【加工】

1. 薄荷药材 把收割的薄荷摊晒两天,注意翻晒,稍干后将其扎成小把,扎时茎要对齐。然后铡去叶下3~5cm无叶的梗,再晒干或阴干,即为药用薄荷。

2. 薄荷油 在锅底加水150g,将割下的鲜薄荷铡去茎基无叶部分,取250g摊在隔板上,再加水50g,密封,加热,沸腾后保持1.5小时,收集薄荷油。

【性状特征】本品茎呈方柱形,有对生分枝,长15~40cm,直径0.2~0.4cm;表面紫棕色或淡绿色,棱角处具茸毛,节间长2~5cm;质脆,断面白色,髓部中空。叶对生,有短柄;叶片皱缩卷曲,完整者展平后呈宽披针形、长椭圆形或卵形,长2~7cm,宽1~3cm;上表面深绿色,下表面灰绿色,稀被茸毛,有凹点状腺鳞。轮伞花序腋生,花萼钟状,先端5齿裂,花冠淡紫色。揉搓后有特殊清凉香气,味辛凉。

【商品规格】薄荷药材根据市场流通情况,对药材是否进行等级划分,将薄荷分为"全草(干燥地上部分)"和"全叶"两个规格;根据药材所含叶的比例,将薄荷干燥地上部分规格分为"一等""二等"和"统货"三个等级。

1. 全草(干燥地上部分)　一等:干货。叶≥50%。无虫蛀,无霉变,杂质少于3%。二等:干货。叶在40%~50%。无虫蛀,无霉变,杂质少于3%。统货:叶≥30%。无虫蛀,无霉变,杂质少于3%。

2. 全叶　干货。无虫蛀,无霉变,杂质少于3%。

【化学成分】主含挥发油类成分,另外还有黄酮类、三萜类化学成分。挥发油类:左旋薄荷醇(*l*-menthol)、左旋薄荷酮(*l*-menthone)、异薄荷酮(isomenthone)、胡薄荷酮(pulegone)、乙酸薄荷酯(menthyl acetate)、莰烯(camphene)、柠檬烯(limonene)、蒎烯(pinene)、薄荷烯酮(menthenone)、*β*-侧柏烯(*β*-thujene)、右旋月桂烯(*d*-myrcene)、桉叶素(cineole)、*α*-松油醇(*α*-terpineol)和香芹酮(carvone)等。其中,左旋薄荷醇含量较高,可达77%~87%。黄酮类:刺槐素(acacetin)、椴树素(tilianine)、蒙花苷(linarin)、醉鱼草苷(linarin)等。三萜类:熊果酸(ursolic acid)、齐墩果酸(oleanolic acid)等。酚酸类:绿原酸(chlorogenic acid)、迷迭香酸(rosmarinic acid)、咖啡酸(caffeic acid)等。

【质量评价】

1. 经验鉴别　药材以叶多、色深绿、气味浓者为佳。

2. 检查　叶不得少于30%。水分:不得过15.0%。总灰分:不得过11.0%。酸不溶性灰分:不得过3.0%。

3. 含量测定　药材含挥发油不得少于0.80%(ml/g)。照气相色谱法:按干燥品计,含薄荷脑($C_{10}H_{20}O$)不得少于0.20%。

蟾酥　Bufonis Venenum

【来源】本品为蟾蜍科(Bufonidae)动物中华大蟾蜍 *Bufo bufo gargarizans* Cantor 或黑眶蟾蜍 *Bufo melanostictus* Schneider 的干燥分泌物。

蟾酥

【产地】主产于江苏启东、海门、泰兴,山东日照、莒南、莒县,安徽宿县、滁县,河北玉田、丰润、青龙,浙江萧山、慈溪,湖北汉川、天门等地。江苏启东有"蟾酥之乡"的誉名。

【采收】每年的4~9月,为取酥季节,高峰期为6~7月。捉住蟾蜍后洗净体表,用金属钳在耳后腺边刮边挤,有时也在较大的疣粒上进行刮浆。刮浆方法有以下两种。①捆捉刮浆法:抓住蟾蜍的后腹部,用拇指压住背部,其余四指轻轻压住腹部,使耳后腺充满浆液,然后持钳进行夹挤。②三点加压刮浆法:用拇指压住蟾蜍背中柱,示指压住头部,其余三指从侧面抵住腹部,待加压使耳后腺充满浆液时,进行刮浆。

蟾蜍鲜浆有剧毒,采集时应注意避免飞溅入口鼻及眼睛,否则会引起肿痛。如溅入,可用紫草汁洗涤消肿。

【加工】加工工具主要有过滤筛、压浆球。过滤筛只能用铜丝筛(80目或100目)或尼龙丝筛(60目或80目),筛可固定在一个长方形的木架上。压浆球是用陶瓷或硬杂木做成的圆形球,直径8~10cm,并装上10cm长的木柄。另外还要准备刮浆的竹片和盛浆的非铁质器皿。加工时把过滤筛放在盛浆器皿上,倒上鲜浆,用压浆球在筛上往返碾压,使之滤过,若浆液浓度大,可加入15%清洁水拌匀,然后再过滤。自器皿中倒出纯浆液放入圆形模具中,晒干即为"团酥"或"棋子酥";将纯浆涂在玻璃板或竹箬叶上晒干,取下即为"片酥"。如果环境阴暗潮湿,则应在60℃左右温度下及时烘干,避免发酵变质。

【性状特征】呈扁圆形团块状或片状。棕褐色或红棕色。团块状者质坚,不易折断,断面棕褐色,角质状,微有光泽;片状者质脆,易碎,断面红棕色,半透明。气微腥,味初甜而后有持久的麻辣感,粉末嗅之作嚏。

【商品规格】统货,不分等级。

【化学成分】主要含有强心甾类、吲哚类生物碱、甾醇类等多种类型的成分。强心甾类:包括华蟾酥毒基(cinobufagin)、脂蟾毒配基(resibufogenin)、蟾毒灵(bufalin)、羟基华蟾毒基(cinobufaginol)、蟾毒配基(bufotalin)等。吲哚类生物碱:主要有蟾酥碱(bufotenine)、蟾酥甲碱(bufotenidine)、去氢蟾酥碱(dehydrobufotenine)等。甾醇类:主要有胆甾醇、7α-羟基胆甾醇,β-谷甾醇,7β-羟基胆甾醇、菜油甾醇及麦角甾醇等。此外,还含有氨基酸、有机酸、肾上腺素、吗啡、多肽及多糖等。

【质量评价】

1. 经验鉴别　以紫红色、半透明、断面角质状、有光泽、气味浓者为佳。

2. 检查　水分:不得过 13.0%。总灰分:不得过 5.0%。酸不溶性灰分:不得过 2.0%。

3. 含量测定　用高效液相色谱法测定,药材按干燥品计算,含蟾毒灵($C_{24}H_{34}O_4$)、华蟾酥毒基($C_{26}H_{34}O_6$)和脂蟾毒配基($C_{24}H_{32}O_4$)的总量不得少于 7.0%。

麝香　Moschus

【来源】本品为鹿科(Cervidae)动物林麝 *Moschus berezovskii* Flerov、马麝 *Moschus sifanicus* Przewalski 和原麝 *Moschus moschiferus* Linnaeus 成熟雄体香囊中的干燥分泌物。

麝香

【产地】主产于西藏芒康、边坝、索县、比如、巴青,四川德格、白玉、新龙、丹巴、雅江、巴塘、康定、色达、理塘、道孚、甘孜,陕西镇安、旬阳,青海玉树、门源、囊谦,甘肃甘南地区,湖北郧阳、神农架地区,云南中甸等地。此外,宁夏、山西、内蒙古、东北等地亦产。以西藏、四川产量大,质量优。目前已实现人工饲养,四川都江堰、马尔康、米亚罗有养麝场,活麝取香已成功。

【采收】雄麝从 1 岁开始泌香,香呈乳白色无香味,为不成熟麝香。3 岁后雄麝分泌的麝香呈深咖啡色或黑褐色,香气浓烈,量多质好。5~13 岁是麝的产香盛期。每年 5~7 月是泌香盛期,一般历时 3~9 天,有的可达 14 天以上。盛期后 2~3 个月,香囊内的麝香结晶香浓、质好、产量最大。因此,每年秋末冬初或冬末春初,3 岁左右的雄麝即可以进行正常的人工取香,每年每只雄麝可取香 1~2 次。取香时间要避开 5~7 月的泌香盛期和麝香成熟期(即初香分泌后到成熟所需的时间,45 天左右)。同时,还要根据麝的体质适时适量地采集麝香,不可过频地取香。野麝多在冬季至次春猎取,捕获后割取香囊。

【加工】麝香商品通常分为毛壳麝香(或称整麝香)和麝香仁(或称散香)两类。

1. 毛壳麝香　是原香囊毛皮包裹着的干燥麝香。加工方法是将麝香囊连皮割下,除去周围多余的肉和皮膜,用短竹片或树枝将内侧囊皮绷紧,用纸条插入囊孔,引流吸湿,或插入导管通气。然后,将香囊装入小竹笼内,外加纱罩悬空阴干。如果空气过于潮湿,可用热草木灰慢慢煨干,但不能烧着皮毛,干燥后,将毛剪短即成麝香商品。

2. 麝香仁 为剖开香囊,除去囊壳和内层皮膜(即银皮)的内含物。人工挖取的麝香及野麝自身踢扒或磨挤逸出的麝香,均称作"麝香仁"。加工时,只需剪净毛和皮膜,用吸湿纸除去多余水分,阴干或用干燥器干燥即可。因本品含有挥发性成分,所以不宜在太阳下暴晒或在空气中放置时间过久进行干燥。

【性状特征】

1. 毛壳麝香 为扁圆形或类椭圆形的囊状体,直径 3~7cm,厚 2~4cm。开口面的皮革质棕褐色,略平,密生白色或灰棕色短毛,从两侧围绕中心排列,中间有 1 个小囊孔。另一面为棕褐色略带紫的皮膜,微皱缩,偶显肌肉纤维,略有弹性,剖开后可见中层皮膜呈棕褐色或灰褐色,半透明,内层皮膜呈棕色,内含颗粒状、粉末状的麝香仁和少量细毛及脱落的内层皮膜(习称"银皮")。有特异香气。

2. 麝香仁 野生者质软,油润,疏松;其中不规则圆球形或颗粒状者习称"当门子",表面多呈紫黑色,油润光亮,微有麻纹,断面深棕色或黄棕色,粉末状者多呈棕褐色或黄棕色,并有少量脱落的内层皮膜和细毛。饲养者呈颗粒状、短条形或不规则的团块;表面不平,紫黑色或深棕色,显油性,微有光泽,并有少量毛和脱落的内层皮膜。气香浓烈而特异,味微辣、微苦带咸。

【商品规格】麝香分毛壳和净香两种规格,统货,不分等级。

【化学成分】含大环酮类、生物碱类及甾族化合物等。大环酮类:为麝香的主要成分,主要为麝香酮(muscone)。生物碱类:包括麝香吡啶(muscopyridine)、羟基麝香吡啶 A 和羟基麝香吡啶 B;甾族化合物:包括胆甾醇(cholesterol),胆甾 -4- 烯 -3- 酮(cholest-4-en-3-one)、5α- 雄甾烷 -3,17- 二酮(5α-androstane-3,17-dione)等。

【质量评价】

1. 经验鉴别

(1)毛壳麝香:以饱满、皮薄、捏之有弹性、香气浓烈者为佳。

(2)麝香仁:以当门子多、颗粒色紫黑、粉末色棕黑、质柔润、香气浓烈者为佳。

2. 检查 本品不得检出动植物组织、矿物和其他掺伪物。不得有霉变。干燥失重:减失重量不得过 35.0%。总灰分:不得过 6.5%。

3. 含量测定 用气相色谱法测定,药材按干燥品计算,含麝香酮($C_{16}H_{30}O$)不得少于 2.0%。

【附注】人工麝香原国家卫生部药政局和中国药材公司自 70 年代初开始组织"人工麝香"的研究,历经 20 多年的通力协作,在 1993 年研制成功。1994 年卫生部第 17 号文件明确规定:人工麝香属一类新药,国家保密品种,与天然麝香等同配方使用。麝香的主要成分是麝香酮,但是,单一麝香酮成分不能代替天然麝香作为药材使用。人工麝香主要含有天然麝香中关键药效物质:芳活素、麝香酮、海可素 I 和海可素 II 等。研究表明:人工麝香的主要药理作用与天然麝香基本相同,物理性状相似。人工麝香制成的不同剂型均未发现不良反应。因此,人工麝香的药用价值基本能够代替麝香。

下篇
中药材的贮藏与养护

第四章　中药材的包装

中药材加工生产完成后，需要适宜的包装，以防潮防腐、减少污染、便于贮藏运输。中药材包装（packaging）涉及盛装中药材商品的容器、材料及辅助物等。中药材包装分为内包装和外包装两种，内包装也叫"小包装"或"销售包装"，外包装也叫"大包装"或"运输包装"。在国内中药材商品流通中，除少数贵重药材、毒麻药材或进口药材使用内、外两种包装外，大多数药材仅使用外包装。

第一节　中药材包装的目的

中药材主要来源于一定生态环境下的植物、动物及矿物，具有"道地性"。多数中药材从某一产地出产后供应全国，甚至出口。作为一种特殊的商品，自产地出产后即进行包装，包装后再进行运输、贮藏，直至使用（包括供中医临床配方、作中药饮片或中成药原料等）。因此，正确的包装方法和优良的包装质量，对保障中药材安全有效、质量稳定起着重要作用。

有的中药材因包装不当，造成药效降低或失去药效；有的中药材因包装器物潮湿、破损等，出现第二次被污染，或发生虫蛀、霉变等变质现象。不良包装不但会造成一定经济损失，还会影响中药饮片或中成药产品的质量，影响人民群众用药安全，有时还会影响传统中药进入国际医药贸易市场。因此，各地从事中药材生产、经营和使用的企业应严格遵照国家对中药材包装管理的各项政策、法规，采用正确的包装措施。中药材包装的主要目的如下：

1. 保护中药材质量的安全　中药材在商品流通过程中会受到日光、空气、温度、湿度等自然环境因素的影响以及鼠、虫、微生物等的侵害。包装正确的中药材可以有效的与上述外界因素隔离，达到避光、隔热、防潮以及防鼠、防虫、防霉的作用，避免中药材变质或被污染等现象发生。

2. 利于储藏、运输和计量　中药材在流通过程中要经过产地的贮藏以及进一步的运输、贮藏、销售等环节。完好的包装形式便于装卸运输、堆码、计数，并能充分利用仓容。同时规范化的包装利于现代化交通运输工具的机械化操作，提高经济效益和社会效益。

3. 保障中药材质量和数量　不同种类的中药材，具有不同的特性，有的须防潮，有的须防压，有的须避光等。因此，不同种类的中药材对包装的要求也各不相同。针对中药材形态特点和所含活性成分的特性，采用相适应的包装形式，有利于延缓中药材的质量变异。此外，中药材在流通环节中可能会发生跌落、碰撞、摩擦等现象。正确的包装可以提供醒目的标志，减少因破损、渗漏等造成数量的损耗。

4. 促进中药材的销售　符合中药材性质特点的包装，不仅保护了中药材的质量，而且起到了促进销售的作用。规范化的包装是无声的广告,可以为中药材企业建立良好的销售形象和信誉度,提高其在国内与国际市场的竞争力。具有标志性的外包装,已成为企业发挥品牌效应的宣传媒介。

第二节　中药材包装的分类与特点

不同种类的中药材,其包装应有不同的形式和要求。在选用包装形式时,应按照中药材的形态特点以及活性成分特性要求选择相适应的包装。现行流通的中药材包装形式主要以麻袋、编织袋、纸箱、压缩打包件四大形式为主,也有部分品种采用桶装、纸盒装等形式。1986年国家标准局制定了《中药材袋运输包装件》《中药材压缩打包运输包装件》和《中药材瓦楞纸箱运输包装件》等标准,对300余种常用药材的包装材料规格、包装技术要求、包件净重及标志等作了明确的规定,其他品种应参照执行。2017年国家商务部发布了《中药材包装技术规范》,规定了中药材包装的基本要求、包装容器及规格、包装容器选择、包装标识、封口技术要求等,是目前中药材包装行业遵守的标准。

(一) 中药材包装的基本要求

中药材包装作业应当在中药材产地加工基地进行,并纳入中药材物流基地的信息系统管理。中药材包装应保护药材品质、便于流通,包裹材料及规格应结合中药材不同品种自身特点,对于硬质的中药材采用麻布包裹,对于软质的中药材可根据实际情况选用塑料编织袋包裹、捆扎,对于质地松泡、不易变形的中药材可压缩打包、捆扎、包裹。同一包装内的中药材品种、产地、生产时间、等级应一致。所用材料应符合包装材料的安全卫生要求;直接接触中药材的包装材料应符合食品接触材料国家标准的规定;满足防潮性、气密性、阻隔性的基本要求。包装封口应采用规定的封口方式,满足中药材流通追溯需求。毒性药材包装容器上必须印有毒药标志。

(二) 一般中药材包装的分类要求

一般中药材多使用麻袋单或双层袋包装形式,其中一些细粉类中药材(如蒲黄、松花粉、海金沙)需内衬布袋。矿物类、动物贝壳类等质地坚硬的中药材多使用麻袋或塑料编织袋包装。易碎中药材(如鸡内金、月季花、玫瑰花、银耳、茯苓片等)宜选用瓦楞纸箱做外包装,箱内衬塑料薄膜,箱外裹包麻布、麻袋,再用塑料带捆扎成"丁字形"或"井字形"。易走油变质的中药材(如枸杞子、山茱萸、怀牛膝等)选用瓦楞纸箱做外包装,箱内衬防潮纸或塑料薄膜,箱面涂防潮油,箱外裹包麻布、麻袋;如果长期保存应使用气调包装。质地轻泡,受压不易变形、破碎的中药材,宜选用打包机压缩打包。压缩打包件外可选用麻布或粗平布、塑料编织布裹包,必要时内衬防潮纸(如莲须、金银花、菊花、薄荷等),质地柔软的花、叶、全草类中药材,还需在包外加竹片或荆条、紫槐条等制成的支撑物,包外用麻绳、棕丝绳或铁元丝捆扎。

(三) 特殊中药材包装的分类要求

贵重药材、毒麻药材、易燃药材、危险药材、鲜用药材等有特殊的包装要求。

野山参、人参、三七、西红花等一些贵重药材应装铁箱、木箱,包装要坚固、严密,防止破碎、污染、丢失。现在对一些贵重药材为防止药材的变质,也采用气调包装。气调包装是通过主动调控密闭包装空间内气体组分以保护中药材品质的一种包装方法,包括气调箱、复合气调箱和气调包装袋三种包装方式。气调箱为采用环保塑料注塑成型,箱体设置调压阀、检测阀等装置,内置气调剂、密封指示剂等,箱盖与箱体密封而成的气氛可控的密闭箱体。复合气调箱为采用纸质、木质或聚胺酯泡沫等箱体,辅以气调专用袋,内置气调剂、密封指示剂等组合而成的气氛可控的密闭箱体。气调包装袋为采用气调专用膜制成的包装袋。气调包装内氧气浓度≤2%、二氧化碳浓度≥5%、相对湿度为45%~75%,可以起到杀虫防霉,保护药材品质的目的。

麻醉、有毒中药材应按不同性质分开单独包装,或采用特殊包装,并在外包装上粘贴或印刷相应的明显标志和警示说明。质地特殊且具毒性的水银采用特制铁罐盛装,以防泄漏。

生松香、干漆等易燃药材,包装形式要求安全,避免受热、光影响发生燃烧等危险事故。多采用铁皮桶、聚酯塑料桶包装。

硫黄遇光或在发热的作用下急剧氧化,使空气剧烈膨胀,易发生爆炸,故此类中药不仅要单独包装,并且要在外包装上按《危险货物包装标志》(GB 190—2009)注明或贴上危险货物标志,以引起运输、贮藏时注意。

由于受到保鲜方法和包装形式的局限,鲜用药材往往因含水量高,易腐烂,不宜长期保管。鲜用药材可用冷藏、沙藏等适宜的保鲜方法,保持一定的湿度,既要注意避免过于干燥而枯坏,又要注意防止过于潮湿而腐烂,冬季还要注意防冻。目前,鲜用中药材的品种在中药商品流通中使用很少,部分地区仅保留有石斛、芦根等少数品种。可借鉴蔬菜、果品的保鲜包装技术,提高鲜用中药材的供应水平。一般内用塑料薄膜密封包裹,外用瓦楞纸箱或塑料箱(筐)包装。

第三节　中药材包装材料

目前,在中药材流通中常用的包装材料一般包括纺织材料、木质器材、纸质器材、金属器材、竹质器材、塑料器材等,其特点和作用如下:

1. 纺织材料　如麻袋、布袋等。此类材料轻便,较为严密,韧性好,耐用,但负重有限,适宜包装形态较细小的果实种子类及其他颗粒状或粉末状药材。

2. 木质器材　如木箱、木筐、木桶等。这类器材牢固耐压,一般不耐压的中药材均可使用。但严密性能较差,易破损。为了改善这种状况,应根据药材特性的要求,采用优质木箱,严密封装,内部衬垫防潮纸或塑料薄膜,在易破裂处加钉铁皮等办法。

3. 纸质器材　如纸盒、纸袋、纸箱等。此类材料轻便、严密,但易破损。纸盒、纸袋多用以包装量小、细粒或粉末类药材,或体形规则的加工制品及动物胶类药材。纸箱多以瓦楞纸制作,必要时箱外可涂防潮油;其牢固性仅次于木箱,但比木箱轻便,故适用面较广,常用以包装多种药材。

4. 金属器材　如铁皮盒、铁皮桶、铝合金盒等。优点是牢固、耐压、严密。适用于盛装液体、半固体的中药材和贵重药材。缺点是成本较高。

5. 竹质器材　如竹筐、竹篓等。竹质器材透气性好,适用于一般不严格要求防潮和防压的药材。但其牢固性较差,易损坏。

6. 塑料器材　如塑料编织袋、塑料薄膜袋、硬塑料盒、硬塑料箱等。编织袋、薄膜袋,质地轻便、密封性好,但透气性差,对含水量较高的中药材,注意生霉变质。硬塑料盒、箱、筐等质地牢固、耐压,成本低。目前,随着化学工业的发展,塑料包装用品发展迅速,各种性能的塑料器材不断更新,为中药材包装提供了更好的新型包装器材。

中药材包装器材的选择应当本着材料来源有保障,性能利于保持中药材的品质,成本合理适用等原则。此外,中药材包装的容器和材料应清洁、干燥、无毒、无污染、无破损。

第四节　中药材包装的管理

目前,国内市场对同一种中药材没有规定统一的包装,多数中药材生产、经营的企业也未制定相关的包装标准。为了适应我国中药现代化以及推进我国传统中药进入国际医药贸易市场,国家针对中药材包装管理制定了相应的政策、法规,要求对中药材包装材料以及包装工序等进行研究及规范。

(一) 中药材包装前的质量要求

中药材包装前应达到以下要求:

1. 尽可能除去泥沙、杂草及其他杂质等异物。

2. 除去非药用部位。

3. 无虫蛀、霉变、走油等的个体混杂。

4. 按药材的商品特性等分出规格、等级。

5. 中药材经过干燥处理,并且水分达到规定的要求。

6. 按质量标准完成质量检验,有合格的质量检验报告书。

(二) 中药材包装的相关规定

1. 国家标准局核发的国家标准　国家标准局曾于 1986 年针对中药材包装核发了三项国家标准:《中药材袋运输包装件》(GB 6264—1986)、《中药材压缩打包运输包装件》(GB 6265—1986)、《中药材瓦楞纸箱运输包装件》(GB 6266—1986)。2017 年国家商务部发布了《中药材包装技术规范》。分别对包装袋、瓦楞纸箱和压缩打包相应的规格、包装材料、技术要求、标志等进行要求和规定。其中标志强调包装件刷写文字和图案项目包括:医药分类标志、品名、规格(等级)、毛重、皮重、净重、产地及包装单位和日期,并要求每个包装件内应附有药材质量合格证。

2.《中华人民共和国药品管理法》对药品包装的要求　2019 年 12 月 1 日起实行的修订后的《中华人民共和国药品管理法》,第四章第四十六条规定:"直接接触药品的包装材料和容器,应当符合药用要求,符合保障人体健康、安全的标准。对不合格的直接接触药品的包装材料和容器,由药品监督管理部门责令停止使用。"第四章第四十八条规定:"药品包装应当适合药品质量的要求,方便储存、运输和医疗使用。发运中药材应当有包装。在每件包装上,应当注明品名、产地、日期、供货单位,并附有质量合格的标志。"第四章第四十九条规定:"药品包装应当按照规定印有或者贴有标签并附有说明书。标签或者说明书应当注明药品的通用名称、成份、规格、上市许可持有人及其地址、生产企业及其地址、批准文号、产品批号、生产日期、有效期、适应症或者功能主治、用法、用量、禁忌、不良反应和注意事项。标签、说明书中的文字应当清晰,生产日期、有效期等事项应当显著标注,容易辨识。麻醉药品、精神药品、医疗用毒性药品、放射性药品、外用药品和非处方药的标签、说明书,应当印有规定的标志。"

3.《中药材生产质量管理规范(试行)》对中药材包装的要求　2002年6月1日起施行的《中药材生产质量管理规范(试行)》,"第六章包装、运输与贮藏"条款对中药材包装前的质量检查、包装的标准操作规程、批包装记录、包装材料、质量合格标志等作了明确规定;对易碎药材、毒麻药材、细贵药材等特殊药材规定采用特殊包装,并应贴上相应的标志。

4. GSP对中药材包装的要求　国家药品监督管理局2000年11月16日起施行的《药品经营质量管理规范实施细则》第二十九条款下要求:"中药材和中药饮片应有包装,并附有质量合格的标志。每件包装上,中药材标明品名、产地、供货单位;中药饮片标明品名、生产企业、生产日期等。实施文号管理的中药材和中药饮片,在包装上还应标明批准文号。"

5.《医疗用毒性药品管理办法》的要求　国务院1988年12月27日实施的《医疗用毒性药品管理办法》要求:"毒性药品的包装容器上必须印有毒药标志。"

6. 危险货物包装的要求　铁道部于2009年6月修订了《危险货物包装标志》(GB 190—2009),并要求适用于储运危险货物的外包装。危险中药的包装必须按此国家标准的规定粘贴(喷刷)标志,并标明标志的类别。

(陈随清)

第四章同步练习

第五章　中药材的贮藏

中药材在贮藏过程中,在自身特点及环境因素的相互作用下,易发生物理和化学变化,影响药材质量,降低疗效,甚至产生毒副作用。因此,研究中药科学贮藏对保证临床安全有效用药、减少药材损耗具有重要意义。

第一节　中药材贮藏过程中的品质变异现象

中药品质是临床用药安全有效的保障,贮藏作为中药流通的重要环节,自古就受到历代医家的重视。如唐代孙思邈所著《备急千金要方》对药材的贮藏方法、容器均做了详细描述,载:"凡药皆不欲数数晒曝,多见风日,气力即薄歇,宜熟知之。诸药未即用者,俟天大晴时,于烈日中曝,令大干,以新瓦器贮之,泥头密封,须用开取,即急封之,勿令中风湿之气,虽经年亦如新也。其丸散以瓷器贮,蜜蜡封之,勿令泄气,则三十年不坏。诸杏仁及子等药,瓦器贮之,则鼠不能得之也。凡贮药法,皆须去地三四尺,则土湿之气不中也。"又如明代陈嘉谟所著《本草蒙筌》载有中药材贮藏常见的一些变质现象:"凡药藏贮,宜常提防,倘阴干、曝干、烘干未尽去湿,则蛀蚀、霉垢、朽烂不免为殃。当春夏多雨水浸淫,临夜晚或鼠虫吃耗。心力弗惮,岁月堪延。见雨久着火频烘,遇晴明向日旋曝。粗糙悬架上,细腻贮坛中……"这些宝贵的经验沿袭至今,成为后世研究贮藏的重要依据。

中药材在贮藏过程中常发生的变质现象包括:

一、变色

每种药材应有其固有的色泽,如黄连以色黄为佳,红花、丹参、茜草以色红质优,紫草要求色紫,说明色泽是中药材品质的重要标志之一。药材变色原因常有:

1. 酶促反应　酶在药材中普遍存在,在一定条件下能水解药材中的苷类成分,所得苷元进一步经过氧化、聚合作用,形成有色化合物。如黄芩中的黄芩苷、汉黄芩苷等黄酮类成分,如贮藏或加工不当,可被黄芩酶水解生成苷元黄芩素和汉黄芩素,这两种苷元含邻三酚羟基,易氧化生成醌类而显绿色,因此黄芩变绿后质量降低。此外,某些中药成分具有一个或多个酚羟基,如天麻的天麻苷、地榆的鞣质等,这些成分在酶的作用下经过氧化、聚合作用,也能使药材颜色发生改变。金银花在干燥过程中易发生褐变,多酚氧化酶在褐变过程中发挥重要作用,绿原酸是酶促褐变的底物。酶促褐变导致金银花颜色变深,绿原酸等酚类物质含量减少,影响金银花的品质,灭酶能够有效降低金银花的褐变程度。

2. 药材中含有的糖、糖酸类成分不稳定,分解生成糖醛或其他类似化合物,这些化合物的羟基与一些含氮化合物反应形成大分子棕色物质。色红是枸杞子性状评价的重要指标,其富含的糖类成分在一定温度、湿度条件下可与氨基酸发生美拉德反应(Maillard reaction)或降解反应,生成的 5- 羟甲基糠醛经进一步缩合、聚合形成复杂高分子色素,使其外观颜色由鲜红色逐渐变为棕黑色。此外,枸杞子变色后其多糖、类胡萝卜素含量显著下降,总酚酸明显增加,亦为其变色物质基础。

3. 空气氧化　日光会加速氧化反应的进行,花青素、叶绿素等不稳定,易被氧化分解而变色,如红花、紫苏等色素多的药材不宜暴晒,否则会使药材颜色明显减退。

4. 药材中所含的蛋白质与还原糖作用,形成大分子棕色化合物使药材颜色改变。另外,使用某些杀虫剂可引起药材变色,如用硫黄熏后,所产生的 SO_2 遇水生成亚硫酸,具有还原作用,能使药材变色。此外,药材在干燥时烘干温度过高、日晒时间过长,或贮藏温度过高、湿度大、虫蛀、发霉等也可引起变色。将药材干燥、低温、避光保存可防止变色。

二、散气走味

药材的气味与其所含的化学成分有关,对鉴定药材具有重要意义,是衡量药材品质的标准之一。散气走味是指含有挥发性成分的药材在贮藏过程中气味发生改变或减弱的现象。挥发油主要为单萜类化合物,在常温下能挥发,当贮藏温度高或时间久时,挥发油散失更多,甚至被氧化分解形成树脂样物质。气味的散失也是有效成分的散失,温度越高挥发越快,储存时间越久气味散失越多,从而致使药效降低。砂仁、荆芥、广藿香、薄荷等药材大多含挥发油而有明显和特殊的香气,在贮存期其挥发油含量随放置时间延长呈减少趋势。如广藿香药材贮藏一年后挥发油含量减少 10% 以上,贮藏两年后挥发油含量降低可达 50%,提示此类芳香药材不宜久贮。防止散气走味的方法是将药材密闭、低温保存,同时控制贮藏时间。

三、泛油

走油又称泛油,是指药材的油脂泛出药材表面,或因药材受潮、变质后表面泛出油样物质的现象。药材走油的原因主要是:①贮藏温度、湿度过高,时间过长。②药材本身富含脂肪油(如桃仁、苦杏仁、柏子仁、郁李仁、哈蟆油、蛤蚧等)、挥发油(如当归、川芎、肉桂等)或黏性糖类物质(如天冬、麦冬、枸杞子等)。药材中的油脂在光照、温度、氧气等作用下,不饱和脂肪酸氧化发生酸败现象;或脂肪酸氧化生成低分子酮酸,产生哈臭气。药材发生走油后常伴随着返软、发黏、颜色变深、发出油败气及化学成分的变化等。如苦杏仁走油后胚乳颜色由黄白加深至黄棕色,出现酸味,脂肪油、苦杏仁苷含量均下降,酸值、过氧化值显著上升。糖类是具有多羟基的醛、酮或能水解成这些醛、酮的化合物。药材中的糖酸类物质被分解,产生糖醛类化合物,从而出现颜色变深、质地变软、糖分外渗,呈黏腻感。如枸杞子含大量糖类成分,贮藏保管不当极易发生走油,则药材质地变松软、发黏、颜色加深、表面泛油光,继续贮藏 3 个月时多糖含量可降低 30%~50%,同时果肉细胞结构受到破坏内含物外溢,表皮细胞中金黄色油状颗粒数量明显增加。防止走油的方法是将药材干燥、避光、低温保存。

四、霉变

霉变又称发霉,是指霉菌在中药材表面或内部滋生、分解和吸收药材成分而实现自身营养代谢及繁殖的现象。霉菌属于真菌,它们依靠寄生在动植物体上进行生长繁殖。空气中存在着大量的霉菌孢子,散落在药材表面,而富含淀粉、蛋白质、糖类及黏液质的药材给霉菌的生长繁殖提供了丰富的营养物质,在适宜环境(温度为25~30℃,空气相对湿度为75%~95%)中,霉菌萌发为菌丝,分泌酵素,溶蚀药材组织,以致药材变质失效。如当归贮藏期霉烂现象比较普遍,霉变部位起初为白色绒毛状,随霉变真菌的扩展,霉层逐渐变为厚而疏松的粉红色绒状物,甚者整个根部都布满白色至粉红色绒状物。又如川芎药材霉变后质地变软,表面颜色变深,特异香气消失,并产生异味,断面颜色由黄白色变为深棕色,多糖、总酚、川芎嗪、阿魏酸、挥发油含量均下降,严重影响药材品质。

此外,产毒霉菌在污染药材过程中会产生有毒代谢产物,即真菌毒素(mycotoxin)。真菌毒素是真菌产生的次级代谢产物。某些中药在种植、储存等过程中易产生一些真菌毒素,如黄曲霉毒素、赭曲霉毒素、呕吐毒素、玉米赤霉烯酮和展青霉素等,对人体具有毒性,有必要加强相关真菌毒素的控制。真菌毒素是由各种各样的真菌菌核所产生的。曲霉属、镰刀菌属和青霉属包括了绝大多数的产毒真菌。与曲霉属相关的真菌毒素主要包括黄曲霉毒素、赭曲霉毒素 A 等;与镰刀菌属相关的真菌毒素主要包括玉米赤霉烯酮、T-2 毒素、呕吐毒素(脱氧雪腐镰刀菌烯醇)和伏马毒素等;与青霉属相关的真菌毒素主要包括展青霉素和橘青霉素等。

各类真菌毒素发生毒性的机制不同,容易受污染的对象也有所不同,因此应选取容易受污染的中药品种进行相应毒素检测方法的开发。粮谷类、种子类、油性成分多的品种应注意黄曲霉毒素的检测;与粮谷类有类似基质的中药材应注意赭曲霉毒素、呕吐毒素和玉米赤霉烯酮的检测,如淡豆豉、薏苡仁、白扁豆等;酸性果实类中药应注意展青霉素的检测,如枸杞子、乌梅、酸枣仁等。处方中含易污染的药材以及生粉投料的中成药品种应注意相关真菌毒素的检测。黄曲霉毒素是由黄曲霉和寄生曲霉产生的一类具有高毒性、高致癌性的真菌毒素。它们是一群化学结构类似的化合物,其基本结构是二氢呋喃环香豆素。已发现的 20 余种黄曲霉毒素根据荧光颜色不同,被分为 B 族和 G 族两大类,其中以黄曲霉毒素 B_1 最多,毒性也最大。《中国药典》2020 年版对柏子仁、莲子、使君子、槟榔、麦芽、肉豆蔻、决明子、远志、薏苡仁、大枣、地龙、蜈蚣、水蛭、全蝎、延胡索、土鳖虫、九香虫、蜂房、马钱子等药材及其饮片中黄曲霉毒素的限量做了规定,限度为:黄曲霉毒素 B_1 不得过 5μg/kg;黄曲霉毒素 G_2、黄曲霉毒素 G_1、黄曲霉毒素 B_1、黄曲霉毒素 B_2 的总量不得过 10μg/kg。

药材在贮藏中如保管不当极易发霉变质,尤其是夏季温度高、湿度大,发霉现象更为普遍。此外,药材发霉还与品种有关,油性大、养分多、发酵加工的药材容易发生霉变。药材霉变不仅影响其质量,服用后霉菌还能在人体内寄生诱发各种毒副反应。因此,贮藏中要控制药材的含水量,保持环境的通风和干燥,防止药材霉变。药材发霉后不可经表面除霉后重新药用,应报废销毁。

五、自燃

自燃是指因贮藏不当药材自动燃烧起来的现象。发生自燃的原因主要是药材富含油脂,大量长期堆积存放,外界温度较高时其内部产生的热量散不出去,局部温度过高,先焦化后燃烧,如柏子仁、海金沙等;有的药材水分含量过高或吸湿回潮,大量成垛堆放时产生的热量散不出去,局部高热炭化而自燃,如菊花、红花等。自燃不仅会使药材受损,还会引起仓库火灾,危害极大。防止自燃的方法主要是贮藏时要经常通风散热,药材应保持干燥,尽量避免长期堆积存放,特别是夏天。

六、虫蛀

虫蛀是中药材贮藏中极易发生、危害较大的一种变质现象。药材被虫蛀后有的形成蛀洞,有的外形遭破坏,有的甚至被蛀成粉末,害虫的排泄物或分泌物及发育阶段的残体、死亡体,均可造成污染,影响药材的质量。如川芎发生虫蛀后药材质地变脆,产生虫孔和蛀虫排泄物,香气浓度和重量均显著减低。

害虫的来源主要包括药材在生长和采收中受到污染,加工干燥时未将虫卵杀灭;或贮藏地和容器本身不洁,有害虫附存;或贮藏过程中,害虫由外界进入繁殖。害虫种类繁多,一般害虫生长繁殖的适宜条件是温度16~35℃、相对湿度在70%以上、药材含水量在13%以上,每年5~10月是害虫繁殖的旺盛期。害虫生长繁殖需要养料,富含淀粉、多糖、蛋白质、脂肪油等营养性成分的中药材容易被虫蛀,如动物类中药蛤蚧、金钱白花蛇、乌梢蛇、蕲蛇、鸡内金等,根及根茎类中药党参、白芷、防风、羌活、前胡、贝母、泽泻、天花粉、山药等,以及果实种子类中药桃仁、苦杏仁等。

中药材入库前应仔细检查是否有虫眼、幼虫及虫丝,搞好仓库卫生,控制贮藏的温度和湿度,保持通风、干燥。常见的贮存方法有密封法、冷藏法和对抗法等。

七、风化

风化主要指含结晶水的矿物药因与干燥空气接触日久,逐渐失水变成粉末的现象。如胆矾(主要成分为 $CuSO_4 \cdot 5H_2O$)为蓝色晶体,易风化失水变成白色。又如玄明粉(主要成分为 Na_2SO_4)为芒硝(主要成分为 $Na_2SO_4 \cdot 10H_2O$)经风化干燥制得的白色颗粒状结晶性粉末。此外,信石、出土的龙骨,见风吹或露置于空气中,极易风化粉碎。因此,这类药材要低温密闭贮存。

八、粘连

粘连是指某些熔点较低的树脂类或胶类药材等在贮藏温度、湿度较高时,药材表面熔化或吸潮粘连成块,如阿魏、乳香、没药、安息香、阿胶等。

九、其他

某些药材化学成分不稳定,贮藏过程中易氧化、分解,如绵马贯众贮存 1 年后有效成分会逐渐分解而失效。一般含汞的矿物药在高温及强光下常被氧化为氧化汞或析出汞,毒性增加,如朱砂、轻粉等。含有较多盐分的药材容易吸潮、变软、变质,如盐附子、大青盐、海藻等。玄明粉易溶于水,在潮湿空气中易水化,逐渐变成芒硝,贮藏时要注意密封、防潮,避免暴晒,防止液化。

第二节　中药材品质变异的影响因素

中药材在贮藏过程中,有多种因素影响可使中药材发生变质,这些因素主要来源于两个方面,即内在因素和外在因素。内在因素主要包括含水量、化学成分及其性质。外在因素包括空气、温度、湿度、光照等,以及霉菌污染和虫害等。因此,中药材在贮藏时应根据中药材中含有的化学成分的性质分类存放,并采取相应的预防措施,防止中药材在贮藏时发生变质。现将各种因素分述如下。

一、内在因素

影响中药材变质的内在因素,主要是由于中药材自身水分的含量和有效成分的变化引起的。中药材的含水量直接影响中药材的质量,是中药材养护的关键。由于受到自然条件的影响和自身性质的关系,中药材中均含有一定的水分,其中水分含量的多少,直接影响到中药材贮藏时变质的情况,如果其水分含量过高会引起发霉、虫蛀、潮解、软化、粘连等变质情况;水分含量过低又会引起走油、跑味(走味)、干裂、风化、脆化、变形等变质现象。所以,中药材在贮藏时,要控制其达到安全水分含量。中药材安全水分是指在一定条件下,能安全贮藏,其质量不发生变异的临界含水量。在仓储中将药材中的含水量控制在一定的限度内,药材的质量就不容易发生异变。一般的水分含量要求是 8%~15%,这一含量称为安全水分含量,但不同的药材水分含量的要求不同,一般在北方,室温在 30℃的条件下,大枣的安全水分为 12%~17%,党参为 11%~16%,麦冬为 11%~15%。因此,中药材贮存养护过程中必须对中药材含水量进行实时监控,以确保中药材的质量。

中药材中所含的化学成分在中药材养护中也是影响质量的重要因素。中药材中所含的化学成分非常复杂,不同的化学成分具有不同的化学性质,这些化学成分不仅与临床应用有密切关系,还与中药材的鉴定、炮制、采收加工、贮藏、资源开发等有一定关系。中药材中所含的化学成分在中药材的产地加工、运输、贮藏过程中会不断地发生变化,这种变化是引起中药材变质的原因之一。如含有糖类成分的中药材地黄、麦冬、天冬等,容易受到光照、温度、湿度的影响,发生霉变、泛油、变色等变质情况,故在贮藏时应在低温、干燥、避光的情况下保存。含有苷类成分的中药材大都含有能将苷水解的酶,中药材中所含的酶类在适当的温度和湿度的条件下,可将苷类成分酶解,使苷类成分失去活性,影响中药材质量。苷类成分具有极易分解的性质,因此中药材采收加工时,应在55~60℃的温度下干燥,在此温度下酶会失去活性,以保存苷类成分的含量,保证药效。含有苷类成分的中药材在贮藏时应注意避免光线照射、温度不宜过高、放置在干燥的环境中,避免由于高温、光照及含水量高等原因引起苷的破坏分解,如苦杏仁的贮藏。含有生物碱类的中药材长期与空气和日光接触,会引起氧化、分解等变质情况,故此类中药材应避光、密闭保存。如麻黄、黄连在贮存时应避免光线照射,不然会引起颜色变化,导致变色,影响药效。中药材中的鞣质为多元酚类成分,极易氧化聚合,发生变质现象,如五倍子、诃子等,与空气接触时间过久,会引起变色现象,故为防止鞣质的氧化变色,一方面要减少与氧接触,另一方面是破坏或抑制氧化酶的活性。含有挥发油的药材如薄荷、柴胡、砂仁、苍术等,应贮存在干燥、密闭、避光的容器内,置于阴凉避光处。在贮藏过程中应避免密闭的门窗长时间打开,否则会引起挥发油的散失,或药材与空气长时间接触,引起氧化变质的现象。含挥发油的药材一般要低温下保存,温度一般不宜超过35℃,以避免挥发油的散失。

二、外在因素

影响中药材变质的自然因素主要包括了空气、温度、湿度和光线照射等因素,中药材所含有的化学成分复杂,在受到以上因素影响的情况下,会引起化学成分的变化而导致中药材质量的改变,从而影响药效。此外,在自然因素的影响下,遇到一些其他外在因素的影响更容易引起药材发生变质,如霉变、虫蛀、鼠害等。

(一) 空气

空气中含有多种成分,如氧气、臭氧、二氧化碳等,空气中的氧气和臭氧对药材的变质有较大的影响。臭氧作为一种强氧化剂,可以加速药材中有机物质,特别是脂肪油的变质。黄精长久放置后颜色变深,是其所含有的糖分和脂质被氧化之后的结果。薄荷的变色和气味减弱,也是与空气中的氧气互相作用产生的效果,氧气浓度越大,氧化效果就越明显,药材质量变化的程度也就越大。药材中含有的化学成分的结构中含酚羟基,则可在酶的参与下,经过氧化、聚合等作用,形成大分子化合物,因而在贮存中药材的色泽往往由浅变深,如大黄、白芍、黄精、绵马贯众等颜色的改变。含鞣质的药材与空气接触后,易氧化为棕红色或更深颜色,这种变色是氧化变色。含有油质多的药材与空气中的氧气作用后发生变化,使药物表层的颜色加深。

由于氧的作用而引起的化学变化是颇为复杂的,有时在外观上亦可无明显的改变,例如维生素类的氧化。又如挥发油受到氧的作用易引起树脂化;脂肪油特别是干性油中的不饱和物容易氧化而结成块状。对于这类反应,光和热起着极大的促进作用,例如含有不饱和成分的油脂,在一般接触空气的环境中,能缓慢发生氧化酸败的现象,但若受热或日晒则氧化酸败的反应会明显加快。

(二) 温度

温度是很多化学反应所需要的条件,也是害虫、霉菌等生存所必须的条件,温度过高或过低都会使药材质量发生变化。在常温(15~25℃)下,药材成分基本稳定,利于贮存。当温度升高时,物质分子运动加快,药材水分蒸发,失去润泽,甚至干裂,各种氧化、水解反应加快,药材泛油、气味散失亦加快,动物胶类和部分树脂类药材,会发生变软、变形、黏结、融化等现象。当温度在35℃以上时,含脂肪的中药就会因受热而使油质分离,油质减少而干枯;含脂肪油较多的药材如苦杏仁、桃仁、柏子仁等以及某些动物类药材产生油质分解外送,形成"走油"(泛油)。含挥发油多的药材也会因受热而使芳香气味散失,如薄荷、荆芥、肉桂、丁香等,形成"跑味";动植物胶类和部分树脂类药材,受热后又易发软、粘连成块或融化;含黏性糖质较多的药材(如天冬、玄参、党参等)可发生软化。温度在20~35℃时,有利于害虫、真菌等孳生繁殖,从而使药材生虫、发霉以至变质。而温度在0℃以下时,某些鲜活药材(如鲜姜、鲜石斛等)所含水分就会结冰,当其药材组织内的细胞间隙结成冰晶时,细胞室及内容物受到机械损伤,可引起局部细胞坏死。

药材本身的温度高低,常常受自然气温和贮存环境等影响而变化。除季节变化、仓库通风情况、日光照射、库房建筑和包装的隔热等因素外,还有其他一些原因也能引起药材本身发热,使温度增高。如植物类药材因受潮和热的影响,其组织细胞呼吸作用加强,并产生热;某些药材吸潮后,水蒸气在表面凝结;或由于其中的淀粉、胶质或糖质等吸潮膨胀,也会发热;微生物的生长繁殖,某些害虫的蛀蚀活动以及它们变态时虫体脂肪的氧化、分解等也能使药材发热。当某些药材本身的热不能散发时,药材温度就增高,严重时会使药材色泽变黑、质地枯松,引起质的变化。

(三) 湿度

湿度是指空气中水蒸气含量多少的程度,也就是空气潮湿的程度。湿度变化可使药材在贮存中发生潮解、溶化、糖质分解、霉变等各种变化。药材的含水量与空气的湿度有密切关系。一般药材的含水量为10%~15%,如空气中水蒸气多,药材大量地吸收水分会使药材含水量增加(受潮)。若空气相对湿度在70%时,药材的绝对含水量不会有较大改变。但是,当空气相对湿度超过70%以上时,药材的含水量会随之增加,含有淀粉、黏液质、钠盐类、糖类或苷类等药材,以及炒炭、炒焦的中药饮片往往易吸收空气中的水分而变质、潮解或发霉。如糖及蜜制品,会因吸潮发软生霉乃至虫蛀;盐制药材(盐附子等)及钠盐类的矿物药(如芒硝等)会潮解。

当空气相对湿度在60%以下时,空气中的水蒸气含量即显著降低,药材的含水量又会减少,含结晶水较多的矿物药,如胆矾(硫酸铜 $CuSO_4 \cdot 5H_2O$)、芒硝(硫酸钠 $NaSO_4 \cdot 10H_2O$)则易风化(失去结晶水)。叶类、花类、胶类药材因失水而干裂发脆,蜜丸剂类失润发硬。药材的含水量减少,是其表面上的蒸气压高于空气中的蒸气压而导致水分蒸发所造成的。温度升高蒸发强度即大;相反,蒸发即小。当然,水分的蒸发与药材包装、堆放、仓库条件也有重要关系。所以,冬天药材进库时,若库内温度较高,或春天热空气进入仓库,都会造成药材表面冷凝水的产生,亦会影响药材质量。

(四) 光照

光线的主要来源是日光,它由各种不同波长的电磁波所组成。光线中的可见光,波长范围在400~760nm 之间;红外线(亦称红外光),波长为760nm 以上;日光中的紫外线(亦称紫外光),波长为 400nm 以下，能量最大，对于微生物、害虫的生命活动以及中药材贮存有较大影响。日光蕴含大量的热能，中药材商品在贮存时，均不宜受日光直射，直射日光会使药材成分发生氧化、分解、聚合等光化反应，从而引起药材变质。日光对某些药材的色素有破坏作用，能使药材变色，所以红色和绿色的药材不宜在阳光下久晒。如含有鲜艳色素的药材西红花、红花、月季花等，颜色会逐渐变浅；绿色的某些全草、叶类药材，如薄荷、藿香、大青叶、益母草等，也会由深色褪为浅色。含有挥发油类药材不宜直接照射，以免降低或散失芳香味，影响药材质量，如川芎、当归、丁香、薄荷等。当药材被照射过久时，可逐渐引起成分的氧化、分解等化学反应，例如含树脂多的药材受热后会发生粘连；含脂肪多的药材会分解泛油等。

但日光也有它有利的一面，光线中的紫外线有较强的杀菌作用，可以利用日光暴晒杀灭微生物和害虫，并使过多的水分蒸发，从而起到防止药材发霉以及潮解的作用，故晾晒能防止霉变、虫害的发生。

（五）霉菌污染

霉菌是丝状真菌的俗称，意即"发霉的真菌"，属于微生物中的真菌门。真菌孢子分布得很广，在空气中就有大量真菌孢子飘散，它对营养条件要求不高，易于在多种物质上生长，一般物体上、空气中均有存在。散落到药材表面的真菌，在适宜的温度（20~35℃）、湿度（相对湿度75%以上或药材含水量超过15%）和足够的营养条件下，很快就会在药材上繁殖起来。它通过分泌酵素，将药材中的蛋白质、糖类、脂肪和胶质等分解成氨基酸、葡萄糖、有机酸等，导致药材腐烂变质，失去药用效力，更甚者是产生有毒的真菌毒素，如黄曲霉毒素、杂色曲霉素、黄绿青霉素、灰黄霉素等。一旦人们服用了发霉的药材，就有可能由于真菌毒素而出现肝、肾、神经系统、造血组织等方面的损害，严重者可导致癌症，如黄曲霉毒素，现代科学已证明其是肝癌的诱发因素之一。

真菌导致的药材发生霉变，又称为发霉，是药材贮存中极易发生的一种变质现象。轻微的霉变及时处理，药材尚可应用；但是经过去霉处理的药材，其色泽变暗，气味淡薄。而严重霉变的药材只有弃毁，从而使国家财产遭受巨大的经济损失。因此在贮存养护过程中，药材的霉变是一个较严重的问题，应当引起我们足够的重视。

霉菌的菌体结构比较复杂，菌落呈绒毛状或疏松的棉絮状，孢子有多种颜色。霉菌的菌丝体由许多分枝菌丝所构成，菌丝为棉絮状、毛状、网状、团状或粉状。如在发霉的药材上，往往能见到许多毛状、线状物或斑点，这就是各种不同霉菌孢子萌发的菌丝。常见的真菌有毛霉、根霉、曲霉菌、青霉菌等。

1. 根霉　根霉（Rhizopus）是常见的一种霉菌。根霉菌的菌丝没有横隔，在培养基上生长时，由营养菌丝产生弧形的菌丝，向四周蔓延。匍匐菌丝接触培养基处，分化成一丛假根（类似根状的菌丝）吸收养料。从假根处生出直立的孢子囊柄，柄的顶端膨胀形成孢子囊，内含许多孢子，称孢囊孢子，成熟的孢子从破裂的囊壁逐个释放出来，散布各处进行繁殖，如图5-1。菌落呈絮状，初生时为白色，后为灰黑色，密生黑色小点。根霉在自然界里分布很广，在药材上寄生颇多，其分解淀粉和脂肪的能力较强，对中成药及含淀粉、蛋白质、脂肪较高的原料药材有较大的危害。

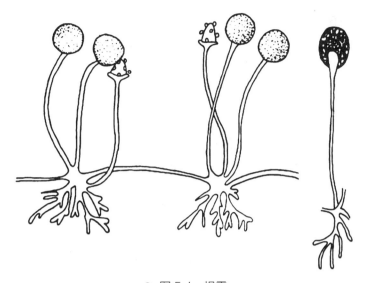

● 图5-1　根霉

2. 毛霉　毛霉(*Mucor*)的孢子囊柄成单轴直立于菌丝体,在其顶端生孢子囊,菌落常呈絮状,初为白色,继为灰色或黄褐色。菌丝发达,单细胞、无隔膜,以孢子囊孢子繁殖,形态上和根霉相似,与根霉的区别是毛霉不生假根和匍匐菌丝,如图5-2。毛霉菌在药材表面多有存在,对蛋白质有较大的分解力,但也能用于制豆豉等。常见危害药材的毛霉种类有高大毛霉、总状毛霉等,主要危害受潮的药材。

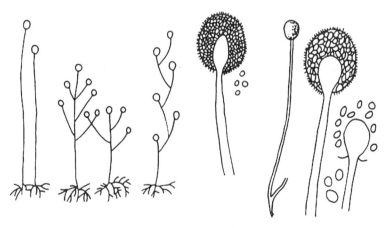

● 图5-2　毛霉

3. 曲霉菌　曲霉菌(*Aspergillus*)是危害中药的主要霉菌之一,分布较广,从寒带到热带都有其分生孢子存在。这类霉菌能产生大量的酶系,生长繁殖力强,能利用许多不同基质作为养料,只要含有一定有机质和水分的物质,大多能长出曲霉菌。曲霉菌的菌丝有隔膜,是多细胞的菌丝体。某些菌丝细胞的壁变厚,成足细胞,并由此向上生直立的分生孢子柄,柄的顶端膨大成球形的顶囊,顶囊表面以辐射的方式长一层或两层杆状的小梗,小梗顶端产生一串分生孢子,有黄、绿、蓝、棕等颜色,致使整个定囊成为菊花形。曲霉菌分生孢子穗的形状、孢子的颜色和孢子的形状是鉴定菌种的依据。曲霉菌主要依靠分生孢子进行无性繁殖。常见的曲霉菌有以下几种:

(1)灰绿曲霉:灰绿曲霉 *Aspergillus glaucus* 在所有霉菌中最富破坏性,它的菌落呈灰绿色、鲜黄色或橙黄色,菌丝密集发达,呈绒毛状。灰绿曲霉在生长繁殖过程中,比其他霉菌需要的水分少,嗜干性较强。当温度在 25~30℃、相对湿度在 70%~80% 时,孢子即可在许多药材上萌发繁殖。

(2)黄曲霉:黄曲霉 *Aspergillus flaras* 分布很广,在世界各地许多有机物上都能找到。它的菌丝蔓延迅速,初生时为浅黄色,后为黄绿色,最后变为棕褐色,如图 5-3。黄曲霉能分泌淀粉酶、转化酶、纤维素酶等多种酶,由于它能产生有机酸和热量,故易使药材变色、变味及泛油。

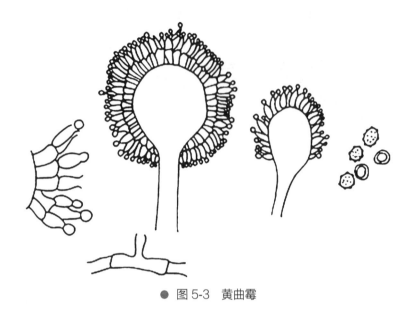

● 图 5-3　黄曲霉

(3)黑曲霉:黑曲霉 *Aspergillus niger* 广泛散播于空气中和物体上,菌丝生长繁殖迅速,呈絮状和绒毛状,黑色或黑褐色,菌丝顶端具黑色小点(分生孢子),如图 5-4。黑曲霉能分泌多种活性较强的酶系(如淀粉酶、蛋白酶、氧化酶等),特别以生成草酸和枸橼酸而著名。含水分较高的药材常受其害而引起霉变腐烂。

(4)棒曲霉:棒曲霉 *Aspergillus clavato-nanicvs* 菌丝呈茸毛状,淡蓝色或淡绿色,气生菌丝直立,顶端具长圆形或棒形的孢囊,内生分生孢子,如图 5-5。棒曲霉对含淀粉类药材破坏性极大,如山药、何首乌、天花粉、芡实等,对含蛋白质的动物性药材也有一定的危害。

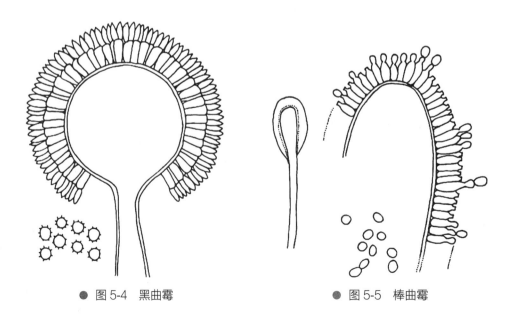

● 图 5-4　黑曲霉　　　　　　　　● 图 5-5　棒曲霉

4. 青霉菌　青霉菌（*Penicillium*）在自然界分布很广,空气、土壤及各类物品上都可找到。青霉菌在工业上具有很高的经济价值。青霉菌的菌丝与曲霉菌相似,也有分隔。它和曲霉菌的区别在于分生孢子梗着生的方式不同。青霉菌的分生孢子柄的顶端不膨胀成球形,而是有多次分枝,在分枝的分生孢子柄的末端产生小梗,小梗生出成串的分生孢子,形似扫帚,呈蓝绿色,如图5-6。青霉菌是引起中药霉腐的一类主要霉菌,它在生长和代谢过程中能产生色素和霉臭气,严重破坏中药形态和质量。

青霉菌类有灰绿青霉、黄绿青霉等多种,它们常与曲霉菌共生,有的在生长中还会产生毒素,对中药有较大的影响和危害,使中药具有毒性。青霉菌多在中温条件下生长,对水分要求比曲霉菌要高,孢子萌发相对湿度为80%~90%,而绿青霉菌则能在较低的温度下生长,其孢子萌芽的最低温度为0~4℃。另有灰绿青霉 *Penicillium glaucum* 对蛋白质分解力强,产生甘露醇、草酸和乙醇等。分生孢子对热的抵抗力甚强。

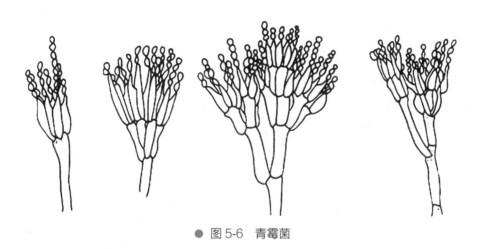

● 图5-6　青霉菌

5. 木霉　木霉（*Trichoderma*）也是霉菌的一个属,广泛分布于自然界中。木霉的菌丝也有分隔,蔓延生长,形成薄的菌落。菌丝无色或浅色,由菌丝可分化出不规则分枝的分生孢子梗,分生孢子梗又可生出两两相对的侧枝,侧枝又长出小梗,小梗上长成球形的孢子穗,孢子成熟呈绿色或铜绿色,如图5-7。木霉的菌株能强烈分解纤维素和木质素等复杂的有机物,所以对木质结构强的茎木类、种子类药材,以及使用的垫板、枕木等有一定的危害。

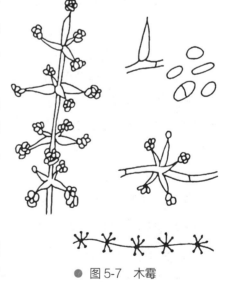

● 图5-7　木霉

（六）虫害

中药害虫是指在贮存保管过程中危害药材的昆虫而言。由于它们常在仓库内危害,故又称"仓虫"。蛀蚀药材的害虫分布面广,繁殖迅速,适应力强。因此,不论在药材仓库、产地加工场、运输车站、购销机构以及使用单位等仓库中都有它们的踪迹,一遇适宜的气候环境,就会大量生长繁殖,危害药材。当其蛀入药材组织内部之后,即排泄粪便,分泌异物,将药材蛀成许多小孔,甚至成粉,使药材外观、色泽、气味发生根本改变,严重时不能入药。害虫对许多中药危害极大,据统计,在常用的 600 余种中药中,受虫害的品种占 40% 左右。据世界各国记录的资料,已定名的仓库害虫有 300 多种。对于中药害虫的防治,必须坚持"防重于治,防治并举"的方针,要求做到药材进仓无虫和仓库无虫;同时要采取综合防治,重视每一个可能感染虫害的环节;掌握害虫生长规律,然后采取相应的预防措施和消灭方法,争取主动,防患于未然。一旦发生虫害,要早治,治彻底。

通过对全国 14 个省(自治区、直辖市)进行仓储害虫的调查,整理出我国中药害虫 211 种,隶属 2 纲、13 目、59 科。其中绝大多数中药害虫来源于昆虫纲鞘翅目和鳞翅目,少数为昆虫纲等翅目、缨毛目(毛衣鱼)、啮虫目(如尘虱)、蜚蠊目(如东方蜚蠊)。鞘翅目害虫,俗称"甲虫类"害虫;鳞翅目害虫,俗称"蛾类"害虫。危害中药的害虫种类以甲虫类为数最多,其次是蛾类害虫,还有属于蜘蛛纲的螨类害虫。蛀蚀根及根茎类药材的害虫主要有药谷盗、烟草甲、甘草天牛等;蛀蚀果实及种子类药材的害虫主要有米象、印象谷螟、咖啡豆象、皂荚豆象、药谷盗等;蛀蚀动物类药材的害虫主要有白腹鲣节虫、丝肉黑鲣节虫等;蛀蚀藤木类药材的害虫主要有帝小蠹虫、抱扁蠹甲等;危害花、叶类药材及含糖质药材的害虫主要有印度谷螟、谷蛾及同科的蛾类等。

1. 甲虫类中药害虫　甲虫类害虫为鞘翅目害虫,是动物界最大的一个目,也是中药害虫中最大的一个类群。鞘翅目害虫的主要特征是:成虫口器咀嚼式,触角一般 10~11 节,前翅发达,呈角质,称为鞘翅;后翅膜质,通常折叠于鞘翅下,也有的后翅较短或完全退化。幼虫口器发达,咀嚼式,胸部有足 3 对,无腹足,也有些种类无胸足,蛹为裸蛹(露蛹),属完全变态。

(1)药材甲:药材甲 *Stegobium paniceum* Liannaeus 俗名药栈甲虫、药甲、药谷盗,属鞘翅目窃蠹科。分布于江苏、山东、湖北、河南及华南地区。成虫长约 2~3mm,红栗色或深栗色,密被细毛,头隐于前胸下,触角 11 节,前胸背近三角形,背板的后缘微宽于鞘翅的基部,鞘翅上具明显的纵行排列的刻点。幼虫体长,被短而稀的细短毛,腹部背面排列有一列褐色小短刺,如图 5-8。

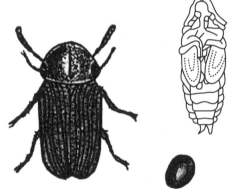

● 图 5-8　药材甲

药材甲生育率较高, 1 年发生 2~4 代, 发育适宜温度为 24~30℃, 相对湿度为 70%~90%。成虫善飞, 耐干力强, 在黄昏或阴天最为活跃, 通常产卵于药材表面凹褶不平的部位或碎屑中, 经 5~10 天孵化幼虫; 幼虫喜暗, 耐饥力强, 常在药材内部蛀成隧道,并在其中化蛹, 羽化成虫继续危害。

(2)咖啡豆象:咖啡豆象 *Araecerus fsciculatus* Degeer 属长角象虫科,分布于山东、河南、湖北、湖南、四川、贵州、云南、广东、广西、江浙及上海一带。

成虫长 3~4.5mm,长椭圆形,体表暗褐色或黑褐色,密被细毛,具褐色、黄色的小斑点;头正面三角形,复眼圆形,黑褐色;触角 11 节,前胸背板长等于鞘翅的 1/2,鞘翅背面微隆起,上生灰白色细毛,并形成棋盘状花纹,如图 5-9。

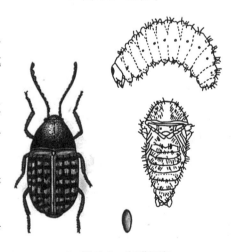

● 图 5-9　咖啡豆象

咖啡豆象 1 年发生 3~4 代,幼虫隐藏于种子类和根类药材中越冬。成虫善飞能跳。在 27℃ 的条件下,雄虫羽化后 3 天,雌虫羽化后 6 天即可交尾,交配后约半小时开始产卵,产卵前在药材上咬啮一个卵窝,然后产一卵于窝内。孵化后幼虫蛀入药材内部危害,直至化蛹羽化为成虫,成虫寿命 27~134 天。

(3)米象:米象 *Sitophilus oryzae* Linne 俗名象鼻虫、铁嘴,属鞘翅目象虫科,除新疆外我国各地均有发生,尤以长江以南各地最为严重。成虫体长 3~4mm,初羽化时赤褐色,后变为黑褐色。触角膝状,8 节,口吻前伸呈象鼻状,故称米象。后翅发达,可以飞翔。幼虫呈白色,似蝇蛆状,足退化,如图 5-10。

米象 1 年发生的代数视各地环境条件而异,寒冷地带仅 1~2 代,暖热地带可至 6~7 代。冬季成虫潜伏在库内外潮湿、黑暗的板缝、砖石缝等越冬,至翌春再回到仓内为害;幼虫在药材中越冬的很少,且极易冻死。米象喜温暖、潮湿、黑暗以及充分的食料。温度 25℃、药材含水量 14%、相对湿度 80% 以上时,很适于米象生活。

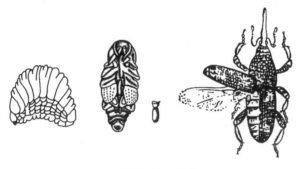

● 图 5-10 米象

(4)谷象:谷象 *Sitophilus granarius* Linne 属象虫科,形态和习性与米象相同,由于成虫无后翅不能飞翔,仅能在库内繁殖。成虫的耐饥性和对低温的抵抗力较米象强。分布极广,世界各国大多有发生。成虫体长约 3mm,赤褐色,具光泽,体形与米象相似,主要区别:前胸背板有稀疏刻点,长椭圆形,鞘翅上无斑纹,后翅退化不能飞,如图 5-11。

(5)玉米象:玉米象 *Sitophilus zeamais* Motsohutsky 属象虫科,为杂食性害虫。成虫体长 3~4.2mm,赤褐色或黑色,头延伸微呈象鼻状,触角膝状,8 节,末节

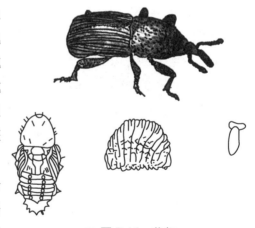

● 图 5-11 谷象

明显膨大,前胸背板上被圆形刻点,每鞘翅上有 2 个橙黄色斑纹,有膜质后翅且发达。幼虫体长 2.5~3mm,多皱缩,背部隆起,腹部较平,头部淡黄色,腹部乳白色,如图 5-12。

玉米象一般 1 年发生 3~4 代,在华南地区可多达 6~7 代,而在寒冷的北方 1 年只发生 1~2 代,发育随季节气候而异。玉米象大多以成虫越冬。发育繁殖最适温度为 28℃,药材含水量为 15%~20%。温度低于 15℃ 或高于 35℃ 时,一般即停止活动。成虫性活泼,善爬行,能飞翔,聚集在中药仓库内为害。产卵时先在药材上咬啮一个卵窝,然后产一卵于窝内,并分泌出液体封闭,孵化后的幼虫在药材内蛀害,直至化为成虫才爬行。

（6）烟草甲虫：烟草甲虫 *Lasioderma serricorne* Fabricius 属鞘翅目窃蠹科。幼虫不仅蛀蚀烟草，而且对药材的危害亦很广，凡属有机物质均能加害，食性非常复杂。成虫体长 2.5~3mm，体呈宽椭圆形，背面隆起，赤褐色，有光泽，全体密生黄棕色细毛；头部宽大，隐蔽于前胸背板下方；触角锯齿状，11 节；足短小。幼虫淡黄白色，密生丝状金黄色细长毛；体长约 4mm，淡黄色，如图 5-13。

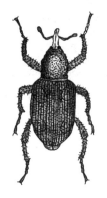 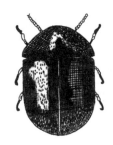

● 图 5-12　玉米象　　　　● 图 5-13　烟草甲虫

一般每年发生 3~6 代，以幼虫越冬。幼虫喜黑暗，行动活泼，喜蛀入种子、茶叶、含淀粉的根茎等药材内部为害，幼虫在温度低于 20℃时渐不活动，10~15℃时即逐渐死亡。各虫期在高温60~70℃中 2 小时都会死亡。成虫通常仅饮液体，不食固体食物；有假死性，善飞，喜黑暗。在白天或光线强烈时，潜伏在黑暗场所不活动，而在阴暗、黄昏或夜间四处飞翔，最为活跃。

（7）长角谷盗：长角谷盗 *Laemophiloeus pusiuus* Sconherr 属扁甲科，分布甚广，世界各国都有发生，我国除西北等地区外，大部分省区都有发现。成虫长 1.4~1.9mm，扁长形，黄褐色至赤褐色，全体被白色细毛，头部呈三角形，复眼突出，圆形，黑色；触角 11 节，前胸背板宽大于长，后缘较前缘略窄，光滑无毛，具光泽，密被小刻点，鞘翅长为宽的 1.5 倍，基部和末端各有刻点 7 列。

1 年发生 4~5 代，在温度 23~30℃、相对湿度 80%~90% 时，发育时间即大为缩短。温度21~37℃、相对湿度 70%~90% 时是其发育繁殖的最适条件。长角谷盗以成虫越冬，幼虫喜食种子的胚部，有时也钻入其他害虫蛀蚀的洞穴中为害。

（8）锈赤扁谷盗：锈赤扁谷盗 *Laemophiloeus feuwgineus* Stephens 属鞘翅目扁甲科，全国各地均有发生。对果实及种子类药材如青皮、胖大海、化橘红、香橼、芡实、浮小麦等危害最大。

成虫体长 1.7~2.3mm，扁平，赤褐色；头部三角形；触角 11 节，雄虫触角略长于雌虫，为体长的4/7；前胸背板倒梯形，后缘较前缘显著狭窄；体上密生金黄色细毛；鞘翅长为宽的 1.7 倍。幼虫长3.5~4.5mm，胸部腹面具刚毛。

耐低温和干燥，最适宜生长繁殖温度为 32~35℃。在温度 32℃、相对湿度 90% 时完成一代需23 天，寿命较长。成虫于午后或黄昏四处飞翔，寿命为 6~7 个月，少数可达 1 年左右。

（9）日本蛛甲：日本蛛甲 *Ptinus japonicus* Reitter 属鞘翅目蛛甲科，全国各地均有分布。成虫体长 3.4~4.8mm，赤褐色或黑褐色；头部较小，被前胸背板所掩盖；触角丝状，11 节，长于体长的 1/2；前胸背板中央有一对褐色隆起的毛垫；鞘翅基部或端部各有一白色毛斑，雄虫鞘翅微长椭圆形，雌虫近卵圆形，如图 5-14。

1 年发生 1~2 代。幼虫在药材的缝隙内或碎屑中以分泌物黏结粉末作茧越冬。成虫喜在药材表面活动,夜间尤甚。日本蛛甲较耐寒,在 –5℃下也能活动。有假死性,怕阳光,多在傍晚和夜间活动。

(10)锯谷盗:锯谷盗 *Qryzaephilus surinamensis* Linnaeus 属鞘翅目拟步行虫科,分布于全国各地。成虫体长 2~3.5mm,扁平长形,暗红色或黑褐色;背面具金黄色长毛;头呈三角形,其上有颗粒状突起;触角棒状,11 节,复眼小圆形,突出,黑色;前胸背板呈长方形,两侧边缘各有明显的锯齿 6 个;鞘翅上具有纵向细纹 10 条,并被黄褐色细毛。幼虫体长 3~4.5mm,扁平细长,被淡黄白色毛;头部椭圆形,淡褐色,口器褐色;胸部背面各节有 2 个近方形的褐色斑,如图 5-15。

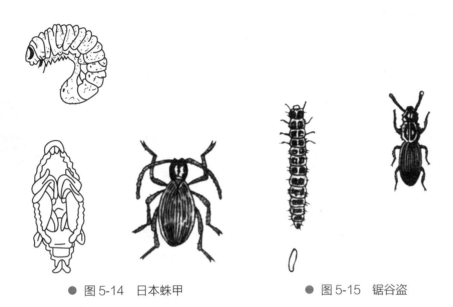

● 图 5-14　日本蛛甲　　　　　　● 图 5-15　锯谷盗

1 年发生 2~5 代,每代发育时间随温度而异,一般在 25~27℃时需要 30 天,锯谷盗发育的最适宜温度为 30~35℃,有效发育温度为 17.5~40℃。成虫寿命可达 3 年左右。有翅,但不常飞,通常产卵于药材碎屑或细粉末的药材中越冬。锯谷盗多生活于药材碎粒、粉屑或其他害虫危害之后的药材中,是明显的后期性害虫。

(11)大谷盗:大谷盗 *Teneleroides mauritanicus* Linnaeus 属鞘翅目谷盗科,分布于全国各地。成虫体长 6.5~10mm,扁平长椭圆形,深赤褐色,有光泽;头呈三角形,复眼小,圆形,黑色;触角 11 节,前胸背板宽大于长,具小刻点,前胸与鞘翅之间呈颈状;鞘翅有纵点条纹 7 条,如图 5-16。

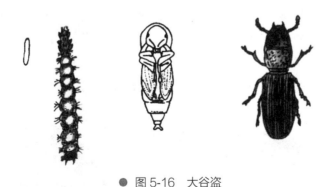

● 图 5-16　大谷盗

1 年发生 1~2 代,在环境条件不适时,可延续到 2~3 年完成一代。在气温 27~28℃时,完成一代需 65 天,21℃时,则需 287~352 天。成虫常相互残杀,捕杀其他害虫,寿命 1~2 年,产卵期可达

2~14 个月，每一雌虫产卵可多达 1 300 粒以上，成虫及幼虫均可越冬。大谷盗耐饥性强，卵和蛹的抗寒力较成虫弱。

(12)米扁虫：米扁虫 *Ahasverus advena* Waltter 属鞘翅目锯谷盗科，分布于全国各地。成虫长 1.5~2mm，扁长形，黄褐色至黑褐色，密被黄褐色细毛；头呈三角形，触角 11 节，前胸背板横长方形，鞘翅椭圆形，其上具不明显刻点 10 余条。幼虫长约 4mm，扁长形，全体疏生淡黄色细毛。

成虫寿命较长，一般 1 年以上，卵散产，雌虫每日产卵 9 粒，卵期 4~5 天，幼虫期 7~14 天，蛹期 7 天，每完成一代需 18~25 天。

(13)赤拟谷盗：赤拟谷盗 *Triboliun castaneum* Herlst 属鞘翅目拟步行虫科，分布于全国各地。成虫体长 3~4mm，椭圆形，褐色，有光泽；头部扁阔，复眼肾形，黑色；触角 11 节；前胸背板横长方形，鞘翅上有纵点行。幼虫体长 6~7mm，长椭圆形，乳白色，如图 5-17。

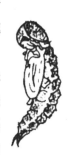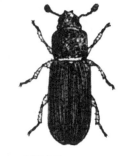

● 图 5-17　赤拟谷盗

1 年发生 4~5 代，多以成虫群集在药材包装物或仓库的缝隙中越冬。成虫不善飞行，喜群居。在温度 30℃、相对湿度 70% 时，从卵到成虫只需 27 天。成虫有假死性，体内臭腺能分泌臭液，使药材具异味。

(14)谷蠹：谷蠹 *Rhigopestha dominua* Falucus 属鞘翅目长蠹科，除西北、东北地区外，各地均有发生。成虫 2.5~3mm，长圆形，全体暗红褐色至黑褐色，微具光泽，头位于前胸背板下，触角 10 节，前胸背板中部隆起，上有多数疣状突起，鞘翅上具显著刻点。幼虫体长 2~3mm，呈蛴螬形，全体疏生淡黄色细毛，乳白色，如图 5-18。

1 年发生 2~3 代，在温度 20℃、相对湿度 70% 时，发育一代为 35~47 天；在温度 37~38℃时，完成一代只需 30 天。谷蠹以成虫在药材内越冬。成虫喜食果实种子类药材，特别喜食种子胚部，飞行力强，寿命可达 1 年。幼虫在种子类或根茎类药材中蛀蚀，直至羽化为成虫才脱出。喜在药材的堆垛深处聚集为害。

(15)花斑皮蠹：花斑皮蠹 *Trogoderma variabile* Ballion 属鞘翅目皮蠹科。成虫雄体长约 4mm，雌体长约 3mm，长椭圆形，赤褐色至黑褐色；全体被褐色细毛，背面微隆起，具光泽；头部扁圆形，赤色，具复眼一对，触角 11 节，棍棒状，前胸背板黑色，后缘中央具一白色毛斑；鞘翅褐色或黑褐色，每翅上具红褐色波状斑纹。幼虫体长 6~7mm，纺锤形，背部隆起，腹部平齐，头圆形，黄褐色，如图 5-19。

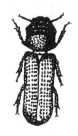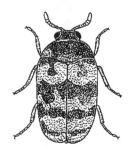

● 图 5-18　谷蠹　　　　● 图 5-19　花斑皮蠹

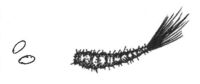

1 年发生 1~2 代,在温度 30~35℃时,发育一代需 30 天。成虫通常产卵于药材的缝隙或碎屑中。幼虫在药材中或碎屑里群集越冬,幼虫喜食含油脂类药材,耐饥性极强,5 年不取食都能生存。

(16)黑皮蠹:黑皮蠹 *Attagenus piceus* Olivier 属鞘翅目皮蠹科。成虫雄体长约 2.8~5mm,雌体长约 4~6mm,椭圆形,暗红褐色或黑褐色,体上被黄褐色细毛;头前额方有一中单眼;触角棍棒状 11 节,末 3 节膨大,前胸背板前缘、侧缘呈半圆形,小盾片三角形;鞘翅掩盖住腹部。幼虫体长 9~10mm,圆锥形,体壁赤褐色,如图 5-20。

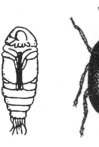

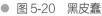

● 图 5-20 黑皮蠹

1 年发生 1 代,有时 2~3 年才能完成 1 代。成虫善飞,也能爬行,且迅速,通常产卵于药材的表面。

(17)白腹皮蠹:白腹皮蠹 *Dermestes maculates* Degeer 属鞘翅目皮蠹科。分布于全国各地。成虫体长 5.5~10mm,长椭圆形,体表有光泽,赤褐色,背面被灰色毛,前胸背板两侧为白色毛;触角短,11 节,末 3 节膨大;鞘翅末端边缘具数个小齿,略呈刺状突起;鞘翅上有规则刻点,如图 5-21。成熟幼虫体长 13~15mm,近圆锥形,背面有黄色中线 1 条,全体被长短不一的细毛;在温度和湿度适宜的条件下,1 年可发生 5~6 代。最适发育繁殖温度 18~28℃。幼虫取食性很强,常自相残杀,于阴暗隐蔽处化蛹。成虫也能取食为害,善飞翔,寿命约 60~90 天。

(18)拟白腹蠹:拟白腹蠹 *Hermestes frischii kugelann* 属鞘翅目皮蠹科,分布于全国各地。常危害含脂肪、蛋白质等较丰富的动物类药材,成虫体长 6~9mm,椭圆形,背面黑色;头部无中单眼,触角锤状,11 节,前胸背板前缘和侧缘生有一条白色毛带或黄白色毛带,在侧缘毛带的基部各有一个卵形黑色斑;鞘翅掩盖住腹部,有的臀板外露,鞘翅基部具有白色或淡黄色不规则的毛斑,其余背面均被黑色细毛并散生白色毛,如图 5-22。幼虫体长 13~14mm,圆筒形,头部大,黑褐色,背面隆起,中央有完整的背线 1 条。1 年发生 3 代,每发育 1 代需 30~46 天。以幼虫越冬。成虫产卵于动物药材皮肉的缝隙中,孵化的幼虫取食最强,喜群集在黑暗隐蔽处生活,抗饥、抗寒力强,成、幼虫均具假死性、群居性、喜黑暗,食性单一。

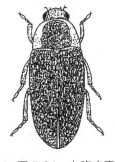

● 图 5-21 白腹皮蠹

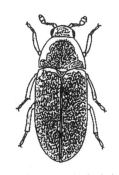

● 图 5-22 拟白腹蠹

(19)赤毛皮蠹:赤毛皮蠹 *Dermestes tesselatocollis* Mots 属鞘翅目皮蠹科,为动物类药材的主要害虫,食性和生活力都很强,其幼虫为害最烈。成虫长 7~9mm,体表具光泽,黑色或暗褐红色;

前胸背板具网状橙褐色毛;触角末端 3 节膨大;鞘翅被黑色毛,腹末端有"一"字形的白色毛斑。幼虫成熟体长约 13~15mm,腹面平齐,背面隆起,头部两侧各有单眼 6 个,额上具有一对小瘤突,如图 5-23。

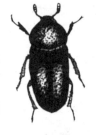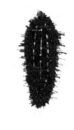

● 图 5-23 赤毛皮蠹

1 年发生 1 代。以成虫或蛹在药材中或包装物的阴暗处越冬。每一雌虫产卵约 200 粒,成虫寿命可达 250 天。

(20)钩纹皮蠹:钩纹皮蠹 *Dermestes ater* Degeer 属鞘翅目皮蠹科,常危害含淀粉较多的种子类药材以及动物类药材。成虫体长 7~9mm,长椭圆形,黑褐色,背部密被细毛,头部无中单眼,触角 11 节,末 3 节膨大,棒状;鞘翅着生黑色毛,具有不明显刻点列;前胸背板中部显著隆起,如图 5-24。幼虫体长 12~18mm,腹面具细毛,背线黄色,足褐色。

1 年发生 2 代。以成虫或幼虫越冬。成虫主要取食动物类药材,通常生活于黑暗潮湿处。每一雌虫平均产卵 250 粒,卵散产于种子类药材或动物类药材的缝隙中。

(21)长角扁谷盗:长角扁谷盗 *Laemophloeus pusillus* Schanhevr 属鞘翅目扁甲科,我国各地均发生,尤以长江以南更普遍。成虫扁长形,暗褐色或暗红褐色,密生黄白色细毛;头部及前胸背板具多数刻点;雄虫长约 1.38~1.92mm,头呈三角形,复眼圆形、黑色,触角 11 节,细长,丝状,如图 5-25;雌虫体长 1.40~1.93mm,头较雄虫小,触角粗短,念珠状。幼虫体长 3~4mm,长形、略扁平,淡赤褐色,头微扁。

1 年发生 3~6 代,通常以成虫越冬。幼虫除取食果实种子类药材外,有时也钻入米象产卵孔内食米象的卵。幼虫老熟时作白色深茧在其中化蛹。发育适宜温度为 21~37℃,相对湿度为 70%~90%。

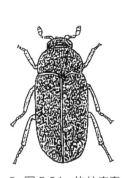

● 图 5-24 钩纹皮蠹

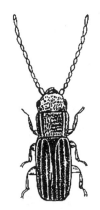

● 图 5-25 长角扁谷盗

(22)土耳其扁谷盗:土耳其扁谷盗 *Cryptolestes twuicus* Grouyille 属鞘翅目扁甲科,各地均有发生,尤以东北为严重。成虫体长 1.5~2.3mm,赤褐色或黑褐色,体形与长角扁谷盗相似,唯虫体较细长;雄虫触角丝状,为体长的 3/4,雌虫念珠状;前胸背板类方形,鞘翅长为宽的 2 倍。幼虫体长 3~4.6mm,略扁平;头部赤褐色;成虫喜潜伏于细小或破碎的药材中。雌虫交配后 1~2 天开始产卵,卵常产于果实及种子类或根及根茎类药材的表面及缝隙中,尤喜产于种子胚部。幼虫喜食种子的胚,并且由胚部蛀入种子内取食。土耳其扁谷盗较耐低温,最适宜发育温度为 28℃。

(23)脊胸露尾甲:脊胸露尾甲 *Carphilrs dimidiatus* Fabricius 属鞘翅目露尾甲科,我国各地均有发生。常危害含淀粉、糖质较多的根及根茎类药材,也蛀蚀薏苡仁、芡实、莲子等种子类药材。成虫长 2~3.6mm,卵圆形,背面隆起,被倒伏状毛;前胸背板宽大于长,小盾片五角状;两鞘翅宽度之和大于长;触角倒卵形,栗褐色,锤状,11 节;鞘翅短,盖不住腹部,使腹部 2 节外露,如图 5-26。幼虫体长 5~7mm,细长略扁;头部与腹末背面黄褐色,余为乳白色。

1 年发生 4~6 代,以成虫群集在药材包件的隐蔽处越冬。越冬成虫多在 3 月开始产卵,每一雌虫产卵 170~220 粒左右。成虫寿命夏季约为 63 天,冬季 200 天。在适宜环境条件下,18 天即可完成一代。成虫喜在含水量 15%~33% 的种子类药材中生活。卵常产于果实及种子类药材的缝隙中,孵化的幼虫先咬食种子的外种皮,后逐渐蛀入种子内部为害。成虫善飞,具趋光性。

(24)毛蕈甲:毛蕈甲 *Typhaea stercorea* Linnacus 又名粪蕈甲,属鞘翅目小蕈甲科,多分布于南方各省区。食性较广,常危害果实种子及根茎类药材。成虫体长 2~4mm,近卵圆形;全体密生细毛,褐色,具光泽;触角棒状,末节末端较尖;前胸背板宽大于长;鞘翅掩盖住腹部,如图 5-27。幼虫体长 4~4.7mm,圆筒形,白色或淡褐色;前胸背板侧缘各有排列成行的刚毛 10 根。

(25)赤足郭公虫:赤足郭公虫 *Necrobia rufipes* Degeer 属鞘翅目郭公虫科,分布较广,全国大多数省区都有发生。幼虫危害多种植物、动物类药材,尤喜取食含脂肪、蛋白质丰富的动植物类药材,对动物标本也有极大危害。成虫长 4~6mm,宽 2.6mm,扁平长卵形;头前端及鞘翅末端 3/4 处为蓝色,有光泽;足为红褐色;触角末节长大,类方形,如图 5-28。幼虫成熟体长约 9.2mm,扁平、细长灰白色。

幼虫及成虫除蛀蚀动物药材外,有时也捕食其他昆虫的幼虫或蝇类的蛹。幼虫老熟后常利用其他固有的孔洞或蝇类的蛹壳化蛹,或自己营造蛹室化蛹。

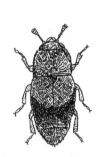 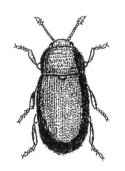 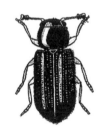

● 图 5-26　脊胸露尾甲　　　● 图 5-27　毛蕈甲　　　● 图 5-28　赤足郭公虫

(26)四纹豆象:四纹豆象 *Callosooruchus maculatrs* Fabricius 属鞘翅目豆象科,我国各地均有发生。成虫体长 2.6~3.6mm,红褐色或黑褐色,全体密生黄褐色细茸毛,头向下弯,复眼黑色,触角 11 节,状如锯齿,前胸背板呈黑色,其上疏生金黄色毛;每个鞘节上具 3 个黑色斑点,鞘翅、臀板及足的色泽斑纹极不稳定,常多变异。幼虫体长约 4mm,白色,如图 5-29。

1 年发生 4~6 代,在温湿度适宜时,能发生 8~9 代或更多。在温度 24℃时,平均每 30~31

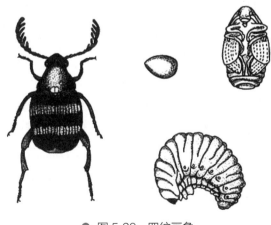

● 图 5-29　四纹豆象

天即可完成一代。幼虫常在种子类药材中越冬,到翌年春天化蛹、羽化。成虫多在种子类药材上产卵。

2. 蛾类中药害虫 蛾类害虫主要为鳞翅目昆虫,由蛾、蝶类所组成,据统计约有 20 万种,是动物昆虫纲中第二大类,约占仓库害虫总数的 16%,是危害药材的主要害虫之一。蛾类(鳞翅目)昆虫的主要特征是:成虫体肢密被鳞片及鳞毛,鳞片上颜色各异,通常形成一定花斑纹,口器虹吸式;幼虫为多足形,头部两侧具侧单眼,口器咀嚼式,胸部 3 节,腹部 10 节。蛹为被蛹,属完全变态。

(1)印度谷蛾:印度谷蛾 *Plodia interpunctella* Hiibner 又名印度谷螟、封顶虫,属鳞翅目卷螟科。我国各地均有发现,尤以华北及东北地区为害最烈。成虫体长 6.5~9mm;翅展 14~18mm,密被灰褐色及赤褐色鳞片;前翅近基部的 1/3 为灰黄色,其余 2/3 为赤褐色,并散生黑褐色斑纹;后翅灰白色,半透明,卵全为圆形,乳白色。幼虫体长 10~18mm,头部赤褐色,体淡黄色。蛹长 5.8~7.2mm,细长,如图 5-30。

1 年通常发生 4~6 代,以幼虫越冬,大多在包装品、屋柱、板壁等缝隙中或库内阴暗角落处,吐丝成网聚集一处。幼虫在翌春 4~5 月间即羽化为成虫。幼虫孵化即钻入药材间为害。幼虫在啮食药材时,能吐丝缀种子成巢,匿居其中,或吐丝结网封垛顶,日久被害物变成块状。由于能排出大量带臭味的粪便,使药材质量大受影响,故是药材的重要害虫之一。

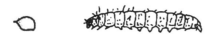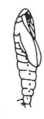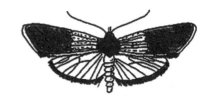

● 图 5-30　印度谷蛾

(2)地中海粉螟:地中海粉螟 *Ephestia kuehniella* Zeller 俗名条斑螟蛾,属鳞翅目卷螟科,我国各地均有发现。幼虫危害种子类药材,党参中亦曾发现。幼虫能吐大量的丝,严重时往往将种子连缀成一大块,使质与量均受到损失。成虫体长 7~14mm,翅展 16~25mm;前翅狭长,灰黑色,近基部及外缘各有一淡色的波状横纹,翅的外缘横列明显的小黑斑;后翅灰白色。幼虫体长 11~15mm,头部赤褐色,背面常带桃红色,体淡黄色或乳白色,如图 5-31。1 年发生 2~4 代,以幼虫越冬。

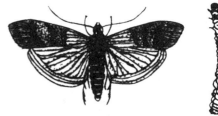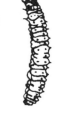

● 图 5-31　地中海粉螟

(3)粉斑螟:粉斑螟 *Ephestia cautella* Walker 属鳞翅目郑螟科,各地均有发生。主要危害果实、种子类药材。食性、为害性及习性与印度谷蛾相同。成虫 6~7mm,翅展 14~16mm,灰褐色。幼虫长 12~14mm,头部赤褐色,体乳白色,如图 5-32。

1 年发生一至多代,具体据地区气候而异。此虫较印度谷蛾和地中海粉螟的抗寒能力差,因此可于冬季开放门窗,放宽药材堆垛间距,让冷空气迅速透入药材包中。在 15℃时能使其繁殖减慢;在 10℃时能减弱幼虫的活动;在 0℃时经 1 周各虫期即全部死亡。

(4) 烟草粉螟:烟草粉螟 *Ephestia elutella* Hiibner 属鳞翅目卷螟科,分布于全国各地。与地中海粉螟相似。成虫在 5~8 月出现,喜在夜间活动,对温、湿度要求较高;药材含水 13% 时,幼虫发育最速,如图 5-33。

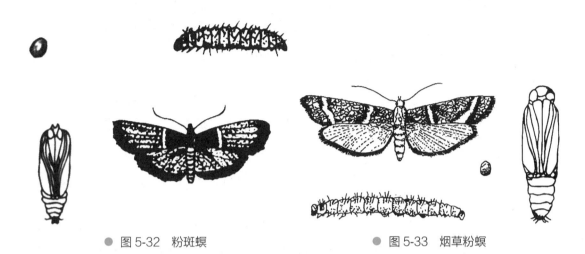

● 图 5-32 粉斑螟　　　　　　　　　● 图 5-33 烟草粉螟

(5) 米黑虫:米黑虫 *Aglossa dimidiate* Hawarth 属鳞翅目螟蛾科,分布于全国各地,主要危害含淀粉较多的种子类药材。雌性成虫体长 12~14mm,翅展 31~34mm,雄虫体长 10~12mm,翅展 30~34mm,体呈黄褐色,具黑色鳞片;头顶部具一小丛灰黄褐色细茸毛,前翅宽大,近三角形,其上有波状斑纹。幼虫体长 20~29mm,全体黑色;蛹长 8.6~13mm,红棕色,具光泽。

1 年发生 1~2 代。幼虫常群集作茧相连成网越冬。次年 5~7 月化蛹羽化成虫,卵散产于药材表面的阴暗处。幼虫孵化后,吐丝连缀种子药材或碎屑作成管状巢,后居其中为害。幼虫期80~110 天。成虫黄昏时飞翔交尾,寿命 6~17 天。

(6) 一点谷蛾:一点谷蛾 *Aphomia gulasis* Zeller 属鳞翅目蜡螟科,分布于沿海及云南、贵州、四川一带。体长 9~12mm,灰黑色,成虫则呈灰黄褐色。雌虫下唇须发达,前翅长三角形,灰黑色,雌虫在沿缘线、内横线处有淡色波状纹,在中横线外方近前缘处有个明显的大黑点;雄虫在翅中央横列一个淡色叉状纹,叉状纹的尖端近前缘处有一小黑点,后翅为灰色。1 年发生 1 代,以幼虫形式为害药材。

(7) 谷蛾:谷蛾 *Tinea granella* L. 属鳞翅目谷蛾科,各地均有发现。主要危害种子及含糖、淀粉较丰富的药材。成虫体长 5~8mm,翅展 12~16mm,前翅银灰色,有褐色斑点,后翅较狭,灰色。幼虫体长 8~11mm,头褐色,体乳白色,如图 5-34。

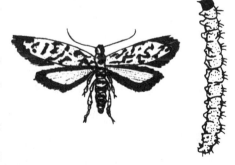

● 图 5-34 谷蛾

1 年发生一至多代。此虫在库内或田间均能产卵繁殖,幼虫在较潮湿的药材内或库房各种木板及包装品缝隙中越冬。孵化幼虫啮食药材表面或蛀入内部,并吐丝将数十粒种子缚住而结成团状潜伏其中进行食害;同时排出较多粪便,使受害药材染有臭气。

(8) 麦蛾:麦蛾 *Sitotroga cerealella* Olivier 属鳞翅目麦蛾科,分布于全国各地,是世界性害虫。

麦蛾不仅能危害稻谷、麦类,也是蛀蚀种子果实类药材的害虫之一。成虫体长较小,仅 5~6mm,翅展 8~16mm,黄褐色,有光泽;头部平滑,触角丝状;前翅竹叶形,淡黄褐色,后缘具长毛;后翅淡灰黑色,后缘毛长大于后翅宽,灰褐色。幼虫长 6~8mm,乳白色;头小,淡黄色,如图 5-35。

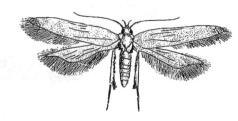

● 图 5-35　麦蛾

麦蛾是我国稻麦产区的重要害虫,尤其以长江以南地区发生最普遍,危害极大,发育最快,一般 1 年发生 4~6 代,在热带地区可多达 12 代。以成熟幼虫在种子药材内越冬。越冬幼虫至翌年春化蛹羽化为成虫,24 小时后即开始交配产卵,卵常产于浮小麦、赤小豆、薏苡仁等的腹沟、胚部或表面上。在温度 30℃、相对湿度 70% 时,卵期平均 3 天。幼虫孵化后,通常先蛀蚀种子类药材的外部,后蛀入其内为害。麦蛾不仅能在库内繁殖,而且在田间也能产卵繁殖,飞行力很强,若种子含水量在 8% 以下,则不能生存。

3. 螨类中药害虫　螨类不属于昆虫一类,而是节肢动物门蛛形纲蜱螨目螨类小动物,种类很多,分布极广,体形微小,一般只有 0.3~1mm,肉眼仅可看清,在低倍显微镜下观察呈椭圆形,有足 4 对。螨喜欢温暖潮湿的气候,每次产卵 100~200 个,10 天就可繁殖一代,但温度若在 50℃ 以上干燥时可大量死亡。螨的腹面有圆形吸盘,它利用吸盘附在其他昆虫或动物(如鼠、雀等)身体上进行传播,严重时还会随尘土飞扬各处,是一种危害较为严重的仓虫。

螨在许多中药材和中成药中都可寄生。当螨侵入药材内部蛀害时,集积大量虫尸粪便并排泄大量水分,可导致被害药材在短期内发霉变质。由于螨的种类不同而具有不同的危害性,一些螨类不但损坏和蛀食药材,使药材变质,而且可以直接危害人们的身体健康或传播多种疾病,如导致皮炎、皮肤瘙痒等;螨能穿过胃壁进入人体内器官,当进入泌尿道时可引起血尿,进入呼吸系统可引起哮喘及肺螨虫病,进入血液循环系统可引起发热、水肿等病变。螨对人类的危害很多,因此对口服中药中活螨和螨卵的检查已引起人们的重视。

(1) 粉螨:粉螨 Tyroglyphus farinae De Geer 又称粉壁虱,属蜱螨目谷螨科,我国分布极广。主要吞食粉屑和蛀蚀种子、叶类药材以及包装衬垫材料等,食性的复杂为一切害虫所不及。它不但能直接毁坏药材,同时可聚积大量虫尸、虫粪和排出大量水分,使药材污染、发霉变质,不堪药用。成虫体长 0.4~0.8mm,白色,半透明,足尖及口器呈黄褐色,分头胸及腹两部分,两者间有明显横沟纹 1 条;具有长短相近的足 4 对,体和足均有极规则的长毛,如图 5-36。

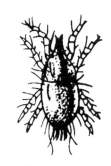

● 图 5-36　粉螨

主要以成虫越冬。此虫在空气干燥、温度低的不良环境中就进入休眠期,体壁变硬,头部大部分缩入体内,不食不动,可抵抗不良环境数月之久;并能随尘土吹走或黏附于其他昆虫、动物和仓库用具等到处传播,一遇适宜环境即能蜕皮恢复活动。此虫在适宜的温、湿度和药材水分下,完成一代的时间仅需 13~17 天。最适宜温度为 20~25℃,在 50℃时经 16 分钟各虫期均死亡;如药材含水量在 10%~12% 以下,则不适宜其生存。

(2) 干酪螨:干酪螨 Tyroglyphus sino L. 属蜱螨目谷螨科,我国各地有分布。主要危害果实种子类和叶类药材。其形态特征和生活习性与粉螨相似,如图 5-37。它生长的适宜温度在 25℃左右,相对湿度在 80% 以上,其繁殖最旺的时期在 5 月至 10 月间。

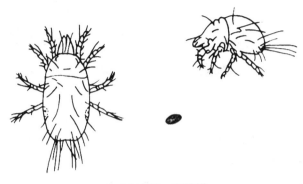

● 图 5-37　干酪螨

(3)其他螨类:除粉螨、干酪螨以外,近年来还在一些中药材及中成药中检出了不同种类的螨,如腐食酪螨、景天螨、甜果螨、真革螨、虱状蒲螨、革螨、肉食螨、橘色触足螨、食甜螨属、吸吮螨类等。在中药材养护中应加以防范。

（姬生国　胡　静）

第五章同步练习

第六章　中药材的养护

中药材养护是中药材贮存保管中的一项常规工作。做好中药材的科学养护,是确保中药材质量的重要措施,也是降低损耗、提高企业经济效益不可缺少的环节。中药材在贮存保管中,因自身或生物、物理、化学以及其他因素会引起种种变质现象,我国劳动人民在长期的中药材保管工作中积累了丰富的经验,形成了多种传统养护方法和技术,如密封吸潮、干燥除湿、对抗同贮等养护方法和技术。随着社会的发展,中药材经营规模的日益扩大,大量的中药材集中贮存,经过多年的实践研究,探索出了气调、辐射、远红外线、制冷降温、机械吸潮等现代中药材养护方法和技术,在全国已广泛使用,使中药材养护向规范化、科学化发展。

第一节　中药材常规养护方法

传统的养护方法是我国劳动人民在长期的中药材保管工作中积累的丰富经验,形成的中药材养护方法和技术。其主要通过干燥除湿、除霉杀虫等方法来控制中药材的干湿度以及杀死害虫、霉菌,具有经济、有效、简便易行等优点,是目前中药材贮存养护中重要的基础措施,根据养护方法所达目的侧重点不同,我们将传统的养护方法分为干燥除湿法(desiccation and dehumidification)和传统除虫养护法(mildewproof and insecticidal preservation),主要具体方法有:干燥养护、除湿养护、翻垛养护、密封养护、埋藏养护、低温养护、对抗共贮养护、地窖保存养护、化学药剂养护等九种。

一、干燥养护

干燥养护是指利用一定的方法,对中药材进行干燥处理,降低其中水分含量,以达到长久保存的目的。干燥可以除去中药材中多余的水分,使药材达到贮存所需的安全水分,同时也可以除去部分虫卵、真菌等,并造成一个不利于害虫生长的条件,达到长久贮存,药材不变质的效果。常用的干燥方法有晒干法、阴干法、烘干法、微波干燥法、远红外加热干燥法等。干燥方法的原理见第二章第二节。

二、除湿养护

时常保持药材的干燥,是药材能长期贮存所必需的条件,因此,除对药材进行干燥处理外,还应适时降低库房的湿度,以免药材吸湿。库房管理需要经常进行除湿养护,可通过改变库房小环境的湿度,如通风、空调除湿、除湿机除湿等,也可以利用吸湿性较强的物质,如木炭、生石灰等吸收空气中的水分,使药材保存在一个干燥的环境中,不仅可以保持药材自身的干燥,同时也可以起到抑制害虫和霉菌生长的效果。常用的方法有通风法和吸湿防潮法。

1. 通风法 利用风力导致仓储空间的空气流动来调节库房的湿度,起到除湿防潮作用,可通过空气的自然流动,或使用通风设备,如排气扇、电风扇、空调等。合理通风,可使干燥的药材不致受潮。一般应在晴天无雾及室外相对湿度较低时开窗、开门通风,反之则关窗关门。何时通风应酌情而定,如不考虑库内外温湿度情况,盲目通风则反而会使药材返潮,甚至带来不良后果。

(1)自然通风养护:合理的开闭门窗,使空气进行自然交换,可以使库房保持适宜的温度和湿度,不仅可以发散药材中的水分,减低药材的湿度,同时可以防止药材的霉变和生虫。气候条件是选择通风降湿的关键,我国南方等地的梅雨季节,应避免选择该方法降湿。一般情况下,仓库中的温度低于库外,湿度高于库外,或温度和湿度均高于库外可选择通风降湿。具体通风的条件要视具体情况而定。

(2)机械通风养护:利用机械设备,如空调、除湿机、排气扇、大型通风设备等均可使库房内外空气得以循环,以达到调节和控制库内环境温湿度的目的。该法不受季节和气候的限制。其中空调和除湿机,可因其特殊的降温及换气功能,有效地降低库房内的温度和湿度,从而达到养护的目的。

2. 吸湿防潮法 当库内相对湿度较大(接近或超过75%)时,或药材在贮存中吸湿还潮,可利用干燥剂来吸收空气或药材中的水分,保持库房贮存药材环境的干燥,防止药材霉变。选择条件较好的小库房全部密封后,放入干燥剂,以减少库内湿度,保持贮存环境的干燥。一般常用的吸湿剂有生石灰、木炭或草木灰、无水氯化钙和硅胶等。用吸湿剂吸湿在目前是降低库内湿度的一种切实可行的有效方法。下面介绍利用木炭和生石灰吸潮干燥的方法。

(1)木炭吸潮法:先将木炭烘干,然后用牛皮纸包好,放置于易潮易霉的药材内,可以吸收侵入的水分而防虫防霉。如红花、金银花、菊花等药材包装时,可放入用纸包住的活性炭,防止其吸潮发霉。使用木炭吸潮有以下优点:①木炭是惰性物质,不会与药材发生反应,且无臭无味,不致串味。②木炭吸潮缓慢,不会使药材干脆,特别是一些贵重细料药材(如参类),不会因为失去过多的水分而改变原有的颜色或增加额外的损耗。③使用方便,可放于药材的任何一个部位。④经济方便,木炭价格相对低廉,购买经济方便。同时,吸湿饱和后,可取出加以烘干或暴晒,仍可继续使用,因此更经济实惠。一般可放置1个月左右把木炭取出,烘干或晒干后再用,雨季或梅雨季节可根据具体情况增加烘晒次数。

木炭吸潮法不仅在仓储保管中可以使用,在物流运输中应用也很方便。一些易吸潮的药材收购后,为防止药材在运输途中吸潮发霉,放入木炭会有良好的吸潮效果,如花类药材款冬花、红花、金银花等。一般每40kg药材放置1.5~2kg木炭即可达到防潮的效果。

(2)石灰吸潮法:应用生石灰吸收药材水分的方法称石灰吸潮法。一般采用石灰箱、石灰缸或石灰吸潮袋等工具。生石灰又名氧化钙,吸水量可达自身的20%~25%。应用生石灰有一定的限制,因为生石灰吸潮后变为熟石灰,吸收空气中的二氧化碳生成碳酸钙时会放出水分,故应经常检查

撤换,以保证药材的干燥。其反应如下:

$$CaO+H_2O \rightarrow Ca(OH)_2 + 热量$$

$$Ca(OH)_2+CO_2 \rightarrow CaCO_3 +H_2O$$

对于质地娇嫩、容易走油或返糖、回潮后不宜暴晒或烘干的药材品种,可用此种干燥法,如人参、枸杞子、鹿茸、西红花、牛膝等。白糖参因加工含有较高糖分,如果暴晒或火烘,所含的糖分容易外溢,有损质量;牛膝暴晒易脆断变色,采用石灰吸潮法也较为适宜。

三、翻垛养护

将垛底药材翻到垛面,或堆成通风垛,使热气及水分散发的方法叫翻垛法。一般在梅雨季节或发现药材含水量较高时采用。翻垛养护是大型药材仓库经常采用的一种方法,经济实用,但需要大量劳动力。随着科学技术的发展,目前可利用电风扇、鼓风机、垛底除湿机等机械装置加速通风,通常将药材堆成漩涡形通风垛或井字形通风垛。

四、密封养护

密封贮藏,早在1360年就有详细的记载,并有"十年不坏"之说。它是一种贮藏的基本办法。采用密封养护的目的是利用严密的库房及容器或其他包装材料,将药材密封,使药材与外界隔绝起来,尽量减少湿气侵入,保持药材原有水分,从而达到防止药材霉变与虫蛀的目的。但在密封前药材的水分不应超过安全值,且不应有变质现象存在,否则反易促进霉烂。一般的密封类型有:

1. 容器密封法　容器密封法适用于量少、细贵、易变质的药材品种。一般采用缸、罐、坛、瓶、箱、柜、金属桶等容器,密封或密闭贮存。铝制品由于有反辐射热的作用,能隔热,适宜用于高温易发生变质的药材贮藏;玻璃和塑料容器,由于不能避光,不能用于易变色药材的贮藏。容器要有良好的密封性能,无漏孔,清洁干燥,放入药材后要立即封口,并用适当的方法密封。如取用容器中密闭的药材后,取用后要再立即密封,以防吸潮引起变质。传统方法还有用干沙、稻糠、花椒等对遇热敏感的药材进行密封,达到既能透气散热,又能与外部环境隔离的目的,防止虫、霉污染。

2. 塑料薄膜密封法　塑料薄膜密封法采用密封性能更高的新材料密封。塑料薄膜密封性强,价格低廉,操作方便,是适合密封贮藏的优质材料,更能增强防霉、防虫的效果。适用于普通大宗药材量较大时的养护。在安全水分内的新药材,以及需较长时间贮存的品种,亦适用于该法。但塑料薄膜质地柔软,抗机械损伤性能差,在使用中易破裂,生产中应注意。

3. 库房密封法　库房密封,比塑料薄膜密封规模更大。在密封材料的选择上,可选择油纸、涂褙草纸、油毡纸、塑料薄膜、氯丁胶乳沥青等处理库房,使其具有较强的密封、隔湿、避光等性能。如密封或密闭前后库内湿度较高或因密封、密闭不严,外界潮气会不断侵入,则可加入木炭、硅胶、生石灰等吸湿剂,这样密封和吸湿结合,可取得较好的养护效果。但不宜将高水分药材品种和低水分药材品种混同,以防高水分品种向低水分品种转移水分。

五、埋藏养护

1. 沙子埋藏法　沙子埋藏法是利用沙子隔绝外界湿气侵入,防止药材生虫发霉。此法适用于少数完整药材,如党参、牛膝、板蓝根、白芷、山药等。容器用缸或木箱,沙子应充分干燥后使用。容器底部先用沙子铺平,再将药材分层平放,每层均撒盖沙子,沙子厚度4~7cm,但容器上下和四周沙子应稍厚,一般为7~13cm。贮存容器应置于干燥通风处,如能垫高,离开潮湿地面最好。

2. 糠壳埋藏法　糠壳埋藏法是利用谷糠、麦糠的隔潮性能,将药材埋入糠中,使外界湿气不致侵入,保持药材干燥,亦可避免害虫和霉菌污染。如阿胶、鹿角胶、龟甲胶等,用油纸包好后,埋入谷糠内可防止软化或碎裂;党参、白芷等埋入谷糠中不致霉烂。

3. 石灰埋藏法　石灰埋藏法是利用石灰埋藏药材,达到防潮的方法。方法是用大小适宜的缸或木箱,先用双层纸将药材包好,注明名称,然后置入,以石灰恰好埋没所贮药材为度。如数量较少,可将几种药材同贮之。此法较适用于部分动物类药材,如刺猬皮、熊掌、水蛭、蜈蚣、蜣螂虫等。

4. 活性炭埋藏法　活性炭埋藏法是利用活性炭的吸湿性,达到吸潮防虫防霉的目的。方法是将干燥的活性炭平铺在容器底部,药材用纸包好后放在上面,再在药材上面放上一层活性炭,密封容器即可。活性炭吸湿后经过晒干或烘干后仍可反复使用。活性炭的吸湿性较好,一般吸湿率可达本身重量的10%左右。

六、低温养护

低温养护即在低温环境中贮存药材,防止药材变质的方法,低温环境一般控制在2~10℃。目前常用的方法是利用机械制冷设备(空调、冷风机、冷冻机等)产生冷气降低库内温度,从而有效地防止药材生虫、发霉、变色、走油等变质现象的发生,同时又不影响药材的质量,达到养护目的。该法的特点是易操作,好管理,温度低。但是该法仅能抑制害虫发育繁殖,不能完全杀灭害虫,还需要设备的投入,成本较高,适宜于部分贵重药材和不适宜烘晒的药材,其优点是药材不易变色、不走油、不走味、不干裂等。

一般害虫在环境温度8~10℃时停止活动,在-4~8℃时进入冬眠状态,温度低于-4℃时,可以使害虫致死。低温养护宜在夏季梅雨季节来临前进行,且过了梅雨季节才可出库。需要引起注意的是,在夏季温度较高时,如直接从低温库移出库外,表面容易凝结水珠,使药材吸湿后所含水分超标。哈蟆油、人参、菊花、山药、陈皮、苦杏仁等常用低温养护法。如哈蟆油容易吸潮生霉,如用水洗刷,当时虽可除去霉斑,但经数小时后仍会回潮,而且日晒变黑,火烘又出现白点,故宜采用此法;苦杏仁要保持良好的外观性状和有效成分含量,可将其干燥后于2~8℃下低温保存,并尽可能缩短贮存时间。

当然,低温冷藏也有一定的局限性,因经济成本较高,一些数量大、质地疏松、占用空间大的药材不太适用此法。另外,一些药材比较软或硬脆,冷藏过久可导致药材破碎,不利于调剂,也不适合用此法贮藏。

七、对抗共贮养护

对抗共贮也称异性对抗驱虫养护，是人们在中医药长期的应用实践中积累的丰富经验，是采用具有特殊气味的两种或两种以上药材同贮达到防蛀、防霉效果的传统中药养护法。明代陈嘉谟著《本草蒙筌》中便有"人参和细辛，冰片同灯草，硼砂共绿豆"的记载。该法主要是利用不同品种的药材所散发的特殊气味、吸潮性能或特有驱虫去霉化学成分的性质来防止另一种药材生虫、霉变，如荜澄茄、花椒、樟脑、大蒜、白酒等。例如花椒、细辛可防乌梢蛇等动物类药材虫蛀；荜澄茄多用于蛇类药材的保存；牡丹皮可防泽泻、山药虫蛀；冰片、樟脑等可作中药防虫剂；蕲蛇、金钱白花蛇与花椒或大蒜同贮；冰片与灯心草同贮；硼砂与绿豆同贮；当归与麝香同贮；西红花与冬虫夏草同贮等。该法简便易行，无须增加特殊设备，且养护效果好，尤其适用于少量药材的贮藏。且在进行对抗共贮养护的过程中，中药的有效成分在环境中自然释放，不会对环境造成污染。若将一些易生虫的药材先进行烘烤、日晒等处理，则效果更佳。

白酒防蛀防霉的应用范围广，由于白酒的主要成分乙醇具有很强的渗透作用，再加上与水有很强的亲和力，能破坏蛋白质的水化膜，使蛋白质沉淀、变性，可起到杀菌、消毒、防腐的作用，很多药材都可运用。①动物类药材乌梢蛇、地龙、蛤蚧等；②油脂类药材柏子仁、桃仁、苦杏仁等；③高糖类药材枸杞子、龙眼肉、黄芪、大枣等；④贵重药材冬虫夏草、鹿茸等；⑤含挥发油类药材当归、川芎、木香等。这些药材均可喷洒少量95%的药用乙醇或50度左右的白酒密封养护，可达到良好的防蛀、防霉效果。这也与现代采用酒精消毒的方法相吻合。

对抗共贮养护的方法还有很多，如表6-1中列出的情况。

表6-1 常见的对抗共贮养护举例

养护药材	被养护药材	防护作用
细辛	人参、党参、三七、明党参、知母	防虫蛀
牡丹皮	泽泻、冬虫夏草、山药、天花粉、白术	防虫蛀、变色
花椒	乌梢蛇等动物类药材	防虫蛀变质
白矾	柏子仁、玫瑰花、月季花	防虫蛀、泛油
樟脑（薄荷脑、冰片）	斑蝥、三七、桃仁	防虫蛀变质
荜澄茄（吴茱萸）	蛇类、虫类药材	防虫
海带	薏苡仁、芡实、麦芽、山药、党参、黄芪等	防虫、防霉
白茅根	人参、天麻、三七、金钱白花蛇	防虫、防霉、防变色
昆布	党参、黄芪、百合、麦冬、黄精等根及根茎类药材	防霉
大蒜	全蝎、蜈蚣、土鳖虫等虫类药材	防虫蛀变质
高良姜	陈皮、半夏、白芷、山药	防虫、防霉
丁香	乌梢蛇、地龙、蕲蛇	防虫、防霉
西红花	冬虫夏草	防虫
生姜	蜂蜜	防涌潮

对抗共贮养护法需注意以下几点：①无论用哪一种对抗同贮法来养护中药，一定要实施于药材被蛀发霉以前，而不宜在其后进行，这样才能收到良好的防治效果；②在对抗同贮过程中需取用药材时，取后应立即密封，否则不能保持持续有效；③凡能产生串味的品种，不宜采用此法，如鹿茸、人参、丁香等不能与冰片、樟脑共存，甘草、黄芪不能与大戟、甘遂混藏，否则易变味、串味，影响中药疗效；④对抗同贮后，对抗品种有两者均作药用的，有的有损失（如樟脑、冰片），有的不宜再用（如大蒜、花椒、白酒等），能否再用应当酌情处理。

对抗共贮养护的方法一般是用密封的容器，如缸、罐、桶、瓶等，材质可以是陶瓷、玻璃、不锈钢等，或使用具有密封的塑料袋，把两种药材分层交叠存放，也可以用透气的布料或纸张包裹具有特殊气味的药材，交叉放入被存放的药材中。

八、地窖保存养护

地窖具有冬暖夏凉又不直接受到阳光照射的特点，利用地窖贮存中药的方法叫地窖保存养护法。在干旱、气候较干燥的地区，对于那些怕光、怕热、怕风、怕潮、怕冻的药材具有一定的养护作用。

适用于地窖保存的药材有：①含有挥发性成分的药材，如玫瑰花、月季花、薄荷、细辛、荆芥、当归、川芎、木香等，可避免阳光照射引起变色、走油现象；②含油脂性成分大的药材，如柏子仁、酸枣仁、苦杏仁、火麻仁、鸡内金、土鳖虫等，容易氧化分解变色，油脂外溢；③含有淀粉或含糖分大的药材，如山药、枸杞子、大枣、龙眼肉、薏苡仁、瓜蒌、栀子等，易虫蛀、发霉；④盐炙的药材，如车前子、知母、巴戟天、益智仁等，容易吸收空气中的水分而变潮，或因温度过高使盐分从药材表面析出。

采用地窖保存药材要注意地窖里空气的湿度，必要时须安装空调机组及其他换气通风设备，以便在气候突变的情况下或有计划地适当调节室内空气，同时保持空气中的湿度和空气清新。若地窖内的湿度过大可采用生石灰吸潮，但要经常检查，如生石灰失去吸潮作用应立即更换新的。但对于常年多雨或湿度大的地区不适合采用此法。

九、化学药剂养护

化学药剂养护是利用某些化学药剂来抑制中药中霉菌、虫害的生长和繁殖的一种养护方法。通常将化学药剂分为防霉剂和杀虫剂，但有些化学药剂既有杀虫作用，又有防霉效果。

化学药剂杀虫的原理，一般是破坏害虫上表皮的护蜡层和蜡层，然后深入虫体内部，使之中毒而死。有些杀虫药剂，如有机磷类进入虫体后，不仅能抑制虫体胆碱酯酶的活性，且能破坏其神经系统的正常功能，导致害虫死亡。有的化学药剂虽杀伤迟缓，不能立即杀灭害虫，但能影响其发育和变态，如幼虫不能蜕皮，蛹不能羽化或羽化的成虫生育率降低，产卵量减少或卵不能受精和孵化等，起到间接杀虫作用。

仓库害虫是药材贮存中最常见的问题，也是造成损失的因素之一。因此，中华人民共和国成立以来，开发应用了多种杀虫防霉的药剂，如三氯甲烷、四氯化碳、二硫化碳、硫酸铜、醋酸镍、有机氯农药、有机磷农药、硫黄、氯化苦（CCl₃NO₂）、磷化铝（AlP）、对硝基酚、β- 萘酚、水杨酸、安息香酸及其钠盐、醋酸苯汞、氯酚、尼泊金、甲醛溶液（福尔马林）等。

用化学药剂熏蒸杀虫，能在很大程度上消灭仓库害虫。然而，随着科学技术的不断发展，人们发现这些化学药剂残留在药材中的有毒物质不易除去，影响药材质量和治疗效果，而且操作方法复杂，易污染环境，造成对人体健康的危害，人们愈来愈认识到它的弊端。有些药剂因为毒性大、残留量高，已经被禁止应用，如有机氯农药、有机磷农药、硫黄、氯化苦等。所以在中药材养护中，对于化学药剂应参照国家颁布的绿色食品禁止使用的农药标准和农药安全使用规定中的要求，使用安全、无毒的化学药剂杀虫防霉。

使用化学药剂，既要考虑杀虫效果，又要注意生态环境和人身、牲畜安全。使用时，要充分了解药剂的理化性质、杀虫原理、使用方法和操作规程。仓虫是药剂的作用对象，了解害虫的种类、习性、有无抗药性是选用杀虫剂，确定有效浓度环境和方法的重要依据。对于化学药剂的选择，应符合以下要求。①高效速效：低剂量下有强大杀虫作用，短期内能获得全歼功效；②广谱多用：对各种药材仓虫的成虫、幼虫等均有良好的毒杀效果，并兼有一药多用的效果（熏蒸兼触杀或灭虫兼灭菌）；③低毒无药害：对仓虫高效，对人体低毒，使用安全，在允许使用的浓度和剂量下，对药材及机械设备无害；④长效低残留：药剂在空气中经过一段时间能自然消散毒性，不污染环境或造成伤害，或者残毒量在允许的标准之内，对人身及环境无不良影响，而对仓虫有一定的影响；⑤不易产生抗药性：某些仓虫对某种药剂易产生抗体，换用另一种药剂时，则不易产生抗药性，或虽有抗药性，但药剂仍有良效，即无交叉抗药性；⑥价格便宜，使用方便。

化学药剂的使用一般分为熏蒸法和喷洒法。喷洒法使用时通常以水或水醇混合液为溶剂，配成适当浓度的溶液，用喷雾器喷洒在药材表面及霉虫着生蛀蚀之处，如硫酸铜喷洒法、醋酸镍喷洒法。喷洒法在仓库内使用受到条件的局限，还容易造成药材污染，所以现已较少使用。

熏蒸法的应用较为普遍。熏蒸法是在一个密闭的环境内，通过化学药剂的蒸汽、烟雾等熏杀害虫霉菌，起到杀虫防霉效果。常用的熏蒸方法有，①熏箱、熏缸密封熏蒸：数量少、品种单一的药材常用此法。将药材放入箱或缸内，放入药剂后将所有的缝隙用纸条或胶纸带封严。通常放入的药剂以驱避剂（如樟脑）为主，也可放入 70% 乙醇或白酒。另外，还可采用小件密封和专用熏房进行熏蒸杀虫。②帐幕熏蒸：常用的是整垛密封熏蒸，即将生虫药材码成垛（或一个货位），留出施药空间，用涂胶苫布或塑料薄膜将垛体覆盖，垂落地面的苫布或薄膜用沙袋（库骨）或泥土（库外）压实，在垛边留出一至多个施药缝口，施药后将缝口压严、封实。③整库密封熏蒸：库内施药，只留一扇人员出入的库门，其余门、窗、缝隙均用宽窄不同的纸条糊严，先糊宽的，再层层糊严、封实，门脚缝隙可用沙或土袋压实。库内设若干施药点，施药后再将出入往返库门糊严。库外放药的，除留窗口一小洞放施药管子外，其余所有的门窗按上法糊严、封实，施药后再将窗口小洞封严。

熏蒸法目前常用的杀虫剂是磷化铝（AlP）。磷化铝纯品为黄色结晶，工业品为浅黄或灰绿色固体，在干燥条件下很稳定，但易吸潮分解，产生有毒气体磷化氢（PH₃），故应干燥防潮保存。本品适用于仓库密闭熏蒸杀虫。市售磷化铝片（含辅料）用量为 5~6g/m³。在中药饮片包装中间放置磷化铝片，将包装箱密封，可将虫卵杀灭。磷化氢具臭鱼样气味，对人体有害，可引发眩晕、支气管炎或水肿等，使用者应注意防护。

第二节　中药材养护新技术

中药材传统养护方法是现今较为广泛的养护方法,但随着科学研究的不断发展,人们发现中药材传统养护方法存在许多的弊端。特别是化学药剂在中药材养护中的使用,化学药剂会导致环境与药材污染,影响养护人员健康。目前,已有不少国家对进出口药材的化学药剂残留量制定了严格的限量标准。根据无公害、无污染的"绿色中药"的世界发展潮流,国内科研工作者也在积极寻找无残毒无污染的中药材养护新技术。随着现代设备和技术的不断创新,很多中药材养护新技术也不断涌现,以更好地对中药材进行安全有效的养护。

本节重点介绍已经广泛使用的中药材养护新技术,常见的有气调养护技术、气幕防潮养护技术、远红外加热养护技术、微波加热养护技术等。

一、气调养护技术

气调养护技术也称作气调贮藏技术,是通过物理、化学集成方法调控中药材密闭货垛或密封包装箱(袋)等密闭空间的空气组分,达到防治虫害、防止霉变、保持品质的一种养护方法。气调养护技术是 20 世纪 80 年代初我国推行使用的中药材养护新技术,国外称"CA"贮藏,是 controlled atmosphere 的缩写。2015 年中华人民共和国商务部发布了《中药材气调养护技术规范》(SB/T 11150—2015)。

(一) 气调养护的原理

气调养护是将药材置入密封的环境内,通过调整空气的组成,对影响药材变质的氧气浓度进行有效控制,人为造成低氧(O_2)状态或高二氧化碳(CO_2)状态。药材在此环境中,新的害虫不能产生或侵入,原有害虫窒息或中毒死亡,微生物的繁殖和中药的呼吸都受到抑制,并能隔离湿气对药材的影响,从而保证了药材品质的稳定,防止了药材质变。

气调养护的降氧技术都需先将密封帐幕内或包装箱(袋)内的空气抽出,降低帐幕内氧的浓度,有时为了保障帐幕内外压力的平衡,同时充入氮气(N_2)或二氧化碳(CO_2)等惰性气体。

1. 充氮气降氧法　充入氮降低氧浓度。一般氧浓度在 8% 以下能防虫,2% 以下能使害虫窒息死亡,1% 以下能加快害虫死亡速度,0.5% 以下可以杀螨和抑菌。

2. 充二氧化碳降氧法　充入二氧化碳降低氧浓度,据实验证明,当 O_2 含量下降到 0.8% 以下时,部分害虫经过 48 小时死亡;当 O_2 含量下降到 8% 以下,CO_2 含量提高到 45% 以上时,3 天内害虫全部死亡。二氧化碳浓度达到 20% 以上可用于防虫。二氧化碳浓度在 35% 以上,能有效地杀死幼虫。二氧化碳浓度达到 40%~50% 时,害虫就会很快死亡,中药呼吸强度也会显著降低。对于量大的药材,可采用桶式气调法,即直接将 CO_2 气体通过皮管充入贮药容器底部(最好用铁桶,密闭性能高,不易被鼠咬或硬物扎破),利用 CO_2 的密度大于 O_2 的特点,逐渐将 O_2 赶出。当容器口溢出啤酒味时,说明 CO_2 已充满,然后抽出皮管,封严容器。

3. 气调剂脱氧法　气调剂是一种能够调控密闭空间内空气组分的制剂,具有抗氧化及抑制微生物的作用。它是由无毒材料制成的复合物,能直接吸收空气中的氧,在密封塑料袋中可以实现中药材的除氧封存,从而有效地防止中药材的发霉、虫蛀、氧化变质等。

气调养护药材的优点有:①无残毒,而且能保持药材原有的色泽和气味,效果明显优于化学熏蒸法;②适用范围广,对不同质地和成分的药材均可使用;③操作安全,无公害;④比用化学熏蒸剂更经济。

近几年有些中药材商品采用真空包装,这是气调养护的一种新形式。真空包装是将包装容器(箱或袋)内的空气全部抽出,密封,维持容器(袋)内处于高度减压状态,空气稀少相当于低氧效果,使微生物没有生存条件,以达到保证中药质量的目的,并大大延长了保质期。该法过去主要用于一些贵重、细料药材的贮存,如人参于真空包装箱中贮存,既保障了原有水分,又能防潮防霉;又如利用真空包装贮存西红花,能有效地保持原有的色泽及药效。随着技术的进步,一些普通大宗药材的小量的商品包装也开始推行应用,如果实种子类药材等。

(二) 气调养护的密闭技术

气调养护的基础是密闭。只有药材贮存空间密封良好,才能使气调养护顺利进行。气调的密闭方法分地下、地上和水下三种密闭形式。目前国内多采取地上密闭法。地上密闭按性质又有硬质结构和软质结构之分。在药材养护系统中,软质结构目前多采用(气调专用膜)塑料薄膜罩帐,硬质结构则是利用库房改建为气调密闭库。

1. 塑料薄膜罩帐　又称塑料薄膜帐幕,或简称塑料薄膜帐(塑料帐),也有按结构性质称为"软质仓"的。供作气调养护专用的塑料薄膜应具备:①对氧和二氧化碳的密闭性能高,透过率小,透氧量≤50cm³/(m²·24h·0.1MPa),透湿性小,透湿量≤12g/(m²·24h);②价低且耐久;③机械性能好,厚度≥0.08mm,横向折断力≥15N,纵向折断力≥18N,热合度≥10N/15mm;④便于加工制帐。如聚氯乙烯(PVC)0.3mm层压薄膜,气密性较好,不渗湿,耐腐蚀,抗压力、抗拉力强,较为经济,便于制帐,是目前较好的一种软质气密材料。

(1) 罩帐结构:由三幅组成,主幅包括前、背、顶面,左右两面为侧幅,能节省材料,减少制作时的热合焊接,有利于保持密闭性能。制作时用高频热合机,或300W调温电熨斗熔封。PVC薄膜的热合温度为140~180℃。依气调及管理的需要,在罩帐离地面1m处,热合直径3cm、长10cm的塑料软管为充气口,并选择适当位置设热合测气嘴、测温测湿接线柱、查药口等。制作充二氧化碳的罩帐,在罩帐面的上侧和帐顶上焊接"衣袖"式塑料薄膜筒,供抽气、排气用。罩帐底部四个边角处焊接热合一块直角三角形薄膜,以便罩帐下缘平铺地面,利于密封。制成后仍应检查是否漏气,对漏气处要焊补。因塑料薄膜可能存在"微孔"或"沙眼",运输贮存中也可能受到损伤,故下料以后还需对光检查,如有小洞,用塑料小块以化学胶水、塑料浆糊、涤纶胶带等粘贴补漏。

(2) 密封堆垛:对药材堆垛的密封分为六面密封和五面密封。前者有薄膜铺底,后者直接将罩帐与地面接合密封。

1) 六面密封:首先在地面或垛底铺一层苇席(或旧苦布),再铺上一层旧麻袋,盖上塑料帐底,再在帐底上铺一层麻袋,以防堆垛时将薄膜底穿破。货垛堆码要求牢固,严密紧实,并按上、中、下层不同位置事先埋好热敏电阻,堆垛上层埋上测湿用电阻,将导线引出垛外。将药材堆垛后,应对质硬不平的筐、箱、篓三类药材包装先用苇席或麻袋等软质物料将其覆盖,以防抽气时包装将罩帐扎破。然后罩上罩帐,将测温测湿导线与罩帐上的接线柱连接,备用热合夹将罩帐下缘和底部热合焊接牢固,从而形成对堆垛的密封。最后将抽气"袖口"、测气嘴、充气管反折夹紧或直接使用胶塞堵塞从而达到完全密闭。

2)五面密封:因底面不用塑料,对地面要求较严格,应当具有一定的密闭性能。水泥地面、严格的"三合土"地面或一般"三合土"地面经过沥青处理的,也可以作为五面密封的底面。药材堆垛的罩帐方法及罩帐过程中的注意事项均与六面密封相同。五面帐与地面接合密封的方法有粘贴法、压合法和粘贴与压实相结合的三类方法。粘贴法可用热熔沥青、化学浆糊等将罩帐下缘粘贴地面,形成密封。压合法可用细沙或细沙条袋密实压住罩帐下缘,从而形成密封。也可用纸条或胶纸带先将帐下部粘贴地面,再用细沙或细沙袋压实帐下缘,构成对罩帐的密封等。

以上堆垛密封法,六面帐密闭性好,但多耗材料和人力;五面帐密闭性较差,但节省材料和人力,简单易行。五面帐若操作严格仔细,同样能达到较好的气调养护效果。

2. 气调密闭库　气调密闭库养护中药,具有性能良好、节省仓容、方便管理、成本较低、经久耐用的特点,能较全面地防止药材质变。在应用范围上,还可用于密封贮存、吸湿贮存等。但缺点是密闭库建设成本较高。

对于旧库房采用一定技术处理后,也可进行气调养护。旧库房改建为密闭库的技术要求是:库房通常为钢筋混凝土结构,以承受气体置换中形成的库内外的压差;密封材料的选择要兼顾气密性和隔湿性;密封层的组成和处理,用沥青和塑料薄膜作为气调库密封材料,采取"沥青—塑料薄膜—沥青"组成密封层(实施须防燃),处理在库房内壁,以起到隔湿隔气、防腐的作用。

库门应进行密闭处理,库门背面除应作相应的"两沥两塑"处理外,库门框及库门四周还应用胶皮封垫,然后再用软胶管环粘贴,使与库门密闭层紧密连接,当库门关闭以后,将软胶管充气,使其紧塞于库门和门框之间,从而阻隔气体的内外渗漏。

库内装置安装应合理,通入库内的电源线,充、抽、测气的导管,测温测湿导线,观察窗等设备的安装,均应在密闭层处理之前进行。为了了解库内不同层次的气体变化,应分上、中、下安装测气管,可使用铁管与库内相通,安装测气阀门,以便开关。

密闭库房建成以后,应经干燥才能使用。为了加速干燥,可采取一些吸潮及散湿措施。如闭门后用生石灰、空气去湿机吸潮等。

(三)气调养护的降氧技术

降氧是气调养护的中心环节,也是施行气调养护中药的基本手段,是在密闭的基础上改变气体成分,使氧浓度降低而稳定,从而达到防霉杀虫的养护效果。目前采用的降氧方法主要有充氮降氧、充二氧化碳降氧和自然降氧。现分别介绍如下:

1. 充氮降氧　氮气是一种惰性气体,无色,无臭,比重为 0.976,难溶于水,化学性质稳定。以氮气或以氮气为主进行气体置换,将氧浓度降至低限,以至临近绝氧状态,是保持药材品质不变的一个重要因素。

(1)氮气来源:一是使用工业生产的钢瓶氮气,二是使用氮发生器(制氮机)产气。一般采用制氮机产气。目前使用的制氮机类型有两种,氮气发生器和制氮机,这两种制氮机均以煤油为燃料,也可用液化石油气。

(2)气体置换技术

1)塑料帐的气体置换:通常采用"先抽后充"的方法。即先用吹尘器的反向作用或真空泵将帐内气体抽至薄膜紧贴药材货垛,并检查是否漏气,然后再充入氮气,充至薄膜胀满为度。当未达到指标时,应重复数次抽气和充气,直到符合标度;每次重复抽、充气时,应有一间歇时间以利帐内气体渗和平衡,提高置换效率;每次充气胀满罩帐后,停止充气,同时用测氧仪器测试氧浓度,若用于防虫,氧浓度至少应在 8% 以下;若用于杀虫,氧浓度应在 2% 以下。达到要求以后就封闭气管,进入管理阶段。注意充气达到的低氧浓度还应小于指标,如氧浓度为 2% 的指标,应降至 1.5% 以下。因气体胀满罩帐后,有一个渗和平衡过程,反之,渗和稳定后就会超标而达不到养护要求。气体渗和平衡需要的时间,一般薄膜罩帐需 1~2 天,小型密封库需 2~3 天。

2)密闭库的气体置换:由于气调密封库是硬质结构建筑物,空气分子运动与地球重力场(吸引力)综合产生的大气压力,在库外大气和库内气体之间的不平衡中,库内过高的正压会使库房崩裂,库内过低的负压也会使库房塌垮,因而不能任意抽气和充气。通常采用"先充后抽",比例限量为 10%~15%。反复充抽气平衡,逐渐把库内氧浓度降低,直至达标为度。根据先充后抽的原则,充气可提前 5 分钟,每抽气 1 小时后停止 5 分钟。使用吸尘器抽气率为 100~120m³/h。

检查库内正负压的简单做法是在测气的小胶管口上,涂以能产生气泡的液体(如肥皂水),正压时就会产生气泡,当平衡转入负压后,则气泡消失。这种气体置换方法,据用"U"形曲管压差表测试,充气的正压可在 0.39kPa(40mmH$_2$O)以内,抽气平衡以后,可到 −0.10kPa(−10mmH$_2$O)的负压,正负压之间的差值为 0.49kPa(50mmH$_2$O)以内。若建筑结构内该密闭差有变化,依据它承受压力的强弱,增减正负压差,进行库内的气体置换。这种气体置换方法,经反复实践证明是安全可靠的。

2. 充二氧化碳降氧 二氧化碳为无色、无臭气体,比重为 1.5,比空气重。在温度 20℃时,1 体积水能溶解 0.88 体积的二氧化碳。二氧化碳在高压或低温下为无色液体或白色固体。

(1)二氧化碳的来源:可分工业产品二氧化碳钢瓶和二氧化碳自制发生器,中药材养护一般使用钢瓶装二氧化碳液化气体,纯度为 99.7%,用于薄膜罩帐内。

(2)气体置换方法:用吹尘器的反向作用或真空泵先抽出帐内气体,在薄膜紧贴堆垛后,再灌注液化二氧化碳进行气体置换。当二氧化碳浓度达到 35% 以上时,即停止灌注,一般两天以后,帐内二氧化碳就可以渗和平衡。如罩帐密闭性能不强,或密封时间过长,应补充灌注二氧化碳。二氧化碳用量,薄膜罩帐密闭药材堆垛 100m³,一般需要二氧化碳 30~40m³,在充气时,当钢瓶温度下降至沸点 −78.2℃以下,则不能一次气化,留存 1/3 在钢瓶内,此时可关闭阀门,待以后使用,在充二氧化碳过程中,要严格遵守操作规程,防止高浓度二氧化碳中毒(上述密封库启封后,氧浓度不到 18%,不宜入库操作)。

3. 气调剂降氧 作为气调养护的气调剂应无毒无害,不燃,不爆,低残留,并符合一般工业固体废物处理标准;同时,氧气吸收量 ≥ 110cm²/g,二氧化碳释放量 ≥ 5cm²/g,调湿量 ≥ 0.3g/g。在进行气调养护时,气调剂的用量是关键。中药材货垛中气调剂的投放量按下列公式计算:

$$M=V \times (21\%-N)/Q$$

式中:M—气调剂用量,单位为千克(kg);V—密封货垛体积,单位为立方米(m³);N—要达到的氧气浓度,%;Q—气调剂吸氧量,单位为立方米每千克(m³/kg)。

在中药材货垛放置气调剂后,应迅速覆盖顶罩,将顶罩与底膜封合位置对齐,封合,封合宽度应 ≥ 0.01m,并留一抽气孔。用抽风机从抽气孔抽出垛内空气,直至顶罩紧贴垛体,快速密封抽气孔。货垛密封完成 7 天后,目测顶罩是否贴紧垛体。在 30 天内应达到氧气浓度 ≤ 2%,二氧化碳浓度 ≥ 5%,相对湿度 45%~75%,并且能继续保持 30 天以上。针对少数中药材需要有氧参与品质形成过程(如陈皮),可视情况在完成除害、霉变防治过程之后将氧气浓度上调,但不宜 >10%。

4. 自然降氧 所谓自然降氧,是在密闭的条件下,利用中药本身、微生物、昆虫等呼吸作用,使含氧量下降,二氧化碳上升,造成霉菌和害虫的恶劣生存环境,在缺氧状态下害虫窒息死亡,微生物受到抑制,从而达到安全贮存的目的。采用这种方法养护中药,投资少,方法简便,不仅能防虫防霉,也能达到良好的杀虫效果。

自然降氧法主要用于防虫蛀和霉变,有的也能用于杀虫和防止泛油等质变。养护对象以新采集药材、种子果实类药材为主。防虫的氧浓度在 8% 以下,杀虫的氧浓度在 2%~4%。

自然降氧仅用于药材货垛的薄膜罩帐密封。以六面帐密封效果为佳,密封 4~6 天氧浓度可降至 12%~14%;密封 15~20 天氧浓度可降至 3%~5%;密封 40~60 天氧浓度可达到 1.2%~2%,从而起到杀虫、防霉的养护效果。

自然降氧法因养护对象和密封条件不同,产生的降氧速度和浓度有很大差异,其规律及原因是:①植物类药材比动物类药材降氧快,植物类药材中的果实和种子(种仁)又比其他植物类药材降氧快,这是因为果实种子的胚呼吸耗氧之故。②新药材比陈药材降氧快,是因为新药材比陈药材呼吸作用强之故。③含挥发性成分的药材比其他药材降氧速度快。④含水量高的药材比含水量低的药材降氧快。⑤密封体内,温度高、湿度大比温度低、湿度小的降氧快。

(四) 气调养护的管理技术与注意事项

气调养护是在特殊条件下进行的,密闭是基础,降氧是中心,做好管理是气调养护的根本保证,还应注意操作安全。

1. 查漏 在气调管理中,对薄膜罩帐应经常检查,检查鼠咬或其他损伤造成的漏气,凡发现有漏气之处,应立即将其补妥。如气体指标达不到养护要求,还应补充氮气或二氧化碳,安装在密封库门和门框之间的充气胶管圈,也应经常检查。若漏气变软,及时补充气体,保持密封性能。

2. 测气 是检测密封容器内气体成分变化情况、判断气调养护效果的主要方法。充气时的测气,是为了达标而进行;管理中的测气,是为了保持指标而进行。充气时的测气,只发生在当时;管理中的测气,则经常定期地进行,直至养护结束。气调初期,应每天测一次;气体稳定以后,可 3~7 天一次定期进行。在管理中,被检测的主要气体成分,除正常地自然增减外,都应仔细检查漏气原因,及时采取措施。检测气体的仪器主要有奥氏气体分析仪,CH-2 型氧气测定仪、二氧化碳测定仪等。

3. 测水分 水分是药材中最不稳定的成分,含水量高的药材,会使密封货垛内温湿度增大,有利于微生物生长繁殖,严重则造成药材"冲烧"变质。因此,气调养护的药材水分含量应在安全范围内。为了掌握药材水分含量的变化,气调密封前和密封后,均应进行药材水分的测定,以便及时采取技术措施。

4. 测温测湿　在气调管理期间必须系统地观察药材密封罩帐或库房内外温湿度的变化,并认真做好记录。分早、中、晚定时观察,得出日平均温湿度,以及温度的最高和最低值的变化。

5. 预防结霜　在气调养护药材管理期间,薄膜罩帐内壁,因温湿度变化而出现的水分凝结现象,称之"结霜"。这时气调膜内壁出现水雾、水珠等现象,在我国南方地区尤易产生。当露水积聚过多而不能消散时,就会浸入药材,引起局部霉烂变质。按结霜的状况不同,又可分为可逆性结霜与不可逆性结霜两种。可逆性结霜只出现轻微水雾,可不采取措施,待货垛外气温回升,结霜现象将自然消失。不可逆结霜会出现大量水珠,并在气调膜内壁上产生经流现象。这时就要打开气调膜通风散潮;散潮后,对于30天内货垛计划使用的可直接密封,对于30天内不使用的,须视实际情况加气调剂重新密封。预防结霜的方法:①密闭养护的药材含水量应较低;②防止温度的急剧变化;③避免在室外气调养护药材;④在空气相对湿度低时密封;⑤在结霜前抽出帐内过湿气体,充入较干燥的气体。

二、气幕防潮养护技术

气幕亦称气帘或气闸,是装在药材仓库房门上,配合自动门(门开启时气幕开始工作,门关闭时气幕即停止工作)防止库内冷空气排出库外、库外热空气侵入库内的装置,进而达到防潮的目的。因为仓库内外空气不能对流,这就减少了湿热空气对库内较冷的墙、柱、地坪等处结霜的现象,从而保持仓库所贮药材的干燥,防止霉变。试验表明,虽然在梅雨季节,但使用气幕的库房内相对湿度及温度均相对稳定,表明气幕可以阻止和减轻库外潮湿空气对库内药材的影响。

气幕装置分为气幕和自动门两大部分。气幕是用机械鼓动的气流,通过风箱结构集中后,从一条狭长缝隙中吹出形成帘幕,主要部件有电动机(功率500W,转速1 044r/min)、风叶及风箱。电动门以电动机转动蜗杆,带动链轮、链条与门的滑轮装置一起移动,并与气幕连接。门开启时气幕开始工作,门关闭时气幕即停止工作。

库门安装这种气幕装置,先决条件是库房结构要严密,外界空气无侵入的空隙,否则效果亦不佳。因为气幕只能在开门作业时起到防护作用,没有吸湿作用,必要时仍需配合除湿机使用。

三、蒸汽加热养护技术

蒸汽加热养护是利用蒸汽杀灭药材中所含的害虫、霉菌及其他微生物和细菌的方法。同时它也是一种简单、廉价、可靠、成分损失少和无残留毒物的灭菌方法,因此在中药材贮存与养护的过程中起到了非常好的作用。

按各种菌耐热程度不同,可灵活采用以下方法进行灭菌:低高温长时灭菌、亚高温短时灭菌和超高温瞬间灭菌。但据相关研究表明采用超高温瞬间灭菌,无论从能源的节省,或是减少中药材成分的破坏上都要优越得多。其方法是将灭菌物迅速加热到150℃,经2~4秒达到瞬间完成灭菌。该法灭菌温度高,灭菌时间短,这样加热杀灭微生物的速度比药材成分发生反应的速度来得快,因此药效损失甚微。已加工制熟,蒸后不走味、变色、泛油的药材,可采用蒸汽加热养护。

四、辐照灭菌养护技术

应用放射性钴-60产生的γ射线或加速产生的β射线辐照药材,附着在药材上的霉菌、害虫吸收放射能和电荷,很快引起分子电离,从而产生自由基。这种自由基会诱发一系列反应,最终导致霉菌和害虫死亡,可有效地保护药材的品质,相对地延长贮存期。

试验表明,辐照中药材和中成药可以解决贮存过程中发霉、虫蛀问题。例如,用γ-射线辐射酸枣仁、附子、川贝母、党参、当归、黄芪、川芎等,杀菌灭菌效果显著,其药效并不改变。

辐照灭菌养护具有如下优点:①用射线处理效率高,效果显著;②不破坏药材外形,不影响药效;③不会残留放射性或产生放射性。

五、远红外加热养护技术

远红外加热养护技术的原理,是被干燥物体的分子吸收由电能转变来的远红外线后产生共振,引起分子、原子的振动和转动,导致物体变热,经过热扩散、蒸发或化学变化,最终达到干燥的目的。中药材使用热风烘房干燥时要消耗大量电能,如采用远红外加热养护法则可以节电20%~50%,效果显著。

远红外线加热养护法具有以下优点:①干燥快,成本低,脱水率高。干燥时间一般为热风干燥的1/10。设备造价低于热风烘房,能降低成本,并节约50%的电能。②有利于保障药材质量。由于是在密闭箱内进行干燥的,受大气中杂菌污染的机会大为降低,故不但具有较高的杀菌、杀虫及灭卵能力,而且脱水率高,可做到表里同时干燥,避免外焦内湿现象,提高了药材质量,有利于贮存。

但应注意凡不易吸收远红外线的药材或太厚(大于10mm)的药材,均不宜用远红外加热养护法。

六、微波加热养护技术

微波加热主要分为感应加热和介质加热。介质加热是在水强烈吸收微波能以后,产生大量热能而使温度升高,从而达到迅速干燥的目的。两种加热法都可使中药材中的水和脂肪不同程度地吸收微波能量,并将其转化为热量。但微波加热温度不宜过高,时间不宜过长,在温度60℃以上时,经1~2分钟即可。

微波加热养护技术具有以下优点:①干燥迅速。因微波可深入物料的内部,故只需常规方法的1/100~1/10的时间即可完成加热过程。②产品质量好。微波加热时间较短,可保持中药材原有的颜色、气味等,有效成分也较少破坏,因此产品质量较高。此外,微波还具有消毒作用,有利于防止药材发霉、生虫。③加热均匀。由于微波加热是从药材内部直接进行的,无论被加热的药材形状如何不规则,加热也可相当均匀,不会有外焦内生、表面硬化等现象发生。④热效率高。由于热量直接来自药材内部,热量在周围大气中损耗极少。⑤反应灵敏。常规的加热方法如电热、蒸汽、热空气等,达到一定温度需要预热一段时间,而停止加热时,温度下降又需较长时间。采用微波干燥在开机 5 分钟后即可正常运转,而且是自动控制,容易操作。

七、其他养护技术

化学药剂在防治中药害虫时会产生毒副作用及严重公害问题,为了解决这一问题,克服化学药剂对人、畜安全的威胁,现代国际社会正逐渐用无公害的生物技术取代化学技术防治中药害虫。

1. 诱虫灯灭虫　利用诱虫灯灭虫是目前应用比较广泛的生物技术。在防治方法中,利用部分害虫的趋光性,应用灯光诱杀害虫。灯光防治作为一种单项防治手段与其他防治措施在害虫综合防治中的有机结合尚待完善;在经济性、安全性、设置方便、节能和多用途等方面的研究也需加强。

2. 昆虫信息素灭虫　利用昆虫信息素灭虫是目前应用比较广泛的生物激素灭虫法。许多昆虫都能分泌一些特殊气味的化合物,利用这些化合物便可引诱和杀灭害虫。方法是将昆虫信息素浸渍至一定载体上,在仓库内大量设置,可直接诱捕害虫。目前,我国已利用性诱剂对农作物害虫进行防御,其防御效果非常显著。因此,在中药材养护技术中,利用昆虫信息素灭虫应得以普及。

3. 生物农药(biologic pesticide)　生物农药是指直接利用生物活体或生物代谢过程中产生的具有生物活性的物质,或从生物体中提取的物质作为防治病虫害的农药,包括植物农药、动物农药、微生物农药。如常用的杀虫剂有除虫菊酯,它由除虫菊植物中提取而来,是国际公认的高效、无毒、无污染的天然广谱强力杀虫剂,普遍用于杀灭农作物害虫、粮药仓库害虫及苍蝇、蚊子等,是目前防治虫害最理想的一种杀虫剂,可用于多数仓储中药材的防霉驱虫养护。除虫菊对害虫、蚊、蝇、蚤、甲虫、蛾、螟等昆虫有驱杀作用,但对哺乳类及鸟类动物却很安全。

4. 中药挥发油熏蒸防霉技术　是利用某些中药的挥发油,使其挥发,熏蒸其他中药材,起到抑菌和灭菌作用的一种方法。这些挥发油具有迅速破坏霉菌结构,使霉菌孢子脱落、分解,从而起到杀灭和抑制霉菌繁殖的作用。对中药材表面色泽、气味均无明显改变,其中以荜澄茄、丁香挥发油的效果最佳。

5. 包装防霉养护法　是将无菌包装用于中药材的包装,从而起到防霉变作用的一种方法。首先将中药材灭菌,然后把无菌的中药材放进一个霉菌无法生长的环境,这样由于避免了再次污染的机会,在常温条件下,不需任何防腐剂或冷冻设施,中药材在一段时间内也不会发生霉变。在无菌包装过程中,需要包装环境无菌、贮存物无菌及包装容器无菌。包装容器的种类很多,在中药材的包装中,目前绝大部分是采用聚乙烯材料。聚乙烯不宜用蒸汽灭菌,最适宜用环氧乙烷混合气体灭菌。

（蒋桂华）

第六章同步练习

第七章课件

第七章　中药材仓库建设与管理

中药材仓库是储存中药商品的场所,是中药材流通的重要环节,直接影响中药材在贮藏期的质量。中药材仓库从设计、建造,到仪器设备购置,都要采用科学、先进的方法,并按照现代化的仓库标准进行建设和管理。2014年中华人民共和国商务部发布了《中药材仓库技术规范》(SB/T 11095—2014)和《中药材仓储管理规范》(SB/T 11094—2014),可供参考。

第一节　中药材仓库的建设

一、仓库的类型

(一) 按建筑形式分类

1. 平房库　即只有一层的库房,要求净高(库房地面至库房顶部即"梁"下的最小垂直高度)在6m左右。优点是便于搬运商品、利用率高、造价低。但有的地面潮湿,对商品的贮存有不良影响。

2. 楼房库　库房建设两层以上贮存空间,层高不低于4.5m,一般配备运货电梯。优点是占地面积小,增加贮存面积,可以充分利用空间,贮存费用下降,库内干燥、隔潮性能好。因受层间高度限制,储运劳动消耗较大,搬运速度受一定影响。

3. 立体库　指立体自动化仓库,即以计算机进行管理和以货架为主的立方体仓库的统称,亦称高层自动化仓库。

4. 地下库　指建在地面以下的仓库,有隐蔽、安全的特点,一般用于战备和忌高温贮存的商品。这类库房要注意采取防潮措施。

5. 半露天库　指用于存放商品的棚子,又称货棚,有的无墙。货棚的结构简单,造价低,但隔热防潮力差,使用寿命短,一般用于笨重或轻泡商品的短期存放。

6. 露天库　又称"货场"。指用于堆放商品的露天场所,又称露天仓库。它大多是经过简单加工的天然地面,一般要比地面高出20~25cm,场地要平坦。这种货场费用低,容量大,但易受自然条件的影响,适合存放收购的大量商品或集中到达的商品,但不能做长期贮存。

(二) 按职能分类

1. 采购仓库　多设在中药经营、生产比较集中的地点或转运集散地,主要集中贮存从生产部门收购的中药,整批或分批发出。

2. 批发仓库　存放调进或收购入库的中药,这类仓库同时也根据要货计划进行商品编配、分类和包装。也有的将批发仓库与批发业务设在一起,这种形式可以方便客户,缩短调拨时间,减少环节。

3. 零售仓库　一般设在企业或零售商店的附近,主要为零售单位储备,供应门市销售。

4. 加工仓库　属于加工性质,具有加工贮存作用,既方便收购商品,又方便贮存和分发,如中药材饮片加工厂的仓库,其任务是对中药原料和饮片成品进行周转贮存。中成药厂对原料和成品的周转贮存,也属于此种性质。

5. 储备仓库　是贮存战备、疫情灾情、急诊等所需药品的仓库,它是国家为解决在特殊情况下急需而设置的,一般储备品种少,但单品种数量较多。

6. 中转仓库　一般设在交通运输方便的地点。主要是为运输中转和分运商品、转换运输工具、暂时存放而设置。

(三) 按商品性质分类

1. 普通中药仓库　是贮存一般中药材商品的仓库,在收购、批发、零售、加工、调拨各环节中都可以设置。

2. 特殊中药材商品库　这类仓库分为 3 种。

(1)细贵药材库:专门贮存来源不易、经济价值较高的中药材商品。

(2)毒性药品库:单独贮存国家限制使用的毒性药材或中成药的仓库,管理严格,设施安全。

(3)麻醉药品库:用于贮存麻醉药品的仓库。专库必须执行双人、双锁保管制度,仓库内需有安全措施。

(4)危险品仓库:指专门贮存易燃易爆等危险品的仓库,如火硝、硫黄以及杀灭害虫的化学熏蒸剂等。

(四) 按库房内温度分类

根据中药材商品性质和内在成分,还可以将中药商品仓库分为常温仓库、阴凉仓库和冷库三种类型。各库房相对湿度应保持在 35%~75%。

1. 常温库　库房内不设调温设备,相对湿度 35%~75%,温度一般 0~30℃,一般用于贮存常规药材,或量大的药材,且药材在储存中不易虫蛀、霉变、泛油。

2. 阴凉库　库房内建设有调温设备,温度低于 20℃,相对湿度 35%~75%。一般用于贮存易变色、走味、泛油或化学成分受温度影响易改变的药材;或存放时间相对比较长的药材商品。

3. 冷藏库　库房内建设有调温设备,温度 2~10℃。相对湿度 35%~75%。一般用于贮存贵重药材,或对温度变化易潮解变质的药材;或存放时间比较长的药材商品。

二、仓库的建筑要求

(一) 中药材仓库地址的选择

一座功能齐备的中药材仓库应包括贮存作业区、辅助作业区和办公生活区,同时商品贮存作业区、辅助作业区、办公生活区应分开一定距离或有隔离措施,装卸作业场所应有顶棚。在一般情况下,选择建设仓库的地址应符合下列条件:

1. 地点适中,交通方便,尽可能设在靠近铁路、公路和港口的地方,与中药生产、批发、销售单位较近。

2. 地面广阔平坦,地势应较高,便于排水,不受洪涝威胁。地面要坚硬,避免地面下沉。

3. 要有水电保证,便于消防和供电。

4. 环境卫生条件较好,远离易燃易爆、有污染的生产单位,确保安全和免受污染。

(二) 中药材仓库的性能要求

1. 仓库的墙壁、地板应隔热、隔湿,保持室内干燥,减少库内温度的变化。

2. 通风性能良好,以散发中药材自身产生的热量,又是保持干燥的良好条件。

3. 建筑材料能抵抗昆虫、鼠的侵蚀。

4. 避免阳光直射。

5. 仓库内部便于机械操作,方便堆码和进出作业,利于商品的合理摆布,提高库房单位面积使用率。在此基础上达到坚固、适用、经济的目的。

6. 危险品库的墙壁、地坪、屋顶最好选用耐火材料,内部以耐火墙壁间隔。安装电灯需加防爆灯罩。库门用耐火材料制成。露出屋顶的通风管用细密铁网遮罩。

7. 冷藏库、恒温仓库、低温仓库的墙壁、地坪及屋顶全用水泥、钢筋混凝土建造,墙壁中间砌装隔热材料,库门密封性能好。

8. 安装调温控湿设备,在环境或库房内温度和湿度发生明显变化时能够根据需要调节温度和湿度。库房内相对湿度一般应保持在 35%~75%。

(三) 中药材仓库建筑的技术要求

规划建设中药材仓库,应依据储存中药材的种类、批量、周转频次,并考虑物流效率与效益等因素,选择合适的仓库建筑类型(平方库、楼房库、立体库)。仓库的单体建筑面积宜大于 1 000m²(低温库除外),中药材公共仓储经营企业的仓库总面积应不少于 20 000m²。库区道路及功能布局应符合国家标准要求,库区内应设立初加工、检测、验收等功能区。

为了保证仓库建筑质量,保证贮存中药材商品和业务操作的安全,必须针对具体情况和条件,对仓库结构制订技术标准,规定仓库建筑各主要结构的一般要求。

1. **库房基础** 是库房重量的传递者,它把库房的重量和库房的内(外)墙、主柱所承担的全部载荷传递到地基上去。因此,库房的墙壁和主柱下面必须建造基础。分为两种:

(1)连续基础:它是指在仓库实体墙下面用砖和砖石作材料,采用石灰或水泥砂浆砌筑的连续基础,基础平面两侧通常应伸出墙面以外 50~60mm,起连续和整体稳固的作用。

(2)支点基础:即是柱形基础。单层不保温仓库采用木柱或砖柱构架墙时,可用柱形基础,并在柱形基础之间加装砖砌或钢筋混凝土的地下过梁,然后再将墙筑在过梁上。柱形基础之间的间隔一般为 3~3.5m。库房内支柱不宜过多,以提高库房面积利用率和便于仓库作业。

2. **库房地坪** 仓库地坪由基础、垫层和面层构成。垫层可用沙子、砾石、碎石和混凝土等铺筑;面层按所用材料的不同有沥青地坪、沥青混凝土地坪、水泥和水泥混凝土地坪。对仓库地坪的基本要求为:①坚固结实、平整、干燥;②具有一定的载荷能力,一般应在 5~10t/m²,具有耐摩擦和耐冲击能力;③具有不透水、不起尘埃、导热系数小、防潮性能好等功能;④为防止地坪的沉落和裂缝,地坪应具有一定的强度和刚度,要做必要的防潮处理和防白蚁处理。

3. **库房墙壁**　墙壁是库房的围护结构,同时也起部分支撑作用。其结构状况直接关系着库房的坚固性、耐久性和稳定性。

库房墙壁按其作用不同有三种:承重墙是承受屋顶及某些设备的重量,并起围护作用,一般做成实体墙;骨架墙是砌在梁柱间的墙,只起充填和隔离作用;间隔墙是把大房间分隔成小房间的内墙。对库房墙壁的基本要求:①尽量使库内不受大气温度、湿度和风向变化的影响,即隔热、防潮、保温性能好;②坚固耐久并且一定承重能力;③表面应光洁、平整,不起尘、不落尘。

4. **库房房顶**　库房房顶的作用是防止雨雪侵袭和日光直接照射。房顶应无渗漏,并有良好的隔热与防寒性能,导热系数小,符合安全防火,其坚固、耐久性应与整个建筑相适应。屋顶由承重、覆盖两部分构成。为了隔热、防寒和防尘,则应加装天花板覆盖。通常有平顶、脊顶、拱顶等形式。

5. **库房门窗通风口**　库房门窗通风口在结构上应具有关闭紧密、坚固耐用、开关轻便,并能防止雨水浸入和适应安全防火的要求。同时应配备防虫、防鼠、防雨、防盗等设施。

(1)库门:是商品、人员和运输工具出入的通道。库门关闭可以保证商品安全,保持库内正常的温度和湿度。库门应在库房长边两侧开设,适合商品的吞吐量和技术操作过程。库门的尺寸应根据商品包装体积大小和仓库使用的机械设备而定,库门一般应设置挡鼠板。

(2)库房窗户:起采光和通风的作用。一般仓库均采用侧窗采光,只有在库房宽度超过 20m、侧窗通光不足时,才用天窗辅助采光。窗户应设在墙体中上部,宜采用不透光材料或采取避光措施。库房两端墙体窗户仅用于通风不用于采光。窗户的面积与数量,应根据仓库所在地域、中药材及其仓储温湿度要求确定。窗户高度和长度与仓库层高比例协调。为了便于保持窗户清洁,以采用开关窗或上翻窗为宜。为适应商品养护的要求,最好采用联动开关装置。仓库应尽量减少窗户面积,必备的窗户应安装适宜的窗帘,以防日光直射商品。

(3)通风口:通风口应设在仓库长向墙体的下部。通风口底部与库房地面的距离,应根据仓库建筑材料的规格和防雨状况确定。通风口的面积和数量,应根据仓库所在地域、中药材特性及其仓储温湿度要求确定。通风机数量、排风量与安装位置,以能够使仓库全面换气为宜。通风机噪音、工作电压、功率、自重、转速、风量、转轴发热等技术参数要与仓库相配套。通风机(排风扇)安装后应具备防火、防虫、防雨、防鼠、防尘等措施。

三、仓储设备

中药材仓库应有下列设备和设施,并保持完好。

1. **商品存放设备**

(1)苫垫用品:苫布、苫席、油布、塑料布、枕木、石条等,用以对商品进行上盖下垫。

(2)存货用品:指各种类型的货架、货柜等,用以存放商品。包括适当材料做成的底垫。

2. 装卸搬运设备　是指用来提升、堆码、运输商品货物的机械设备。

(1)装卸堆垛设备:指各种类型的起重机、叉车、堆码机、滑车、高凳、跳板、废旧轮胎等。

(2)搬运传送设备:指各种手推车、电瓶车、拖车及各式平面和垂直传送装置等。

3. 计量设备　指仓库用来进行商品验收、发放、盘点等采用的量衡工具。包括用来称量的各种磅秤、天平等。

4. 避光设施、防虫防鼠设施、通风排水设施。

5. 符合安全要求的照明设施以及消防、安全设施。消防设施主要包括:报警器、各种灭火器、蓄水池、各种消防栓、干砂箱、消防水桶等,这是保障仓库安全必不可少的设备。安全防护用品是指保障仓库职工在各项劳动作业中身体安全的用品,如工作服、安全帽、坎肩、围裙、手套、口罩等。

6. 适宜拆零及拼箱发货的工作场所和包装物料等的贮存场所和设备。

7. 养护检验设备　是指仓库用来进行商品入库验收与在库养护的设施设备。

(1)养护设备:应具有检测和调节温湿度的设备。一般常用的有温湿度测定仪、吸潮机、烘干机、空气调节器、红外线装置、风幕装置,以及通风、散潮、取暖的设备和气调养护设备。冷库及阴凉库有温湿度调控设备。

(2)检验设备:应配置中药标本室(柜)、水分测定仪、紫外荧光灯和生物显微镜、分析天平、酸度计、电热恒温干燥箱、恒温水浴锅等。

第二节　中药材仓库的管理

中药材储存应根据中药材的特性分别选择中药材常温库、阴凉库、低温库进行储存,不应露天储存。2014 年,中华人民共和国商务部发布了《中药材仓储管理规范》(SB/T 11094—2014),规定了中药材仓储管理的基本要求,并对中药材仓库及库区条件、入库管理、堆码管理、在库管理、养护管理、出库管理、信息系统等方面提出了要求。中药材仓储管理应具备中药材验收入库、在库管理、在库养护、出库发货等服务功能;应配备培训合格的从事中药材仓储管理的专业技术人员;应使用仓储管理系统(WMS)对中药材仓储的全过程实施管理。应以保障中药材质量为目的,建立仓储质量管理体系,健全仓储作业流程与操作规范。

在中药材贮存过程中,除中药材仓库与设备至关重要外,还要加强中药材仓库技术管理。仓库的技术管理包括:适合的仓库布局、合理的贮存方法、科学的保管养护手段。

一、中药材仓库的功能分区及设施设备要求

中药材仓库库区内的储存作业区、辅助作业区应与办公区、生活区分开一定的距离或者有隔离措施。库区内设置收货(验收)库(区)、储存库(区)、发货(备货)库(区)、包装加工库(区)、待包装库(区)、待验库(区)、退货库(区)、不合格品库(区)、包装物料库(区)、工具设备库(区)等专用场所。库内应按质量状态实行色标管理,合格中药材区为绿色,不合格中药材区为红色,待确定中药材区为黄色。

库房内外环境整洁,无污染源。库房内墙、顶光洁,地面平整,门窗结构严密;库区地面硬化或绿化。应配备相应的装卸、搬运、接收、发运等作业设施;配备防虫、防鼠、通风、避光、防潮、防火等设施设备;应配备与中药材仓储经营规模相匹配的检测设备。

二、中药材的分类贮存

(一) 分类贮存的目的

在中药仓库的管理过程中,各类中药要分类贮存,陈列有序。中药的分类贮存是把入库的中药商品按照不同的性质进行分类贮存,是仓储管理的一项有效措施,即将性质相似、变化相同的中药品种归为一类。根据仓库结构和货位位置的不同,结合中药的性质,选择合适的贮存场所,进行分类存放,并采取针对性较强的保管措施。如将怕热、怕潮、怕光、怕风的中药商品贮存时,应分别放置于具有隔热性、防潮性、避光性、通风性、密封性等功能的中药仓库内,有利于保证中药质量。另外也有利于保管养护,便于库房安排和出入库管理。

(二) 分类贮存的方法

1. 具有基本相同特性和质量变化的商品归类保管 对贮存条件有共同的要求和适应性,一般按所含成分不同和相同质量变化进行分类贮存保管。

(1)易生虫类药材:这类药材一般都含有淀粉、脂肪及糖类,集中存放便于集中防治害虫。

(2)易霉变的中药材:集中存放,便于采取通风去潮、去霉措施;必要时可翻晒、吸湿、熏蒸或烘烤。

(3)易泛油中药材:集中保管,便于创造阴凉、通风、干燥的库存条件,达到保养的目的,或采取低温冷藏。

(4)易潮解的中药材:集中保管,便于创造干燥、通风的保管条件。

(5)易发生气味散失的中药材:集中贮存,便于采取密封措施,防止气味散失。

(6)易变色中药材:如花类或叶类,集中存放,便于采取避光措施,以免发生光合作用而使中药材产生颜色变化。

2. 特殊商品的分类贮存

(1)细(稀)贵品种:如冬虫夏草、西红花、麝香、牛黄等,由于经济价值高,需与一般药分开,专人管理,保管应有安全可靠的设备,严格管理。

(2)易燃品种:如硫黄、火硝等应按照消防管理要求贮存在安全地点。

(3)毒麻药材:毒麻药材应与非毒麻药材分开,并根据国家关于毒麻药品管理的相关条例,由具备资格的药学技术人员专人管理,建立健全的验收、保管、领发、核对等制度;同时,毒麻药材外包装上必须印有相应毒麻标志,标示量准确无误。做到购、销、存的账货、账卡相符。

3. 长期贮存的怕压或发热易燃的药材 这类药材应定期翻码倒垛,货垛之间应采取必要的隔垫措施,并加强检查。

4. 中药货垛间距 中药货垛间距要求垛与垛的间距不小于100cm;垛与墙的间距不小于50cm;垛与梁的间距(下弦)不小于30cm;垛与柱的间距不小于30cm;垛与地面的间距不小于

10cm;库房内主要通道宽度不小于 200cm。库房水暖散热器、供暖管道与贮存药材的距离不小于 30cm;照明灯具垂直下方与储存物品距离不应小于 50cm。

三、中药材的编码与定位

中药商品品种多,规格等级复杂,同一库房或货区往往存放着不同品种或相同品种的不同规格等级的商品,如果没有专用的标记,在收发商品时很可能发生混乱。将商品在库内的存放位置统一编号,实行商品定位,则可避免发生混乱。

商品定位是采用专用的标记来说明商品在货场或库内存放的位置,俗称"存放地点"。商品进库后在库内安家落户,要有一个"住址",这就是区、排、号或库号、货号、副号。商品存放后要立户编订"副号本",副号本是保管员根据各种商品存放集团编订的标记商品定位情况的本子,它与保管卡片及保管的商品存放地点应一致。

(一) 区、排、号的划分

在货场与露天货垛常划分区、排、号来进行商品定位。

区:即将商品贮存的位置划定几个区域,按方向规定,则为东、西、南、北区等。按号码划定,则为一、二、三区等。"区"标明了商品区内的总的方位。

排:商品在同一区域内存放基本是按固定的横向或纵向分排排列,通常按自然形成的走向排列划分为若干排,如一排、二排等。

号:将某种商品存放在某一排的具体位置编为号。通常按商品垛处在某一排的位置划分为若干号。

例如:某商品的商品定位是西区、5 排、3 号,记为"西 -5-3"就可以很方便地找到。

(二) 库号、货位号、副号的划分

库号、货位号、副号均用于库内的商品定位。

库号:所有贮存商品的库房统一编号,从 1 号库到几号库。

货位号:每一库内以衬垫物占地面积为一个货位,按每个货位纵向或横向排列分别编号,编成多个货位号。

副号:将同库同一货位上每堆码或每个相同品种的货垛,分别编号,表明商品在此货位的位置,即副号或垛号,同一货位的副号应该避免重复。

库号书写在库、门或库的大门外墙醒目处,货位号书写在货位台基的一侧或将货位号标记悬挂在货位上方,商品副号标记在商品垛上。例如,某商品垛上书写有"5-7-3"的标记,表明该商品定位是在 5 库、7 号货位、3 号垛。

(三) 副号本

副号本是保管员专门记录所管商品在库内定位情况的本子。每一本副号本只记录一个库的库存情况。同库内的各货位号编在副号本的每一页上,即每一页代表一个货位。使用时,每一个

新堆码的货垛,在定位后,副号本上就应该及时登记定位情况;当某商品经出库已没有库存时,应将该商品在副号本上的货位号或副号擦去。副号本是一本商品定位情况的活地图,有利于保管员查找商品。每一本记录一个库内的库存情况,每一页码记录一个货位上的商品品种。

(四) 商品定位的作用

1. 实行商品定位是分类保管的基础工作之一,可以防止商品的不合理摆放,易记、易查找,也可避免错收错付、串收串付等差错事故。

2. 有利于商品先进先出,保证质量和提高仓容利用率。

3. 商品定位可以提示库存情况,把库存与保管员卡片、商品保管账联系起来,有利于账、卡、货三者相符。账是商品保管账;卡片是保管员挂在货物上的卡片;货是库存货物。

四、仓储管理

库存中药材商品质量管理是中药材仓库保管中的一项重要工作,通过检查可以了解各类中药的质量变化情况,有利于采取防护措施,确保质量完好。仓储管理主要包括入库管理、在库管理、出库管理三个方面。

(一) 入库管理

入库管理也称入库验收,主要是检查供货单位发来的商品是否符合质量要求,对照合同进行质量、数量的检查验收。分清供货单位、运输部门对商品应负的责任。

1. 验收方式

(1) 车站码头交接:供货单位将商品先运到铁路货场或航运码头,接到运输部门通知后,应该在车站或码头进行初步交接。接站人员应该核对到货单位、品种、件数。整车或集装箱装运的应该检查铅封有无异状。如果发现件数少,或雨淋、水浸、污染而影响商品质量的,应该立即会同运输部门共同检查、做好记录,分清责任并提出索赔。

(2) 在生产单位验收:中药生产单位离仓库较近的,为监督产品质量,也可以根据合同到生产单位进行监督性检查,发现违反合同规定的,立即向供应方提出,以减少返工、退货造成的经济损失。

2. 验收与检查 中药材由于来源复杂、品种繁多、同名异物和同物异名的现象严重,各地用药习惯不同等,为保证入库中药数量准确,质量完好,防止假冒、伪劣商品入库,必须进行入库检验和验收。应有与经营相适应的仪器设备等,对产品质量进行逐批(批号、批次)验收。

(1) 中药材的验收:检查来货与原始凭证的货源单位(调出单位)、货物品名和数量、件数是否相符;包装是否符合规定及有无污染;依照法定质量标准、合同质量条款,检查来货规格等级是否与所签合同要求一致;检查药材的主要性状特征、含水量、灰分及杂质等;对要求做浸出物和含量测定的药材要送质检部门化验室进行测定,符合规定的内在质量要求后才能入库;毒、麻、贵细药材验收必须两人以上逐件逐包进行验收。以上验收必须逐项做详细记录,验收率应达 100%。

(2) 进口中药材的验收:进口中药材验收应按《进口药材管理办法》的有关规定进行。药品到达之后,应依照合同和随货同行单据,检查药品数量是否相符、有无残损、有无品质证书,并做记录。与口岸药品检验所联系取样,进行法定检验。中国食品药品检定研究院负责对各口岸药品检验机构进行技术指导和裁决有争议的检验结论。进口药品凭口岸药检所检验报告书或加盖供货单位红色公章的口岸药检所检验合格报告书验收。进口药品必须使用中文药品名称,必须符合中国药品命名规则的规定,包装和标签必须用中文注明药品名称、主要成分以及注册证号,必须使用中文说明书,办理入库手续。

(3)拒收:对验收不合格的中药,应填写中药拒收报告单,报质量管理部门审核签署意见后通知业务部门。验收人员对下列情况有权拒收或提出拒收意见:①无生产厂名、厂址以及无商品名称的药品;②无出厂合格证的假药、劣药;③包装及其标志不符合规定要求的药品;④未经药品监督管理行政部门批准的中药材;⑤无批准文号、生产批号的产品;⑥规定有效期而未注明有效期的药品;⑦货单不符、质量异常的药品;⑧未有口岸药检所检验报告书的进口产品。

对验收合格的中药,质量验收人员应在中药材入库凭证上签章,仓库收货人员凭签章后的凭证办理中药材入库,财会人员凭签章后的凭证付款。

3. 商品入库 经验收合格的中药材方可入库。

(1)商品入库:商品入库要做到以下几方面。①品种规格分开:一批中药材商品到库时,品种、规格、等级较多,应分开逐笔入库,防止混乱;②优良分开:中药材的质量,即使同品种同等级的商品,往往也有优良之分,做到优良分开,有利于保证质量,便于执行先进先出、易坏先出的原则;③干湿分开:商品进库,对易发生虫霉品种和潮湿商品,应测定含水量,如发现干湿不同应该分开入库。干湿分开是保持质量稳定、预防虫蛀霉烂的重要措施。

(2)检斤拾码:指对入库中药材商品包件称斤核对的过程。

(3)层批标量:商品入库后堆码要进行层批标量,以便随时掌握库存情况和进出动态。方法是从底层开始标量,向上逐层加码标量,每层用 3 个数表示:第一位数是层数,第二位数是每层件数,第三位数是从第一层开始至这一层的累计数。这样做在任何时候都可以直接读出商品垛的总件数。例如,某商品有 30 件堆码成 5 层,则层批标量为:1-6-6、2-6-12、3-6-18、4-6-24、5-6-30。

(4)入库凭证:入库凭证是商品入库记账的依据,也是与供方结算的依据,表示实收数量和质量情况。

在做商品入库凭证时,保管员要根据检斤记录计算出进库商品的毛重、皮重、净重、件数,复核无误后,逐项填写入库凭证,并注明商品存放的区、排、号。做好入库凭证后,再填写商品进库的保管卡片。

商品进库保管卡片应该按每个品种的规格、等级分别设立。卡片上的名称、编号与在库商品的规格、存放地点一致,做到一货一卡或一垛一卡。

(5)建立存放卡:将每个药柜(架)的药材依药名、规格、单位、仓库库存数、采购数、有效期备注制成卡片,其中在备注栏中标明各种药材适宜的温度和湿度以及应特别注意的季节等信息资料。

(6)建立地址图卡:药材地址是由药柜(架)号 + 层号 + 某药在该层的具体位置组成。其中同一药柜存放的药材尽量做到为同一入药部位。药材地址图卡用微机处理后制成药材地址图,它可检出某个具体药材存放的具体位置。有利于仓库保管人员快速准确找到所需药材,减少了工作的盲目性,提高了工作效率。

此外,中药材进入仓库,应当遵循储位管理原则进行管理。①先进先出原则:对先入库的普通中药材应当先发货领出。②物品面向通道原则:为了使货物上的标志、名称规格和有效期限等信息便于查找,方便清查、领发作业,应当将货物面向通道保管。③物品相关性原则:是指把同一类型或有互补性的相关物品安排在相互靠近的储位上。④遵循周转率对应、重量对应、形状对应等原则:周转率高的商品应当安排在接近出口的地方,常用的物品安排在货架的中间位置,少用的物品安排在上下的架位。也可以根据物品的重量体积不同来决定储位的高低。

(二) 在库管理

也称中药材入库后的检查,指对库存中药材商品的查看和检验。中药材商品的在库管理,要求做到经常检查与定期检查、抽查与专职检查、重点检查与全面检查结合起来进行。

1. 日常管理　中药材应按产地、采收时间、规格等级等因素进行编制批号管理。毒性、麻醉中药材应专库或专柜存放,并有明显的标识,实行双人、双锁、专账保管,做到账、货、卡相符。贵细药材应专库或专柜加锁存放;鲜活药材应在低温库内存放。

定期组织在库药材盘点,盘点内容包括:中药材的产地、品种、规格、等级、货位、批号、数量、保质期等。核对仓储管理系统(WMS)与货垛卡、仓库保管账记载内容是否一致,写出书面盘点报告并附盘点表。发现问题,应查明原因、及时处理。定时对库内外的温湿度进行观察并记录,根据库内外温湿度变化,采取通风、密封、除湿、调温等措施,改善仓库储存环境。按时清扫库房,保持库内地面整洁,门窗、玻璃、墙面、货架、货柜清洁,并做好清洁记录。应建立人员出入库管理制度,做好人员出入库记录。仓储作业中的所有单据应按规定期限妥善保管,保持单据整洁;检测、检查记录应归档保存,保存时间不少于 5 年。

2. 检查周期

(1)定期检查:是指对仓库实行定期盘存。查对账与物是否相符,对中药材进行外观检查,一般是 1 个月 1 次小盘点,1 个季度 1 次大盘存,并把 5~9 月定为中药库质量管理重点季节,因为这个时期温度高、湿度大、害虫繁殖传播快,应重点检查,以便发现问题迅速处理。

(2)突击检查:一般是在汛期、雨季、霉季、高温、严寒或者发现有质量变化苗头的时候,临时组织力量进行全面或局部中药检查。如易生虫和霉变中药材的检查,一般由冬至春,日平均气温回升到 15℃ 以上时,应结合春防检查,进行一次普遍检查。当日平均气温在 20℃ 以上时,每 10 日左右检查 1 次。当日平均气温在 25~32℃时,应 5~7 日检查 1 次。

3. 检查方法

(1)仓间环境检查:主要是检查中药材的生虫情况,检查时要逐个货位、逐个品种进行,在仓间环境中,一般蛾类成虫在明亮处迁飞,如果某药材垛四周蛾类成虫密集,应重点检查该垛。蛾类幼虫常在药材垛表面吐丝,形成一层丝状薄膜,一般春、秋二季要注意垛体中上部及垛顶表面的检查。甲虫类仓虫多喜阴暗,常在药材垛下层或背光处匿藏。

(2)拆包开箱检查:在仓间环境、仓虫活动检查的基础上,应有选择地进行开箱拆包检查,同时要注意搜集商品出库后的贮存质量情况的反馈信息。

根据中药材的特点,应做好以下几个方面的检查。①虫蛀检查:中药材多数为植物类和动物类药材,易被虫蛀,应加强检查,做到早发现、早防治。根据药材的不同入药部位,注意检查方法,认真观察。如:根及根茎类药材的主根、分叉、裂隙、擦伤破损处,常有仓虫藏匿或是最先蛀蚀之处,应采取剖开、折断、打碎、摇晃等方法检查;检查某些果实类药材,应掰开检查,例如:山楂、大枣受虫害后,表面可见蛀洞,蛀洞周围果皮紧缩发黑,掰开后可见幼虫或虫粪(多为蛾类幼虫);种子类药材检查要注意去壳种仁表面的残核状和带壳种子表面的蛀洞,被甲虫类仓虫危害的种子药材表面,常形成不易察见的蛀洞,检查时要击碎,例如槟榔底部疏松部位(珠孔和种脐)易被钻蛀,应敲碎检视;检查花类药材是否生虫,应检查花冠、花心处,被蛀的花类药材,花瓣零落,一般的方法是将花心掰开或将花冠筒展开,有些品种如红花要摊开检查;动物类药材生虫后的迹象比较明显,应重点检查动物干尸的腹部、尾部、肌肉残留处;藻菌类药材品种不多,易生虫品种多为真菌的子实体或菌核,检查时要看表面有无蛀洞或采取轻轻叩打、击碎来检视。②霉变检查:有些药材在贮存中易吸潮发热,如红花、菊花、蒲黄、松花粉等。检查时,可将双手伸进商品垛内和包装内,如手感潮热烫手,说明商品已被微生物浸染,产生热能积蓄。上述商品吸湿后,易结块、板结,多发生在包件底部,常发生霉腐气味。此时应安排倒垛,在倒垛时,将板结、结块部位清除击碎,进行通风晾晒,晾晒后如不影响药用,待自然降温后再行包装入库。③泛油检查:有些种子类药材,如柏子仁、火麻仁、桃仁、苦杏仁、郁李仁等容易泛油,易泛油中药材的保管,应重点解决库内温度过高的问题,温度过高,泛油速度加快。应存放在阴凉通风处,避免日晒,码堆不宜太高。

(3)中药材含水量的检查:在库贮存的中药材含水量过低,药材减重,如某些根、茎、皮类药材的木质纤维收缩不均,产生裂隙;某些糖、盐制品析出结晶。含水量过高,最突出的影响是霉变和虫蛀。物理直观检查,主要是眼看和手感的运用。手感是将中药材放在手掌上颠簸,如有互相碰撞的沙沙声,说明中药材较干燥。必要时应进行中药材含水量的测定。

(三) 中药材商品出库管理

依据出库凭证所列项目对药材进行出库复核并有记录,记录内容完整。内容包括:购货单位、品名、规格、数量、生产单位、生产批号、质量情况、发货日期、发货人及复核人签名。

凭调拨单发放,遇有特殊情况时,做好记录,与其他部门负责人共同签字为证。发药时务必看清品种、数量、日期,发完后再逐一核对,确信无误后,药材方可发放,然后及时下账。

严格按照“先进先出”“远期先出”和“易变先出”的中药材出库原则,要把好中药材出库验发关,若发现中药材发生霉变、水湿或受潮、虫害等变质情况和过期中药材严禁出库,并与相关方通报情况。中药材出入库时应登记出入库年月日,在库中药材可采取货垛上放置不同颜色的醒目标牌,防止错发。并定期检查药材,防止积压、遗漏。发现虫蛀霉变药材及时联系供应商,做好退换工作,以保证优质优量的药材供应。

五、温湿度调控管理

温湿度变化是影响中药商品质量变化的重要外在因素。各种商品一般都具有在一定温湿度下安全贮存性能,超过一定范围,就会引起某些质量发生变化。仓库温湿度管理,就是根据温湿度变化的规律,控制和调节温湿度到适宜于能安全贮存的范围之内,以防中药商品质量变化的产生,达到安全贮存的目的。

(一)温湿度概念及度量

1. 温度的基本概念　温度是表示空气冷热程度的物理量。中药安全贮存经常接触到的三个表示冷热程度的物理量为:大气温度、库内温度和商品体温。大气温度决定着库内温度和商品体温,后者随着前者的变换而变化。

(1)大气温度:简称气温,来源于太阳辐射的热能。

(2)库内温度:指库房内空气的冷热程度。库内温度的变化通常要比大气温度晚1~2小时,同时温度变化幅度也相应减少。这是因为库房受到建筑物(如墙壁、窗户、屋顶)的限制而造成的,限制的程度与库房建筑的结构质量等有关。建筑物的隔热程度好,传入库内的热量就少。库内温度还受到贮存商品的影响,如商品所含水分的蒸发要吸收空间热量,使库房温度降低,而吸收水汽就要放出热量,使库房温度升高。

(3)商品体温:表示商品冷热程度的物理量,称为商品体温。商品体温一般以商品垛温的高低来表示。热传递总是自发地从温度高的一方朝温度低的一方进行。当库温比垛温高时,热空气以对流方式向商品垛传递,使商品垛表面温度升高。商品垛表面又以热传导方式向内部进行传递,直到垛温完全一致时为止。当垛温高于库温时,商品垛表面就把热散发到空气中。进行通风散热或将商品码成通风垛,就是利用了大气温度、库内温度、商品温度之间的差异,进行热平衡。

商品体温的热平衡常受某些条件限制。由于各种中药商品及包装的导热性不同,同库共存的不同商品垛,其热平衡在时间上存在着差异。在仓库贮存环境中,微生物新陈代谢活动也会释放出热能,并传递给商品。如果包装导热性小,商品吸热大于散热的速度,这些均会造成商品垛内部积热过多,使中药商品朝着变质的方向发展。

2. 温度的测量　温度的高低,用温度计来测量。温度计一般有摄氏温度计和华氏温度计两种。摄氏温度计以冰水混合的水银柱高定为冰点,记作"0";以一个大气压下水沸腾时的水银柱高定为沸点,记作"100"。从冰点到沸腾的水银柱高分为100个等份,每一等份即为1度,这就是摄氏温标。每一等份刻度读作"1摄氏度",写为"1℃"。华氏温度计把冰点记作"32",沸点记作"212",从"32"到"212"的水银柱高划为180等份,每一等份为1度。每一等份读作"1华氏度",写作"1℉"。

华氏温度与摄氏温度可按下列公式换算:

$$℃ = (℉-32) \times 5/9 \text{ 或 } ℉ = ℃ \times 9/5 + 32$$

3. 湿度的基本概念　空气中含有一定量的水蒸气,它来自江河湖海和土壤水分的不断蒸发。空气中的水蒸气含量越多,就越潮湿,反之就越干燥。空气中的干燥和潮湿程度叫作空气的湿度,空气的湿度通常有以下几个概念。

(1)绝对湿度:单位体积内的空气中,实际所含的水蒸气量,称为空气的绝对湿度。一般以g/m^3为单位。如$1m^3$的空气中含有10.8g水蒸气,绝对湿度就是$10.8g/m^3$。某温度下的绝对湿度,也可以用水汽压强单位毫米高水银柱(mmHg)近似地表示。如水汽压强是8mmHg,绝对湿度可近似地表示为$8g/m^3$。湿度与温度和水的蒸发强度有直接的关系,一般温度高,蒸发到空气中的水汽就多,绝对湿度就大,反之就小。绝对湿度与温度成正比。

(2)饱和湿度:在一定温度下,空气中水蒸气的最大含量,称为饱和湿度。饱和湿度的单位以

g/m^3 表示。在一定的温度下,空气中的水蒸气含量不会无限制地增多。当空气中的水蒸气含量达到最大限度时,空气中的水蒸气量就达到饱和。饱和湿度不是固定不变的,饱和湿度随温度的上升而增大,温度越高,单位体积中所能容纳的水蒸气含量就越多,水汽压就越大,直到达到饱和。例如:20℃时饱和水汽压为 $17.12g/m^3$,30℃时增至 $30.04g/m^3$。饱和湿度与温度成正比。

(3)相对湿度:在一定温度下,空气中实际含有的水汽量与同温度下的空气最大水汽量之比的百分数,称为相对湿度。即一定温度下绝对湿度占饱和湿度的百分比数。

$$相对湿度 = 绝对湿度 / 饱和湿度 \times 100\%$$

(4)露点:某温度下的饱和水汽压随温度的上升而增大,温度上升,饱和水汽就变为不饱和水汽。相反,如果要将不饱和水汽变为饱和水汽,只要把温度降低到一定程度,不饱和水汽就可以变为饱和水汽,此时多余的水蒸气就会产生凝结形成水珠。使空气中的不饱和水汽变成饱和水汽时的温度,或使空气中水蒸气产生凝结时的温度,称为"露点"。

若在中药贮存过程中遇突然降温,易使商品蒙上一层水淞,俗称"出汗"。

通常用塑料包装或塑料罩帐密封的中药商品,商品水分吸收热量蒸发,蒸发的水汽被限制在密封环境中不得散发,如果贮存环境温度下降到露点温度时,密封体积内的水汽便凝结在塑料薄膜的内壁上,易使商品发霉变质,所以药材商品应干燥贮存。

4. 相对湿度的测量

(1)干湿球温度表:常用干湿球温度表来测量相对湿度,查看时,温度表(干表)反映的数值就是温度值。湿度表部分,用约 10cm 长的纱布,一端包住湿球,另一端浸入盛有蒸馏水的水盂里。由于纱布吸水使温度表保持湿润,称为湿表。在相对湿度不饱和时,水分会蒸发,水蒸发需要热量,由于水盂里的水和浸水纱布吸热而不断蒸发使温度降低,浸水纱布周围空气温度也会降低,此时湿表的度数就低于干表。空气相对湿度为 100% 时,干、湿表的水银柱一样高。空气越是干燥,蒸发越快,需要的热量就越多,湿表的温度降低得越多,干湿表的差异越大。相对湿度测量时,用干球数值减去湿球数值,即为当时的干湿差,通过查阅或换算,即可求出当时空气的相对湿度。

(2)其他湿度计:有通风湿度计、毛发湿度计、自记湿度计、DS-87 电脑型温湿度巡测仪、WSWC型仓库温湿度微机自动巡测仪、WSC-1 型空气温湿度摇测仪等。

(二)仓库内温湿度变化规律

1. 库内温度变化　一般库内最高温度比库外略低,库内最低温度比库外高。夜间库内温度比库外高。白天库内温度比库外低,同时库内上部比下部温度高,背阴面比向阳面低。靠近门窗处容易受库外温度影响,而库内深处温度较稳定。仓库的建筑结构、坐落方向、商品自然属性不同,库内的温度也有差别。一般而言,仓库为铁皮、木质结构的受外界影响大,石砖结构受外界影响小。

2. 库内湿度变化　库内相对湿度变化,恰与库温变化相反。夜间,库温低,相对湿度大;白天,库温高,相对湿度小,库内向阳面比背阴面、上部比下部相对湿度低。据测定,库内上部相对湿度为 65%~80% 时(平均值),下部则可达 85%,卧底部位空气流通较差及地坪返潮可达 100%。

影响库内相对湿度变化的原因,一是库房密封性差,门窗不严,通风常开,使库外潮气进入库内。二是因库房坐落在地下水位较高的地方,地坪防潮性能差,若夏季地坪返潮或较大降水过程后易从地下往上返水,也可能因新建库房刚交付使用,墙壁、地坪返潮结露。三是贮存过程中商品都含有一定水分,特别是新进库的潮湿商品,通过解湿散发水分,影响库内绝对湿度、相对湿度。另外,人的劳动强度、微生物分解活动都会放出湿气,影响库内湿度变化。

(三) 温湿度变化对中药商品水分的影响

1. 商品水分与温湿度的关系 中药商品含水量的多少与商品进入贮存阶段前的干燥程度有关。中药商品进入贮存阶段后,在温湿度影响下,中药商品中含水量会出现一些可逆的变化。根据这些变化,提出了商品的吸湿性、平衡水分、安全水分等一套系统的理论。

2. 中药的吸湿性和吸湿率 药材具有从空气中吸收水分和向空气中散发水分的性能,这种性能叫吸湿性。在一定的温度条件下,它能从空气中吸收水蒸气,而在另一种条件下,则又能向空气中散发水蒸气。由于温湿度是经常变化的,所以不同的时期和不同的条件下药材的吸湿性也不断变化。吸湿性主要受空气中的温湿度、空气的流动、药材表面积大小、药材结构性质等影响。由此可见,不同的药材在相同条件下或相同的药材在不同条件下,它的吸湿性都不一样。在一定时间和一定的温湿条件下,药材吸收空气中水分的数量叫吸湿量。吸湿量与其本身重量的百分比,称为吸湿率。计算方法如下:

$$吸湿率 = \frac{烘干前重量 - 烘干后重量}{烘干前重量} \times 100\%$$

3. 中药水分的平衡与安全

(1) 水分的平衡:由于药材具有吸湿性,所产生这种性能的主要原因是在每一瞬间,药材表面及周围都会形成一定密度的水蒸气层,这种水蒸气层具有一定的水气压力,而压力的大小取决于药材的含水量、本身水分子的结合程度及空气中温度的变化。即含水量越大,水分子的结合越不牢固,其表面水分子越活跃,因而药材体表面周围水蒸气的密度和压力越大,这时会产生散湿现象。相反,药材周围水蒸气的密度和压力小于空气中的水气压力时,则产生吸湿现象。若药材周围的水气压力与空气中的水气压力相等时(不是静止而是动态平衡),既不吸湿又不散湿,这时药材的含水量便为平衡水分。

(2) 水分的安全:中药的安全水分是指在一定条件下,能使其安全贮存、质量不发生其他变异的临界含水量。目前习惯上应用的"安全水分"是指含水量在安全范围的临界限度。任何一种药材都含有一定量的水分,它是组成药材质量的重要成分之一。如果失去或含过多的水分,其质量都会发生变化。当含水量过大时,药材易发生虫蛀、霉烂、潮解、软化、粘连等;当过多地失去水分时,又易产生风化、走味、泛油、干裂、脆化、变形,而且重量也要发生变化,加大药材的损耗。仓库保管反复实践证明,如果在一定的条件下,把药材本身的含水量控制在一定的限度和幅度内,质量不易发生变异。

(四) 温湿度的控制与调节

1. 温度的控制和调节 温度与贮存中的中药商品质量变化之间的关系极为密切,温度高中药商品会发生各种质量变化。为了在贮存过程中保持质量的稳定性,必须对库内温度进行调节,使其维持在适应商品性能要求的温度范围。常用的温度控制和调节办法如下。

(1) 自然通风降温:通风是根据空气自然流动的规律,使库内库外的空气交换,以达到调节库内空气温湿度的目的。利用通风调节库内温湿度是最简便易行的方法,只要运行得当,就能收到效果。一般通风时库内热空气从库房上部排出,库外的冷空气从库房下部进入,形成冷热空气对流循环,从而达到降温的效果。

(2)机械通风降温:是利用机械设备,使库房内外的空气通过循环得以更换的一种降温方法。一般不受大气条件和季节的限制。机械通风主要有两种:一是电风扇通风,有排气式、送风式;二是空气调节器系统,其装置由送风机、空气处理室、风管及出风口三部分组成。还可在进风装置上安装空气过滤器,以提高空气的洁净程度和降低空气的温度和湿度。

(3)避光降温:需要进行遮光降温的仓库,可在库房外天棚或库顶上 30~40cm 处搭凉棚,并在日光暴晒的墙外也搭上凉棚,以减少日光的辐射热,使库内温度下降。

(4)排冷降温:用排风扇将地下室、地窖、防空洞的冷空气引入库内,降低库内温度。

我国传统降温方法即加冰降温。选择密闭、隔热条件较好的仓库,用冰使室内温度降低。一般将冰块或冰块混合物盛于铁桶或木桶内,放置库内 1.5m 的高处,便于冷空气下沉,容器下安装排水管,将水引出库外。由于此法费用较高,故适用于不耐高温贮存的小批量商品降温。

(5)保温:在严寒地区,一些怕冻的液体中药商品,应采取保温的方法使液体不受冻,一般温度不低于液体制剂的冰点即可。可以在仓库顶棚、门窗添加一些保温装置,并使门窗严密关闭,仓库四周用夹层墙,内用绝热物充填,这样仓库散热慢,能在一定的时间内保持库内温度不变,受库外气温高低变化的影响较小。有暖气条件的地方,可在库内靠墙处安装暖气片,密闭门窗使库内保持适当的温度。散热器有散热均匀、温度容易调节、清洁卫生、无火灾危险等优点,但应该使药物离散热器有一定距离。

2. 湿度的控制和调节　由于大气湿度有日变化和季节变化,使库内湿度也经常处于变化状态。当空气潮湿,库内相对湿度在 70% 以上时,应采取调节或控制的措施:一是减少湿度的来源,二是不断排除库内已有的湿度。具体操作方法见第六章第一节中药材常规养护方法。

六、安全管理

仓库安全管理是仓库管理的重要组成部分。仓库的安全工作贯穿于仓库各个作业环节中,要提高相关人员的安全意识,严格执行安全制度,切实遵守装卸、搬运、堆码等人工或机械的安全操作规程,加强危险品的监督检查,严禁带入火种,防止汛期水害,以减少财产物资的损失,加速商品周转。因此,进行仓库管理就是要及时发现问题,采取科学方法,消除各种危险隐患,有效防止灾害事故的发生,保护仓库中人、财、物的安全。

(一)消防安全

中药仓库的消防工作,是确保仓库安全的首要任务,重点是防止火灾的发生,要贯彻"以防为主,以消为辅"的方针,全体动员,认真对待,防患于未然。

1. 组织措施　仓库除建立专职或兼职消防队伍以外,仓库领导应有专人分管安全消防工作,并根据库区地段划分消防区域,指定地段的消防负责人,必须贯彻"预防为主、防消结合"以及"分级管理、分区负责"的原则。还要根据商品贮存情况和防火责任区域范围制定具体的灭火规划。

内容包括:灭火和抢救商品;与安全消防机关的联系;消防设施的使用;切断大火蔓延的措施等内容。

2. 业务措施 仓库应把安全消防工作落实到业务领域,以保证控制不安全因素的产生。

(1)贮存易燃、易爆等危险品要分别设专用仓库。性能相抵触的商品要分开贮存。

(2)凡受阳光照射易引起燃烧、爆炸或产生有毒气体的危险物品及易燃品须存放于指定的阴凉通风库房。

(3)库房商品堆码应按规定保持"五距"(墙距、柱距、顶距、灯距、垛距),尤其要注意保持商品同电源(灯泡、开关、电线)的规定距离。

(4)商品包装容器要完整牢固,防止剧烈震动和撞击倾倒。

(5)库区内不得擅自搭建违章建筑,不得在防火间距内堆放可燃物品,不得阻碍建筑物间的消防通道,安全门、疏散楼梯和走道要保持畅通。

3. 火源和电源管理措施 防止火灾就是要防止火源同可燃物质接触而燃烧。火源分为直接火源和间接火源。

(1)火源

1)直接火源主要有三种:①明火,如火柴擦燃、打火机火焰、香烟烟头火、烧红的电热丝等;②电火花,即因电路开启或切断和电气保险丝熔断,以及短路而产生的电火花;③雷击,瞬时高压放电所引起的可燃物质燃烧。

2)间接火源主要有两种:①加热自燃起火,如危险品之间相互撞击而起火,生石灰遇水后大量放热而使可燃物质起火;②商品本身自燃起火,如黄磷能在常温下与空气剧烈氧化引起自燃。

(2)管理措施:仓库为易燃场所,严禁任何人携带明火进入仓库,库区内禁止吸烟和使用明火,库区、库房发现火柴梗和烟蒂视为火种入库。仓库区与生活区要严格分离开。用于易燃、易爆物品的开箱、封箱工具,须是铜质材料。库房顶部要安装烟感报警器,库房须安装报警装置。

在电源管理方面,库区生产、生活用电线必须分开,电线和电器设备必须按照设计规范由正式电工安装、维修,库区内老化、裸露的电线须及时更换。库房内使用的照明灯具,须符合公安消防部门的规定。库房门外应单独安装电源开关箱,保管人员离岗时须锁门、拉闸断电。按照国家有关防雷设计安装规范的规定,设置防雷装置,并在每年雨季前检测,保证安全。

4. 安全灭火措施 仓库一旦发生火灾,即应迅速地采取有效措施将火扑灭。当药品仓库发生火灾时,除应断绝电源、搬移可燃物等外,必须根据药品的特性,采用相应的灭火方法。

(1)冷却:将燃烧物的温度降低到燃烧点以下,使火熄灭的方法称冷却法,其最普遍的方法是用水灭火。但有些易燃品或遇水燃烧的药品,如用水施救不仅不能灭火,反而会使火焰扩大。如松节油等油剂类,不能用水灭火,因它们比水轻,且不溶于水,水的冲击反而使燃烧物向四周飞溅引起更大的灾害;一些忌水、遇水发生剧烈反应的药品,不能用水灭火。

(2)窒息法:将燃烧物与空气隔绝,使燃烧物失去氧的助燃作用而熄灭的方法称窒息法,如用砂土、湿棉被、灭火器喷出的粉末或泡沫覆盖燃烧物等。

(3)隔离法:火灾发生时,将附近的可燃物搬至安全地带,如一时不能搬走而火力将延及的可燃物应迅速拆除,形成隔离带,以防火势蔓延、扩大。

5. 常用灭火器的种类和用途 灭火器是一种用于扑灭火患初起的轻便灭火器材。各种灭火器都有不同的用途,使用时要根据火灾的具体情况选择使用。

(1)泡沫灭火器:适用于扑灭油类等可燃液体及一般固体物质引起的火灾。

(2)干冰灭火器:适用于扑灭电器、精密仪器、珍贵药材等忌水物质的火灾。但不适用于金属钠、钾、镁粉、银粉等发生的火灾。

(3)干粉灭火器:适用于油类、可燃气体、电器设备和遇水易燃物质的初起火灾。

此外,常用的灭火器还有酸碱灭火器、1121灭火器等。必备的消防器材有消防水桶、沙箱、斧钩等。

(二)鼠害及防治

鼠害历来是中药贮存中的防治对象。鼠盗食及污染药材,破坏药材的完整度,传播病原物,破坏包装和建筑物。鼠类是啮齿动物,它的口器功能和消化功能很强,鼠对药材的偷食,不仅使数量直接减少,也使药材的性状遭到破坏,从而影响药材的品质。鼠类喜食的药材,都是一些淀粉、蛋白质、脂肪、糖类等营养物质含量较高的品种。

1. 常见鼠类及危害 老鼠是哺乳类啮齿目鼠科动物,种类很多,特征各异。我国发现的家鼠和野鼠约80种。中药仓库常见的有褐家鼠、小家鼠和黑鼠。

(1)褐家鼠 *Rattus norvegicus* Berkohout,亦叫坑渠老鼠、大家鼠、水老鼠、谷仓鼠。一般隐藏在住宅区内的沟渠、下水道、仓库、杂物库房、垃圾堆等潮湿、阴暗场所。成年褐家鼠体长12~22cm,体重60~250g,体形粗大。褐家鼠是我国分布最普遍的家鼠之一,繁殖能力强,平均寿命为6~7个月,很少超过2年。听觉、嗅觉和触觉很灵敏,善于打洞和游泳,不善攀登,喜栖息于潮湿的地方,主要在夜间活动,以黄昏和黎明活动最频。

(2)小家鼠 *Mus musculs* Linnaeus,别名小鼠、小老鼠,主要隐藏在纸箱、杂物堆、地板缝隙等,以棉絮、纸屑等作铺垫物。成年小家鼠体长一般6~9cm,体重7~20g,体形瘦小,毛色变化较大,背毛灰褐或灰棕色,腹毛灰白或灰黄色,小家鼠繁殖能力很强,在生活条件适宜情况下,一年四季均可繁殖。小家鼠一般寿命不到1年,平均寿命为100天。善攀登、跳跃,必要时也会下水游泳,常栖居室内不常被人挪动的物体内或比较隐蔽、干燥和食源近的场所,洞口较多,常在墙基、仓库、货物堆积和保温层内打洞筑巢。该鼠昼夜活动,奔跑迅速,攀登能力强。在黄昏和黎明前有两个活动觅食高峰。

(3)黑鼠 *Rattus flavipectus* Milne-Edwards,别名黄胸鼠、黄腹鼠、黑家鼠等。主要隐蔽在屋顶天花板、缝隙、杂物堆、货场或下水道内。成年黑鼠体长14~18cm,体重60~180g,体形较褐家鼠瘦小,嘴尖;背毛棕褐色,嘴尖端黄褐色,腹毛灰黄色,胸部呈棕黄色;尾长大于头部与身体之和,尾毛黑色,有细毛和鳞片。黑鼠的繁殖力与褐家鼠相同,平均寿命与褐家鼠相似。善于攀爬与跳跃,食性复杂,具肉食性,昼夜均活动,以夜间活动为主。在黄昏和黎明前有两个活动觅食高峰。

2. 鼠害防治 鼠害防治应采用预防与治理相结合的办法。

(1)鼠害的预防:应着重对仓门、仓墙和库区环境进行改进,阻断仓鼠进出仓库的通道。库门及窗关闭后缝隙应小于0.6cm,不能给老鼠留有进出仓库的空隙。白天开库房时应加挡鼠板,或安装自动关闭的铁纱门,凡窗、气窗、通风孔等都必须装铁丝网。在库外离地面高60cm处抹一平滑的防鼠带,各种管道上要加挡鼠板,以防鼠类攀登入库。另外,要加强入库商品的检查,以防老鼠随商品混入仓库。

(2)鼠害的治理

1)化学防治：使用杀鼠迷、溴敌隆、敌鼠隆等抗凝血药物进行灭鼠。因为鼠类的嗅觉和味觉都很灵敏，发现异味即不取食，所以，对调拌诱饵的药剂，应具备一个基本的要求，即药剂拌入饵料内配成的毒饵，必须适合鼠类取食入口才能起到毒杀作用。在使用毒饵诱杀时，毒饵、毒液应在室外或较宽敞的室内配制。所用的药剂必须准确称量，并做好记录；配制时应戴防毒口罩，防止药粉飞扬进入呼吸道。禁止用手直接接触药剂或毒饵毒液。杀鼠毒饵毒液施放在固定器皿或具有明显标志的特制毒饵箱中，并记载施放时间、地点、数量；包装过药剂和毒饵的纸，以及过期的毒饵毒液，要集中烧毁并深埋，盛装毒饵毒液的器皿，要用肥皂水洗净，集中保管；毒饵毒液的配制、保管、使用、回收和处理应有专人负责。用毒饵毒死的老鼠，均须焚化或深埋处理，不得随意乱扔，以免病害传染。

还有利用化学药剂具有挥发性的特点进行熏杀灭鼠的方法，主要有如下几种：一是利用氯化苦或溴甲烷熏杀。仓库内气温高于5℃时，可用氯化苦 15~20g/m³，或溴甲烷 20~30g/m³ 密封熏蒸，密封 12 小时即能把老鼠杀灭。二是烟剂熏蒸灭鼠。烟剂用 65% 稻糠和 35% 硝酸钾制成，引线为厚纸片在饱和硝酸钾溶液中浸泡晒干后制成。使用时把烟剂放入鼠洞口内，点燃后发烟，烟雾可迅速达到洞底。按上述比例配的烟剂点燃产生的气体中一氧化碳含量平均高达 28.5%，一般来说，空气中一氧化碳浓度超过 20% 时，老鼠在 1 分钟内即可死亡。也可用硫黄熏蒸灭鼠，硫黄燃烧后产生的二氧化硫气体，老鼠吸入后，因咽喉水肿、痉挛、呼吸麻痹、窒息而死。需要注意的是，用于灭鼠的化学药剂一般毒性较大，或者高残留，容易造成环境污染，多被禁止应用，一般用于没有放置药材的空仓库。仓库附近有住户时，不宜采用这种方法。投药熏杀时，操作人员一定要按仓库熏蒸的要求佩戴好防毒面具。

2)物理防治：一般利用各种捕鼠器械诱捕鼠类，可根据不同环境使用不同的灭鼠用具，如鼠笼、鼠夹、黏鼠胶等。在使用捕鼠器械前要通过观察粪便、足迹、跑道、咬啮的痕迹等，掌握鼠的活动规律。选择适当的捕鼠方法和器材。根据鼠的习性，捕杀时要先诱后杀。捕鼠器械的布置要经常变化，勤换诱饵，勤查捕鼠器械。此外，还有电子捕鼠器、超声波灭鼠器等。

3)生物防治：由于化学药剂灭鼠易污染环境和产生高残留，以及物理方法灭鼠的局限性，目前各国都在进行生物防治的研究。一是从动物、植物或微生物中提取具有一定毒性的物质灭鼠，这些物质多为特有的几种氨基酸组成的蛋白质单体或聚合体。如我国生产的肉毒梭菌毒素或葡萄球菌肠毒素配制成的溶液，可毒杀仓库褐家鼠及小家鼠。该制剂对人畜比较安全，不会发生二次中毒。

七、文档管理

中药仓库的文档管理应采用计算机进行以下几方面的系统管理。

1. 有关检验的记录文档　包括商品名、品种、规格、数量、检验质量报告、药品注册证号、批准文号、有效期、产品批号、说明书、包装、检验内容以及检验用的仪器和方法等记录文档存档。

2. 购进商品内容记录　商品名、来源、产地、规格等级、购进日期、数量、生产批号、生产日期、生产单位名称、验收入库时的质检情况、进出动态、存放地点、存放位置等内容的记录和管理。

3. 商品保管方面　应做好保管和保管卡管理,所采取的保管养护措施记录。

4. 产品质量档案管理　凡正式产品都应建立产品质量档案。档案管理员负责建立、整理、汇总产品质量档案,按规定编目成册,归档保存。

八、仓储管理系统与操作要求

按照《中药材仓储管理规范》(SB/T 11094—2014)的要求,中药材仓库应建立"中药材仓储管理系统",利用现代计算机技术、信息技术加强中药材仓储的管理,为中药质量和安全有效提供保障。

1. 系统的功能要求　中药材仓储管理系统应具备仓储管理系统的常规功能,即基础数据管理、入库管理、出库管理、库存管理、订单管理、批次管理、保质期管理、盘点管理、条码管理、报表查询等,还应具备中药材仓储管理的特定功能,即入库检测信息管理、在库养护与检测信息管理等质量可追溯功能。中药材仓库管理系统应预留外部接口,可与上下游企业及相关监管部门进行信息和数据交换。

2. 系统的操作要求　中药材仓储管理全过程的所有信息(含日常仓储管理信息与质量可追溯信息)都应录入系统,信息录入应及时、准确、完整。

系统录入的所有信息应有备份,除特殊约定外,单据管理保存期不少于 5 年。对客户信息、数据、资料等实施保密制度。

第三节　中药材仓库的现代化

一、现代化仓库简介

现代化仓库又称为立体仓库,指采用高层货架贮存货品,仓库的高度一般在十几米到几十米,在立体仓库里一般是成行成列的货架,货架由许多货格构成,每个货格都是存放货物的空间单元。一般情况下采用起重运输设备进行商品入库和出库。应用计算机网络化管理,按照计划入库和出库,做到无人操作。这类仓库具有有效提高土地利用率,能够充分利用仓库空间,实现规范化管理等特点。

二、现代化立体仓库的基本结构

立体仓库一般由建筑物、货架、管理区、堆垛机械及配套机械组成。

1. 货架的结构　货架的结构形式主要有库架合一式或库架分离式、焊接式或组合式等。

2. 货物单元　货物单元是指进行出入库作业和储存的集装单元,常用的集装单元化器具有托盘和集装箱,一般以托盘比较常见。

3. 堆垛机械及配套机械　立体库常用的堆垛机械主要有轨巷道堆垛机、高架叉车、普通叉车和桥式堆垛机等。配套机械主要包括托盘搬运车、输送机、升降台、转轨车及称重、检测装置等。

三、现代化立体仓库的管理和控制

现代化立体仓库的计算机管理系统对仓库中药的贮存、数据分析及信息控制等实行计算机自动化管理,并通过信息传输,使整个仓库管理机构形成一个信息畅通的网络管理系统。一般要负责数据管理和信息处理,主要包括以下几方面:

1. 数据管理　出入库数据输入及账目管理、货位管理、数据库的维护、作业生成。

2. 入库管理　按照先上后下、下重上轻,就近入库等原则,发布入库命令,并建立、修改库存数据。

3. 出库管理　按照先进先出、就近出库的原则,发布出库命令,并修改库存数据。

4. 查询、报表与盘点　包括货位查询、库存查询、流水查询、作业查询、出入库、库存统计及盘点等。

5. 报警　货物最低及最高库存量报警、空货位最低及最高量报警、货物库存失效报警等。

6. 监控　监控系统将命令下达给相关设备,并实时监控。同时能实现库房温度、湿度监测;防盗消防报警、门窗启闭等监控系统的自动化管理。

四、出入库输送

出入库输送系统主要由输送机、移载机、输送小车及控制系统、出入库自动控制系统等组成。

（翁丽丽）

第七章同步练习

参 考 文 献

[1] 国家药典委员会.中华人民共和国药典:一部.2020年版.北京:中国医药科技出版社 2020

[2] 袁小凤,彭三妹,王博林,等.种植年限对杭白芍根际细菌群落及芍药苷含量的影响.中国中药杂志,2014,39(15):2886-2892

[3] 王甫成,时维静.不同采收年限亳白芍中芍药苷含量的变化.中国实验方剂学杂志,2011,17(23):51-53

[4] 陈随清,秦民坚.中药材加工与养护学.北京:中国中医药出版社,2013

[5] 胡敏伶,任江剑,王志安.采收期和加工方法对杭白芍中芍药苷含量的影响.中国现代中药,2010,12(1):27-29

[6] 刘耀武,齐彪,王军,等.亳白芍产地加工方法调查.黑龙江科技信息,2016(16):51-52

[7] 国家医药管理局.七十六种药材商品规格标准:国药联材字(84)第72号文"附件".北京:中华人民共和国卫生部,1984

[8] 中华中医药学会.中药材商品规格等级标准编制通则:T/CACM 1021.1—2016.北京:中华中医药学会.2016

[9] 崔虹,朱佳茜,冯秋芳,等.中药白芍化学成分及生物活性研究进展.海峡药学,2017,29(9):1-5.

[10] 陈磊,裘连君,侯一杰,等.不同生长期白术多糖的含量测定.时珍国医国药,2010,21(4):858-859

[11] 王浩.中药白术商品规格等级及其行业标准研究.石家庄:河北医科大学,2016:1-77

[12] 杨娥,钟艳梅,冯毅凡.白术化学成分和药理作用的研究进展.广东药学院学报,2012,28(2):218-221

[13] 张正海,李爱民,苗高健,等.白术采收与加工技术.农村新技术,2011(20):43

[14] 旷湘楠,刘时乔.麦冬中甾体皂苷类化学成分研究.广州化工,2017,45(22):85-87

[15] 刘时乔.中药麦冬及穿山龙的化学成分研究.北京:北京中医药大学,2015

[16] CHANG J M,SHEN C C,HUANG Y L,et al. Five new homoisoflavonoids from the tuber of *Ophiopogon japonicus*. J Nat Prod, 2006,5(3):1731-1733

[17] 陈随清,薛淑娟,张飞.10种加工方法对地黄质量的影响.中成药,2016,38(11):2428-2435

[18] 江洪波,黄静,黄连.麦冬中新成分二氢高异黄酮的研究.华西药学杂志,2012,27(5):501-502

[19] ANH N T H,SUNG T V,PORZEL A,et al. Homoisoflavonoids from *Ophiopogon japonicus* Ker-Gawler. Phytochemistr, 2003,62(7):1153-1158

[20] 曾欣,练美林,毛碧增.温郁金化学成分、药理作用及病害研究进展.药物生物技术,2017,24(6):554-560

[21] 周一峰,戚进,朱丹妮,等.麦冬须根高异黄酮类成分及其清除氧自由基作用.中国天然药物,2008,6(3):201-204

[22] 杜远,刘文杰,孙志蓉,等.金钗石斛药材初加工方法的比较研究.中药材,2013,36(3):374-376

[23] 陈随清,张林玉,郑岩,等.不同批次麝香样品的品质分析.中医学报,2016,31(1):75-78

[24] 卫莹芳.中药鉴定学.上海:上海科学技术出版社,2010

[25] 张文妹.浙贝母生产概况及发展对策.浙江农业科学,2004(5):240-241

[26] 裴莉昕,纪宝玉,陈随清,等.辛夷药材主产区资源调查.北方园艺,2017(18):152-157

[27] 徐雪琴,龙全江.不同产地延胡索采收加工技术调查与分析.现代中药研究与实践,2015,29(6):7-9

[28] 田永亮,窦志英,曹柳,等.延胡索产地醋煮工艺的研究.时珍国医国药,2010,21(5):1184-1186

[29] 罗燕,任小菊,徐皓.延胡索加工技术研究综述.现代农业科技,2016(16):59-61

[30] 郑虎占,董泽宏,余靖.中药现代研究与应用(第一卷).北京:学苑出版社,1997

附　录

附录一　摄氏温度、华氏温度对照表

摄氏度 /℃	华氏度 /°F	摄氏度 /℃	华氏度 /°F	摄氏度 /℃	华氏度 /°F	摄氏度 /℃	华氏度 /°F
1	33.8	16	60.8	31	87.8	46	114.8
2	35.6	17	62.6	32	89.6	47	116.6
3	37.4	18	64.4	33	91.4	48	118.4
4	39.2	19	66.2	34	93.2	49	120.2
5	41	20	68	35	95	50	122
6	42.8	21	69.8	36	96.8	51	123.8
7	44.6	22	71.6	37	98.6	52	125.6
8	46.4	23	73.4	38	100.4	53	127.4
9	48.2	24	75.2	39	102.2	54	129.2
10	50	25	77	40	104	55	131
11	51.8	26	78.8	41	105.8	56	132.8
12	53.6	27	80.6	42	107.6	57	134.6
13	55.4	28	82.4	43	109.4	58	136.4
14	57.2	29	84.2	44	111.2	59	138.2
15	59	30	86	45	113	60	140

附录二 温度与饱和湿度对照表

摄氏温度 /℃	饱和湿度 / (g/m³)	摄氏温度 /℃	饱和湿度 / (g/m³)	摄氏温度 /℃	饱和湿度 / (g/m³)	摄氏温度 /℃	饱和湿度 / (g/m³)
−30	0.33	−9	2.33	8	8.3	25	23
−25	0.55	−8	2.54	9	8.8	26	24.4
−24	0.6	−7	2.76	10	9.4	27	25.8
−23	0.66	−6	2.99	11	10.0	28	27.2
−22	0.73	−5	3.24	12	10.7	29	28.7
−21	0.8	−4	3.51	13	11.4	30	30.3
−20	0.88	−3	3.81	14	12.1	31	32.1
−19	0.96	−2	4.13	15	12.8	32	33.9
−18	1.05	−1	4.47	16	13.6	33	35.7
−17	1.15	0	4.84	17	14.5	34	37.6
−16	1.27	1	5.22	18	15.4	35	39.6
−15	1.38	2	5.60	19	16.3	36	41.8
−14	1.51	3	5.98	20	17.3	37	44
−13	1.65	4	6.40	21	18.3	38	46.3
−12	1.8	5	6.84	22	19.4	39	48.7
−11	1.96	6	7.30	23	20.6	40	51.2
−10	2.14	7	7.80	24	21.8	45	65.4

附录三 中国主要大城市月平均气温（℃）参考表

月份 城市	1	2	3	4	5	6	7	8	9	10	11	12
北京	−4.6	−2.2	4.5	13.1	19.8	24.0	25.8	24.4	19.4	12.4	4.1	−2.7
天津	−4.0	−1.6	5.0	13.2	20.0	24.1	26.4	25.5	20.8	13.6	5.2	−1.6
石家庄	−2.9	−0.4	6.6	14.6	20.9	23.6	26.6	25.0	20.3	13.7	5.7	−0.9
太原	−6.6	−3.1	3.7	11.4	17.7	21.7	23.5	21.8	16.1	9.9	2.1	−4.9
呼和浩特	−13.1	−9.0	−0.3	7.9	15.3	20.1	21.9	20.1	13.8	6.5	−2.7	−11.0
沈阳	−12.0	−8.4	0.1	9.3	16.9	21.5	24.6	23.5	17.2	9.4	0.0	−8.5
长春	−16.4	−12.7	−3.5	6.7	15.0	20.1	23.0	21.3	15.0	6.8	−3.8	−12.8
哈尔滨	−19.4	−15.4	−4.8	6.0	14.3	20.0	22.8	21.1	14.4	5.6	−5.7	−15.6
上海	3.5	4.6	8.3	14.0	18.8	23.3	27.8	27.7	23.6	18.0	12.3	6.2
南京	2.0	3.8	8.4	14.8	19.9	24.5	28.0	27.8	22.7	16.9	10.5	4.4
杭州	3.8	5.1	9.3	15.4	20.0	24.3	28.6	28.0	23.3	17.7	12.1	6.3
合肥	2.1	4.2	9.2	15.5	20.6	25.0	28.3	28.0	22.9	17.0	10.6	4.5
福州	10.5	10.7	13.4	18.1	22.1	25.5	28.8	28.2	26.0	21.7	17.5	13.1
南昌	5.0	6.4	10.9	17.1	21.8	25.7	29.6	29.2	24.8	19.1	13.1	7.5
济南	−1.4	1.1	7.6	15.2	21.8	26.3	27.4	26.2	21.7	15.8	7.9	1.1
台北	14.8	15.4	17.5	21.5	24.5	26.6	28.6	28.3	26.8	23.6	20.3	17.1
郑州	−0.3	2.2	7.8	14.9	21.0	26.2	27.3	25.8	20.9	15.1	7.8	1.7
武汉	3.0	5.0	10.0	16.1	21.3	25.7	28.8	28.3	23.3	17.5	11.1	5.4
长沙	4.7	6.2	10.9	16.8	21.6	25.9	29.3	28.7	24.2	18.5	12.5	7.1
广州	13.3	14.4	17.9	21.9	25.6	27.2	28.4	28.1	26.9	23.7	19.4	15.2
南宁	12.8	14.1	17.6	22.0	26.0	27.4	28.3	27.8	29.6	23.3	18.6	14.7
海口	17.2	18.2	21.6	24.9	27.4	28.1	28.4	27.7	26.8	24.8	21.8	18.7
成都	5.5	7.5	12.1	17.0	20.9	23.7	25.6	25.1	21.2	16.8	11.9	7.3
重庆	7.2	8.9	13.2	18.0	21.8	24.3	27.8	28.0	22.8	18.2	13.3	8.6
贵阳	4.9	6.5	11.5	16.3	19.5	21.9	24.0	23.4	20.6	16.1	11.4	7.1
昆明	7.7	9.6	13.0	16.5	19.1	19.5	19.8	19.1	17.5	14.9	11.3	8.2
拉萨	−2.2	1.0	4.4	8.3	12.3	15.3	15.1	14.3	12.7	8.3	2.3	−1.7
西安	−1.0	2.1	8.1	14.1	19.1	25.2	26.6	25.5	19.4	13.7	6.6	0.7
兰州	−6.9	−2.3	5.2	11.8	16.6	20.3	22.2	21.0	15.8	9.4	1.7	−5.5
西宁	−8.4	−4.9	1.9	7.9	12.0	15.2	17.2	16.5	12.1	6.0	−0.8	−6.7
银川	−9.0	−4.8	2.8	10.6	16.9	21.4	23.4	21.6	16.0	9.1	0.9	−6.7
乌鲁木齐	−14.9	−12.7	−0.1	11.2	18.8	23.5	25.6	24.0	17.4	8.2	−1.9	−11.7

索 引

中文名拼音索引

中药材拉汉名称对照索引

中药材基源拉汉名称对照索引